Hans E. Laux · Alfred Tode

HEILPFLANZEN

und ihre Wirkung

Hans E. Laux · Alfred Tode

HEILPFLANZEN
und ihre Wirkung

Alles über die wichtigsten Rezepturen und ihre Anwendung

Bechtermünz Verlag

Genehmigte Lizenzausgabe für
Bechtermünz Verlag im
Weltbild Verlag GmbH, Augsburg 1997

Umschlagmotiv: Marlene Genke
Umschlaggestaltung: Adolf Bachmann, Reischach
Gesamtherstellung: Mladinska knjiga, Ljubljana
Printed in Slovenia
ISBN 3-86047-399-9

Inhaltsverzeichnis

Vorwort

Die bewußte Anwendung von Pflanzen oder deren Zubereitungen zur Behandlung von Verletzungen und Erkrankungen ist wohl so alt, wie die Menschheit selbst. Zwar geht man davon aus, daß das Wissen um die Wirkungen einer Pflanze letztlich nur empirisch entstanden sein kann, doch Empirie setzt Beobachtung und Erleben voraus, und das zweifellos über viele, ja sehr viele Generationen hinweg. Selbst wenn man an Magie oder Mythologie denken will, so müssen auch diese Faktoren einer Entwicklung im Sinne von „cogito ergo sum" zugerechnet werden.

Irgendwann in der Frühzeit haben einzelne Individuen offenbar den entscheidenden Geistesblitz gehabt, Beobachtetes und Erlebtes miteinander zu verknüpfen, und so dazu beigetragen, daß man anfing, Pflanzen therapeutisch anzuwenden und die erneuten Erfahrungen weiterzugeben – wahrlich ein faszinierendes Geschehen! Nur zu verständlich, daß unsere Altvorderen so etwas den Göttern, zumindest aber den Halbgöttern zuordneten. In der Vorstellung der damaligen Zeit war dies auch durchaus berechtigt. Solche Eingebungen konnten letztlich nur göttlich sein.

Für die Hellenen war einer der Erkennenden und zugleich auch Weitergebenden der Zentaur Cheiron, ein Wesen halb Mensch, halb Pferd und – als Sohn des Titanen Kronos – göttlicher Abstammung. Cheiron hat sich der Sage nach besondere Verdienste um die Erforschung der pflanzlichen Heilkräfte und als Heiler von Wunden erworben.

Die spätere Entwicklung ist zweifellos nicht allein von der Mythologie, sondern ebenso, und vielleicht zu sehr, von der Magie geprägt worden. Aber gerade hier spielten Ehrgeiz und vor allem der Wunsch, andere zu beherrschen, über ihnen zu stehen – man war Wissender, man konnte helfen oder gar auch vernichten –, eine nicht unwesentliche Rolle. Dabei mag es auch häufig zu Indikationsstellungen gekommen sein, die mit der Realität wenig zu tun hatten. Auch die Signaturenlehre des Paracelsus kann oder muß trotz einer Reihe zutreffender Zuordnungen als Verirrung oder Fehlinterpretation beurteilt werden.

Im Laufe der Zeit haben sich aber schließlich die positiven Erfahrungen, die Wirklichkeit, weitgehend durchgesetzt. Zu bedenken ist natürlich auch, daß nicht selten die Psyche das Geschehen beeinflußt hat. Placebo-Wirkungen wurden erlebt und dann auf die jeweilige Pflanze übertragen. Aber – wie soll doch Hahnemann so treffend gesagt haben: „Entscheidend ist letztlich der Erfolg am Krankenbett."

Die Autoren

Ackerschachtelhalm

Zinnkraut, Tannenkraut, Katzenschwanz, Fegekraut, Fuchsschwanz, Scheuerkraut

Equisetum arvense

Familie: Schachtelhalmgewächse (Equisetaceae)

Handelsware: Ackerschachtelhalmkraut (Herba Equiseti, Equiseti herba) sind die sterilen Sommersprosse von Equisetum arvense.

Herkunft: Der Ackerschachtelhalm ist in den gemäßigten Zonen der nördlichen Halbkugel als Ackerunkraut weit verbreitet. Hauptlieferländer der Droge sind Polen, Rumänien und andere südosteuropäische Länder.

Anbau im Kräutergarten: Die Pflanze verbreitet sich sehr schnell und ist kaum auszurotten; eine Anpflanzung im Garten ist deshalb nicht zu empfehlen. Beim Sammeln von Wildpflanzen ist darauf zu achten, daß keine giftigen Schachtelhalmarten in das Sammelgut gelangen.

Inhaltsstoffe: Mineralische Bestandteile (wovon etwa ⅔ auf Kieselsäure entfallen) und Flavonoide sind die wichtigsten Wirkstoffe der Droge.

Heilwirkung und Anwendung: Ackerschachtelhalm wirkt harntreibend und ist als Tee bei Katarrhen von Niere und Blase von Nutzen. In der Volksheilkunde verwendet man ihn auch zur Unterstützung der natürlichen Heilungsvorgänge bei Lungentuberkulose und anderen Bronchialleiden sowie bei Rheuma und Gicht. Die bindegewebsfestigende und bindegewebsregenerierende Wirkung der Kieselsäure wird in Form von Umschlägen und Bädern genutzt bei schlecht heilenden Wunden und Geschwüren, Hautleiden, lokalen Durchblutungsstörungen, Krampfadern und bei Frostbeulen.

Ackerschachtelhalm-Tee: 2 bis 3 Teelöffel voll geschnittenes Ackerschachtelhalmkraut werden mit 1 Tasse (etwa 150 ml) kochend heißem Wasser übergossen und nach ca. 30 Minuten durch ein Teesieb gegeben.
2–3mal täglich 1 Tasse frisch bereiteten Tee trinken. Dieser Aufguß kann auch zu Umschlägen verwendet werden.
Bei verminderter Funktion von Herz und Niere sollte man auf den Teegenuß verzichten.

Die blaß-braunen Sporenträger des Ackerschachtelhalms erscheinen vor den chlorophyllhaltigen Sommertrieben.

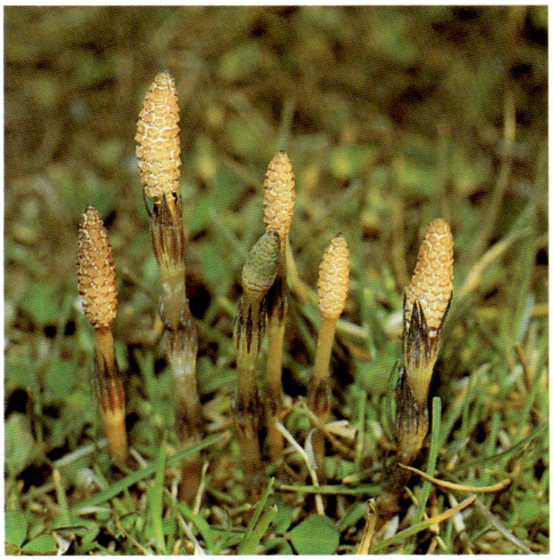

Der Ackerschachtelhalm – ein von Kleingärtnern nahezu gehaßtes, weil kaum bekämpfbares Unkraut – gehört zu den wenigen Überlebenden einer einst großen Pflanzenfamilie, den Equisetaceae oder Schachtelhalmgewächsen. Vom Devon bis zum Trias, vor allem aber im Karbon war die Erdoberfläche weiträumig von Schachtelhalmen, die damals Baumgröße erreichten, bedeckt. Dem Untergang dieser damaligen Schachtelhalmwälder verdanken wir mit den Energieträger Steinkohle. Ein wahres Fossil also, das mit etwa 30 weiteren Schachtelhalm-Arten das große Sterben, die Veränderungen zu Beginn des Erdmittelalters überlebte.

Botanisch ist gerade der Ackerschachtelhalm besonders interessant, weil er zu den Arten der Equisetaceae gehört, die zwei unterschiedliche Triebe hervorbringen. Im Frühling begegnet man einem blaß-braunen bis zu 30 cm hohen, durch Knoten verbundenen Trieb, an dessen Spitze sich eine Ähre als Sporenträger bildet. Dieser Frühjahrstrieb ist, weil ohne Chlorophyll, auf die kleinen Knollen am Wurzelstock angewiesen, die dort als Nahrungsspeicher fungieren. Sobald die Sporen ausgestreut sind, sterben diese Triebe ab, und es bilden sich zahlreiche neue grüne, unfruchtbare Sprosse, deren Aufgabe allein die Photosynthese ist. Durch sie werden die Nahrungsreserven wieder aufgebaut. Solch eine Aufgabenteilung findet man sonst noch bei einigen Korbblütlern wie Pestwurz und Huflattich, deren Blütentriebe im Frühjahr auch ohne Chlorophyll erscheinen. Eine weitere Besonderheit der Schachtelhalme sind die geschlechtlich unterschiedlichen Vorkeime. Erst wenn sich die Spermatozoiden der männlichen Vorkeime mit den Eizellen der weiblichen vereinigt haben, entwickelt sich ein neuer Schachtelhalm.

Wie die Frühjahrstriebe, so bestehen auch die bis zu 40 cm und hie und da auch noch höher werdenden, tannenwedelähnlichen Sommertriebe aus einer Reihe hohler Schäfte, die durch Stengelknoten miteinander verbunden sind. Die schmalen, einnervigen, in Quirlform angeordneten Blätter sitzen an diesen Knoten und sind zu einer Scheide verwachsen.

Weil die einzelnen Schaftglieder sich auseinanderziehen lassen, hat die Pflanze den Namen Schafthalm oder Schachtelhalm erhalten. Zinn- und Scheuerkraut gehen auf die frühere Verwendung der Schäfte, wegen des hohen Kieselsäuregehalts, zur Reinigung von Zinngeschirr zurück. Der lateinische Gattungsname Equisetum ist von der griechischen Bezeichnung der Schachtelhalme hippuris, was Pferdeschwanz bedeutet, abgeleitet, wobei equus für Pferd und seta für Borste oder Haar stehen.

Über die Verwendung des Schachtelhalms als Arzneipflanze berichtet bereits Dioskurides, er wirke harntreibend, helfe bei Husten, vor allem aber sei er blutstillend und wundheilend. Auf die beiden letzten Eigenschaften verweisen besonders Plinius und sehr viel später auch Albertus Magnus.

Diese dem Schachtelhalm zugeschriebene Eigenschaft dürfte vor allem wohl dazu beigetragen haben, die Anwendung auch beim „Blut speyen", also der Schwindsucht, zu empfehlen, so Lonicerus und Fuchs in ihren Kräuterbüchern. In der Folgezeit geriet der Schachtelhalm in Vergessenheit. Mit Sebastian Kneipp, der diese Heilpflanze als einzig, unersetzbar und unschätzbar bei Blutungen und Blutbrechen bewertete, gewann der Ackerschachtelhalm wieder Bedeutung. Heute dominieren als Anwendungsgebiete für Teemischungen mit Ackerschachtelhalm vor allem rheumatische Beschwerden, chronischer Husten und Ödeme in den Beinen. Pahlow empfiehlt darüber hinaus auch Schachtelhalm-Bäder

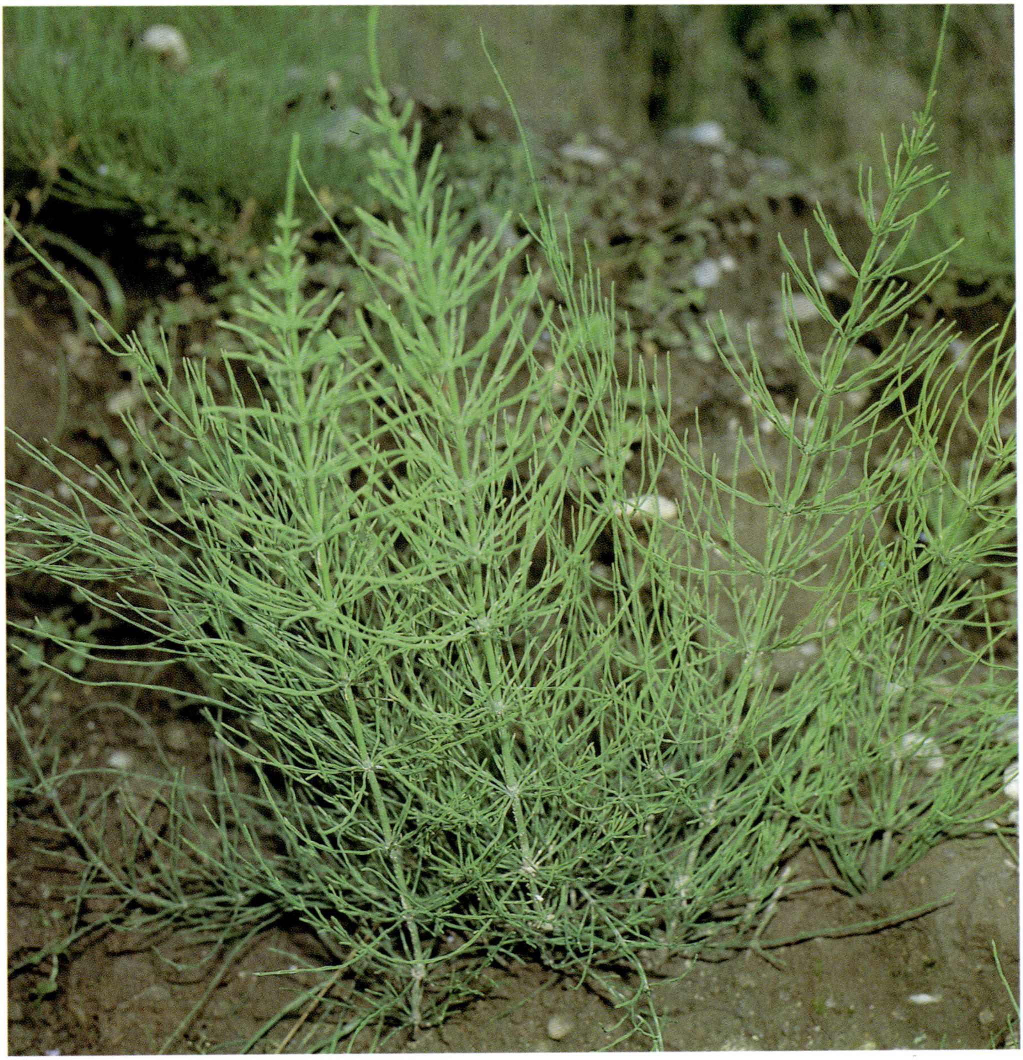

Sehr zutreffend sind die volkstümlichen Bezeichnungen Katzen- oder Fuchsschwanz für die unfruchtbaren Sommertriebe des Schachtelhalms.

zur Belebung des Haut-Stoffwechsels bei Durchblutungsstörungen und den damit oft einhergehenden „offenen Beinen".

Der Ackerschachtelhalm ist nahezu auf der ganzen nördlichen Halbkugel beheimatet, man findet ihn aber auch in Südamerika. Er bevorzugt lehmige, durchaus auch etwas saurere, vor allem aber feuchte Böden. Als einziges Mittel, dem unerwünschten Wachstum im Garten Einhalt zu gebieten, empfiehlt Chamisso das Austrocknen. Da scheint doch der Rat, befallene Areale mit Kochsalz zu „düngen", geeigneter zu sein. Allerdings – bei der Wahl, Salzwüste oder Ackerschachtelhalm, dürfte das ungeliebte Kind der Flora wohl besser abschneiden.

Alant

Echter Alant, Helenenkraut, Großer Heinrich, Brustalant, Oland, Donnerkraut, Aletwurzel, Glockenwurz

Inula helenium

Familie: Korbblütengewächse (Asteraceae)

Handelsware: Alantwurzel (Helenii radix, Rhizoma Helenii, Radix Helenii).

Herkunft: Der Alant stammt vermutlich aus Zentralasien. Er ist in Süd- und Osteuropa heimisch und wird in Mitteleuropa seit dem Mittelalter (Klostergärten) angepflanzt. Drogenimporte kommen heute vorwiegend aus Rußland, China und Bulgarien.

Anpflanzung im Kräutergarten: Die Vermehrung dieser dekorativen Staude erfolgt durch Aussaat oder Teilung des Wurzelstocks.

Inhaltsstoffe: Sesquiterpenlactone (Bitterstoffe), ätherisches Öl, Triterpene, bis zu 44 % Inulin.

Heilwirkung und Anwendung: Alant wird in der Volksheilkunde als antiseptisch wirkendes Expectorans bei Bronchialkatarrhen, Keuchhusten und Bronchitis angewendet. Außerdem wird er als Wurmmittel, wassertreibendes Mittel sowie bei Beschwerden in Magen, Darm, Galle, Leber, Blase und Niere genutzt.

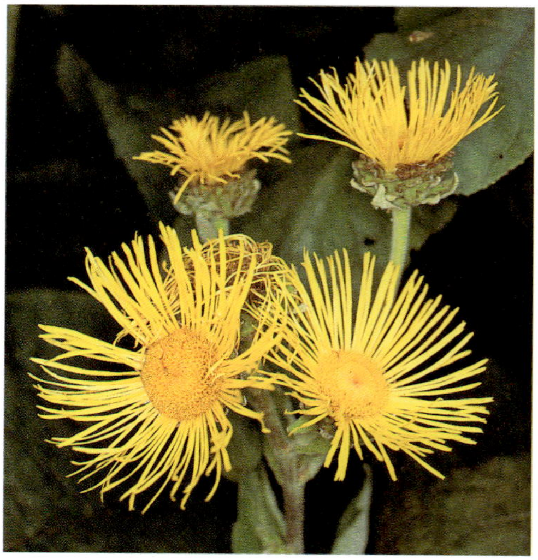

Die Blüten des Alant erinnern an kleine Sonnen – doch in den Wurzeln steckt die Heilkraft.

Alant-Tee: 1 Teelöffel voll kleingeschnittener Wurzeln werden mit 1 Tasse (etwa 150 ml) kochend heißem Wasser übergossen. 5 Minuten ziehen lassen, abseihen.
Bei Husten 2–4mal täglich 1 Tasse mit Honig gesüßt trinken.
Sesquiterpenlactone wirken schleimhautreizend. Überdosierung führt zu Erbrechen, Durchfall und Magenschmerzen.

Pfeifenraucher hat es anscheinend schon in der Bronzezeit gegeben, so deutet man jedenfalls die gefundenen Pfeifen aus Bronze. Doch was haben sich die damaligen Menschen wohl in ihre Pfeifen gestopft? Lavendel und Majoran, wie die Römer, die ebenfalls schon geraucht haben sollen? Oder auch Blätter der Inula campana oder der Inula helenium, wie einige Autoren es vermuten?

Jedenfalls wird berichtet, daß der Begriff Tabak bereits vor Kolumbus in Europa geläufig gewesen sei, und damit möglicherweise der Alant gemeint war.

Hingegen besteht kein Zweifel, daß der Alant, dessen Heimat Zentralasien gewesen sein dürfte, mit zu den ältesten Heilpflanzen unseres Kulturkreises gehört. Die Griechen der Antike kannten Alant und verwendeten ihn ebenso wie später die Römer: Sowohl als Küchengewürz als auch zur Behandlung der verschiedensten Erkrankungen, etwa bei Bissen giftiger Tiere, bei Blutsturz oder zur Festigung lockerer Zähne. Darüber hinaus spielte der Alant auch als Liebesorakel eine große Rolle sowie als Mittel gegen Alpdrücke und „wider den bösen Blick", dies besonders bei slawischen Völkern, aber auch im angelsächsischen Raum. Mit den Römern dürfte diese Heil- und Gewürzpflanze nach Mitteleuropa gekommen sein. Später wurde sie in Klostergärten und bald auch in Bauerngärten angebaut. In Mittel- und Osteuropa findet man verwilderten Alant heute zumeist in Ufergebüschen, auf feuchten Wiesen, an Wald- und Heckenrändern. Allerdings gilt er infolge landwirtschaftlicher Maßnahmen, wie Flurbereinigung oder Trockenlegung der Wiesen, als sehr gefährdet.

Die mehrjährige, stattliche Staude kann bis zu zwei Meter hoch werden. An den krautigen, nach oben zu sich meist verzweigenden, zottigen bis zottig-filzigen Stengeln sitzen langgestielte, bis zu 1 m lang und 10–20 cm breit werdende Grundblätter. Nach oben hin werden die Blätter eher herzförmig, spitz und umfassen den Stengel. Die Unterseite der Blätter ist filzig, die Oberseite zerstreut kurzhaarig. Die gelben Blüten haben einen Durchmesser von 6–7 cm, blühen von Juli bis August und sind den Sonnenblumen sehr ähnlich. Die Zungenblüten sind allerdings schmäler, und der Blütenboden ist fast flach. Von anderen Korbblütlern sind die Blüten der Gattung Inula durch zwei Schwänzchen, die von den fünf zu einem Rohr verbundenen Staubgefäßen herabhängen, leicht zu unterscheiden. Der Wurzelstock ist kräftig und knollig verdickt mit vielen Verästelungen.

Der Gattungsname Inula soll vom griechischen helenion abgeleitet sein, dem einerseits helios für Sonne und andererseits helene für Körbchen zugrunde liegen könnte. Die Bezeichnung helenion kommt bereits bei Hippokrates vor, ebenso auch bei Hildegard von Bingen, während Leonhart Fuchs und andere bereits Elenium und Inulam schreiben. Alant fand und findet auch heute noch Verwendung als Hausmittel in der Tiermedizin bei Schafsräude und Pferdekrätze. Nach Chamisso soll Alant zerstoßen, in Urin gebeizt, mit Heidelbeeren und Pottasche vermischt, eine schöne blaue Farbe ergeben, die zum Einfärben von Wolle und Leinen benutzt wurde. In einigen Gegenden aß man den Wurzelstock gesüßt und brannte daraus einen dem Enzian ähnlichen Schnaps für „schwache" Mägen.

In Rußland nennt man den Alant den „Neunfachkräftigen", was wohl bedeuten soll, daß der Alant „gegen neun Leiden" eingesetzt werden kann.

Angelika

Engelwurz, Heiligenbitter, Arznei-Engelwurz, Zahnwurzel, Brustwurz, Giftwurz, Wald-Brustwurz

Angelica archangelica

Familie: Doldenblütengewächse (Apiaceae)

Handelsware: Angelikawurzel (Angelicae radix, Radix Angelicae); seltener auch die Blätter und Früchte.

Herkunft: Die Droge stammt aus Kulturen in Polen, Holland, Deutschland, seltener aus Belgien, Italien, USA.

Anbau im Kräutergarten: Angelika findet man nur selten in Gärten angepflanzt. Vermehrung durch Stockteilung. Der Wurzelstock wird im Spätherbst oder von März bis Mai ausgegraben, sauber gereinigt und kleingeschnitten getrocknet.

Inhaltsstoffe: Ätherisches Öl, organische Säuren, Cumarine, Gerbstoffe, Saccharose, Harz.

Heilwirkung und Anwendung: Engelwurz regt die Magensaft- und Pankreassekretion an. Sie findet Anwendung bei Völlegefühl, Blähungen, Magen-Darm-Störungen, zur Anregung des Appetits und der Gallesekretion. In der Volksheilkunde wird sie auch als schleimlösendes Hustenmittel, als wassertreibende Droge sowie bei nervöser Schlaflosigkeit gebraucht. Angelika oder aus ihr hergestellte Extrakte sind Bestandteil zahlreicher Magen-Darm-Mittel, Bitterschnäpse und Kräuterliköre.

Angelikawurzel-Tee: 1–2 Teelöffel voll kleingeschnittener Wurzeln werden mit 1 Tasse (etwa 150 ml) kochend heißem Wasser übergossen. Ca. 10 Minuten ziehen lassen. Abseihen.
2- bis 3mal täglich 1 Tasse vor den Mahlzeiten ungesüßt trinken.

Als während der großen Pestepidemie 1374 der „Schwarze Tod" allein in Europa um die 30 Millionen Menschen dahinraffte, soll der Erzengel Raphael auf die heilsamen Kräfte der Angelika hingewiesen haben. Damit wurde er auch Pate dieser Heil- und Gewürzpflanze, denn ihm zu Ehren heißt sie Angelica archangelica.

Als beliebtes und geschätztes Nahrungsmittel galt die Engelswurz allerdings schon seit Urzeiten bei den Wikingern und auch anderen Germanenstämmen, aber ebenso bei den Lappen und Slawen. Und es darf doch wohl angezweifelt werden, daß diesen Völkern zumindest die magenstärkende Wirkung dieser hocharomatischen Pflanze entgangen sein sollte. Aber – sie haben es halt nicht aufgeschrieben oder aufschreiben können.

Den antiken Ärzten und Botanikern hingegen war die Angelika als eine nordische Pflanze nicht bekannt. Im 16. Jahrhundert schreibt Leonhart Fuchs über die Angelick: „... Diß nutzlich kraut so auff Teütsch Angelick genent würd... wissen wir mit seinem rechten Lateinischen oder Griechischen namen... nit zu nennen." Interessant ist es, daß Fuchs zwei Angelika-Arten aufführt, die „zam" und die „wild Angelick".

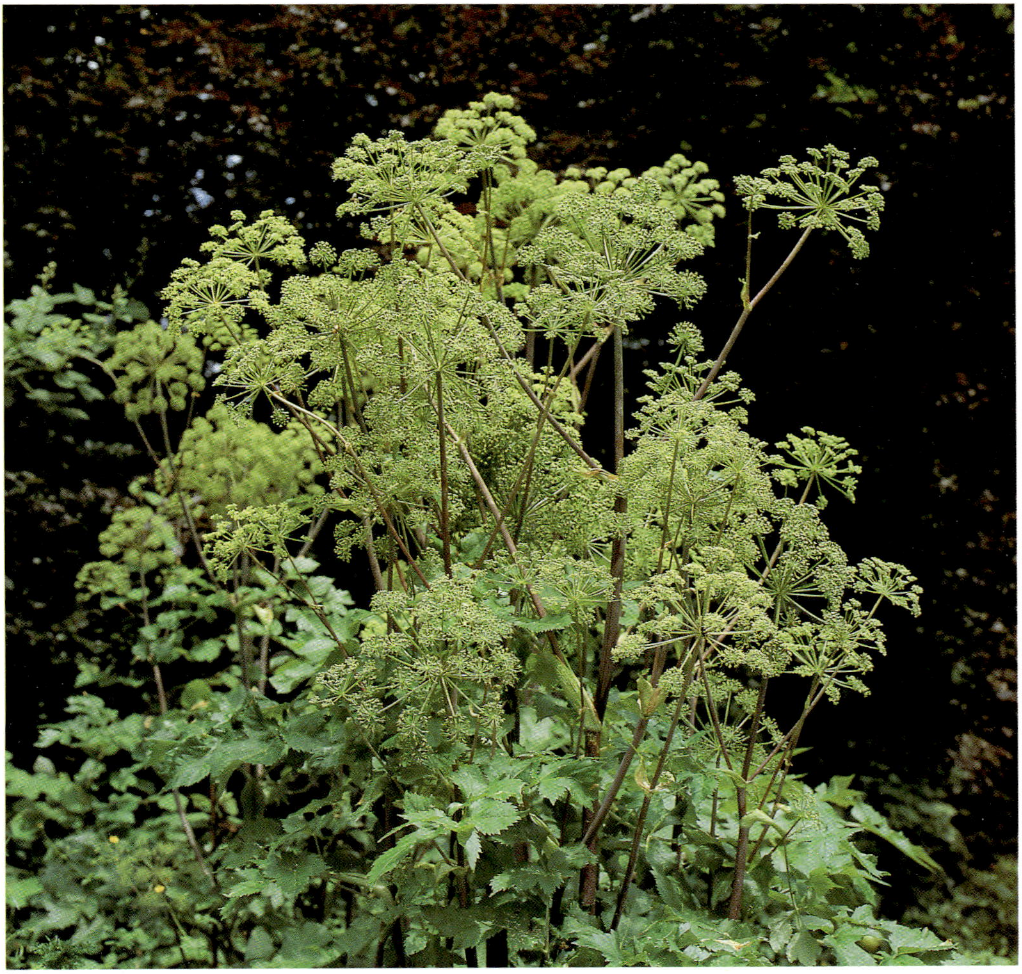

Erzengel Raphael selbst soll die Wurzeln dieser Pflanze gegen den „Schwarzen Tod" empfohlen haben.

Die wilde unterscheide sich von der Gartenform nur durch etwas längere Blätter, die nicht so „zerspalten" seien, und der Samen sei etwas „breyter", so Fuchs. Er weist aber auch darauf hin, daß der Geschmack und der Geruch der „wild" schwächer seien. Allgemein gelte allerdings, die wildwachsende, speziell die im Norden vorkommende Spezies sei die würzigere. Die 2- bis 4jährige Pflanze, die 1–2 m hoch werden kann, entwickelt im ersten Jahr eine eher rübenartige Wurzel, aus der im Folgejahr ein etwa 5 cm starker, schwammiger Wurzelstock mit gelblichem, bitter schmeckenden Milchsaft entsteht. An den markig röhrigen, fein gerillten, sich nach oben hin verästelnden Stengeln sitzen am Grund bis zu 90 cm groß werdende Blätter, die aufsteigend kleiner werden. Sie sind dreifach fiederschnittig. Während die Grundblätter auf längeren

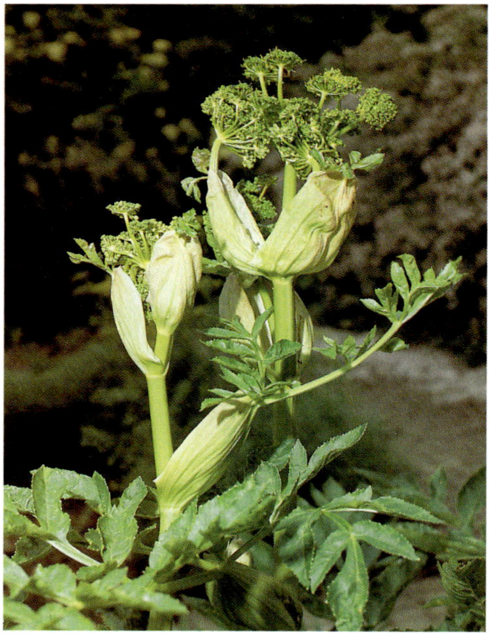

Blattscheiden schützen die jungen Triebe der Angelika.

röhrigen Stengeln stehen, sitzen die oberen in großen, bauchig aufgeblasenen Blattscheiden. Die halbkugeligen Dolden, die auf 8 bis 15 cm langen Stielen wachsen, bestehen aus 20 bis 30 Einzeldolden mit kleinen grünlich-weißen, auch ins Gelbliche übergehenden Einzelblütchen.

Als Standort zieht die Engelwurz Flußufer, Gräben und Weidengebüsche, also möglichst feuchte Stellen vor. Man begegnet diesem Doldenblütler an der Ost- und Nordsee, auf den Faröern ebenso wie auf Island und Grönland, bis hin zum Altaigebirge und dem Baikalsee; im Süden sind es die Nordhänge der höher gelegenen Alpentäler.

Das in den Wurzeln der Angelika enthaltene angenehm würzige, pfefferartig schmeckende ätherische Öl, das bereits 1582 in der Frankfurter Apothekertaxe aufgeführt wurde, ist Bestandteil feiner Liköre, wie des Benediktiners oder des Karthäusers und vieler anderer Magenbitter. Doch man genießt die Wurzel auch kandiert als Konfekt, in Frankreich etwa, oder man verfeinert so manches Gericht, und vor allem, man regt den Appetit an und tut dabei auch noch etwas Gutes fürs Herz, so man Hieronymus Bock folgen will. Er schreibt: „Angelicawurtzel bringt lust zum essen, befürdert die dauung und ist dem Hertzen trefflich gut."

Auch die Früchte werden zu Heilzwecken genutzt.

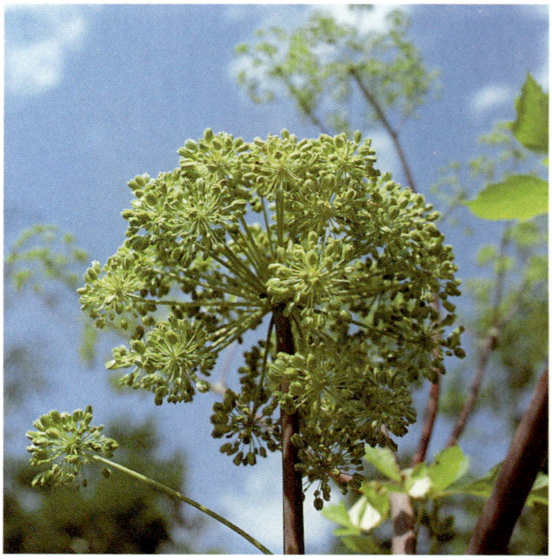

Anis

Süßer Kümmel, Süßer Fenchel, Brotsame, Anis-Bibernelle, Änis, Aneis

Pimpinella anisum

Familie: Doldenblütengewächse (Apiaceae)

Handelsware: Anisfrüchte (Fructus Anisi, Anisi fructus).

Herkunft: Anis ist eine uralte Kulturpflanze der östlichen Mittelmeerländer. Er wird in zahlreichen Ländern mit geeignetem Klima angebaut. Drogenimporte stammen aus Ägypten, Spanien, der Türkei und Italien.

Anpflanzung im Kräutergarten: Aussaat im April oder Mai in den Garten. Reihenabstand 30 cm. Sämlinge auf 30 cm Abstand ausdünnen. Anis ist sehr anspruchsvoll, er benötigt einen sonnigen Platz und kalkreichen Boden in warmem, mäßig feuchtem Klima.

Inhaltsstoffe: Ätherisches Öl, Sesquiterpenkohlenwasserstoffe und Monoterpenkohlenwasserstoffe.

Heilwirkung und Anwendung: Anis wirkt expektorierend, schwach spasmolytisch und antimikrobiell. Er wird angewendet zur Förderung der Schleimlösung bei Katarrhen der Atemwege.
Bei Blähungen und krampfartigen Beschwerden im Magen-Darmbereich, besonders bei Säuglingen und Kleinkindern.
In der Volksheilkunde wird Anis auch als Mittel zur Steigerung der Milchsekretion stillender Mütter genutzt.

Anis als Gewürz: Allgemein bekannt ist die Verwendung der Anisfrüchte in der Backwaren-, Süßwaren- und Likörindustrie. In der Küche verwendet man sie als Gewürz zu Kraut, Suppen, Fisch und Geflügel. Frische Blätter zu Salaten, zu Gemüse und Käse.

Anis-Tee: 1–2 Teelöffel voll Anisfrüchte werden kurz vor dem Gebrauch zerstoßen oder gequetscht, mit 1 Tasse (etwa 150 ml) kochend heißem Wasser übergossen und nach 10 bis 15 Minuten durch ein Teesieb gegeben.
Zur Förderung der Schleimlösung morgens und abends 1 Tasse frisch bereiteten Tee mit Honig gesüßt trinken. Bei Magen- und Darmbeschwerden wird mehr-

Karl der Große hat zurecht den Anis in seine „Capitulare de villis" aufnehmen lassen und so den Anbau in seinem Reich gefördert.

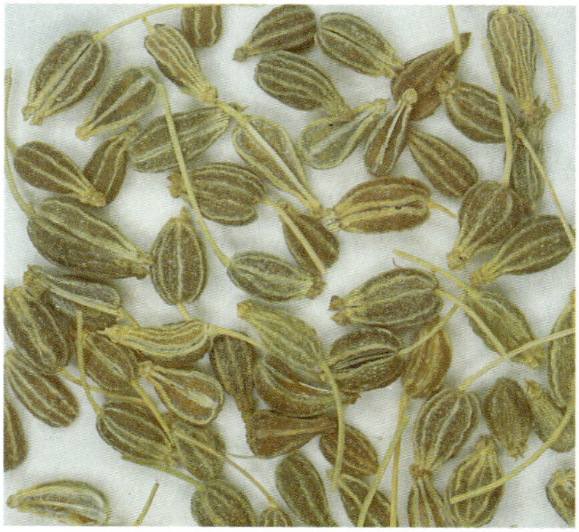

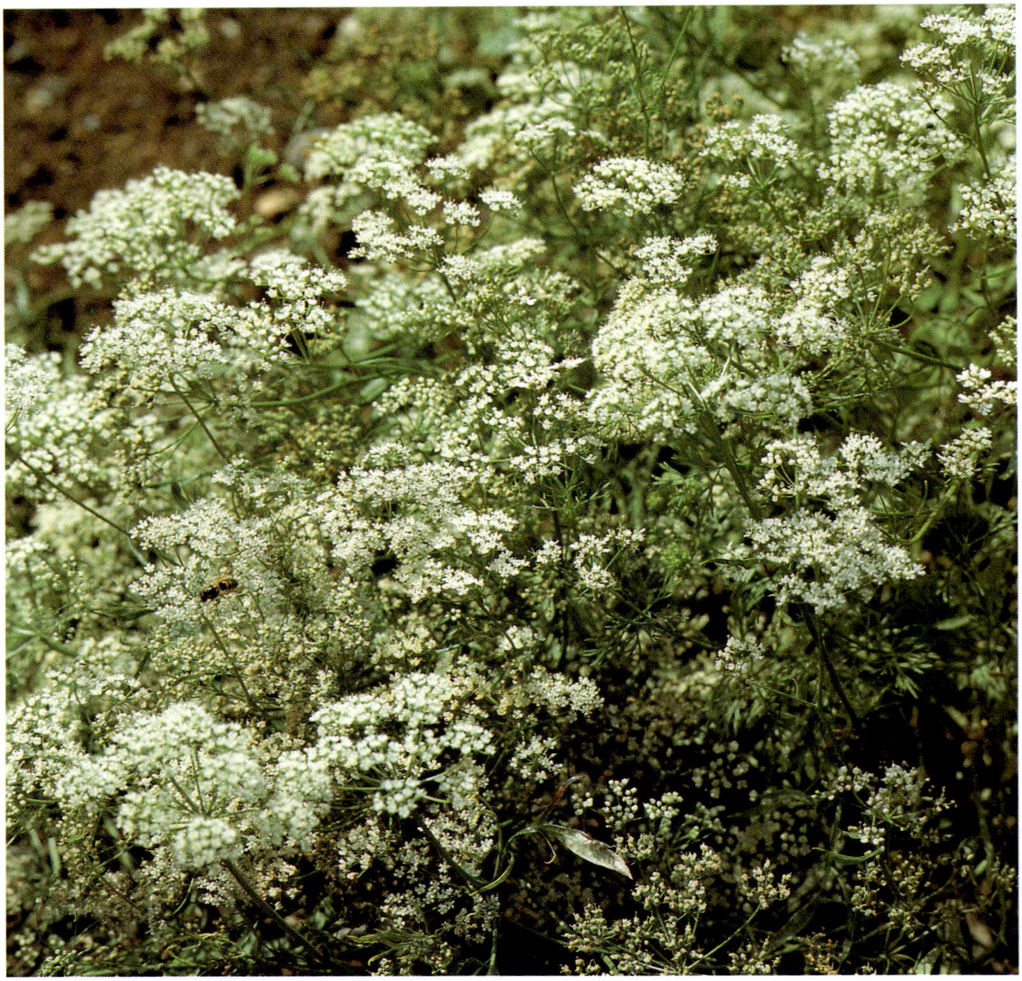

Die Heimat des Anis ist nicht bekannt. Wildformen konnten bisher nicht entdeckt werden, doch alles deutet auf den Raum Syrien bis Ägypten hin.

mals täglich 1 Eßlöffel Tee eingenommen. Säuglinge und Kleinkinder erhalten 1 Teelöffel dieses Tees eventuell in der Flasche.

In seltenen Fällen können allergische Reaktionen auftreten.

Sein Stroh dient als Viehfutter, besonders als Häcksel für Pferde, oder zur Feuerung, da es eine starke Flamme gibt, und die Spreu, welche noch viele unvollkommene Körner enthält, zur Gewinnung von Anisöl, heißt es in einem inzwischen hundertjährigen Lexikon über Anis. Wäre das alles, was Pimpinella anisum zu bieten hätte, dann wäre das schon eine Menge. Doch Anisplätzchen, Anisschnitten, Springerle, Anisbrot bis hin zu den bekannten Vinschgaufladen oder Anisette, Pernod und Goldwasser, was wären alle diese und viele andere kulinarischen Genüsse ohne Anis. Anis dient aber auch der Gesundheit, und das seit Jahrtausenden. Die Hippokratiker führen ihn in ihren Schriften ebenso auf wie Theophrastus von Eresos und später, im ersten nachchristlichen Jahrhundert, Plinius und Dioskurides. Deutet man die Aufnahme des Anis in das Kulturpflanzenverzeichnis für die Pächter der kaiserlichen Domänen, das „Capitulare de villis" Karls des Großen, richtig, so dürften es die Benediktiner gewesen sein, die diese Heil- und Gewürzpflanze nach Mitteleuropa brachten.

Im späteren Mittelalter sind es dann Albertus Magnus und Konrad von Megenberg, die den Anis in ihren Schriften erwähnen. Im 17. Jahrhundert heißt es dann bei Adamus Lonicerus unter anderem: „Eniß ... benimmt das Bauchwehe und verzehret die Winde." Aber auch die emmenagoge sowie die laktationsfördernde Wirkung werden genannt, wie schon bei Fuchs und Bock ein Jahrhundert davor. Etwas überraschend ist, daß die Anwendung des Anis bei Atemwegserkrankungen von den alten Autoren nur „nebenbei" mitaufgeführt wird. Gerade diese Indikation ist es aber, die mindestens seit dem vorigen Jahrhundert neben der Verwendung als Carminativum bei Blähungen und krampfartigen Beschwerden des Magen- und Darmbereichs im Vordergrund steht. Das bestätigt zum Beispiel eine Hustenarznei, die bis in die dreißiger Jahre unseres Jahrhunderts in Apotheken häufig gefertigt wurde: die Dänischen Königstropfen.

Die Heimat des Anis ist nicht bekannt. Es ist aber anzunehmen, daß dieses Doldengewächs ursprünglich im Orient von Syrien bis nach Ägypten zu Hause war, wo es schon „seit jeher" kultiviert wurde. Trotz hoher Ansprüche an Boden und Klima konnte sich der feldmäßige Anbau auch bei uns durchsetzen, besonders in Thüringen. Gelegentlich begegnet man dem Anis in Bauerngärten, von wo er dann auch mal verwildert.

Die einjährige Pflanze kann bis zu einem halben Meter hoch werden. Während an den runden, gerillten und sich nach oben zu verzweigenden Stielen unten langstielige, ungeteilte, scharf gezähnte, ein wenig an Sellerie erinnernde Blätter mit einer eher rundlichen Spreite sitzen, sind die oberen Blätter kurzgestielt und zwei- bis dreifach fiederschnittig. Die sieben- bis fünfzehnstrahligen Dolden mit ihren weißen Blüten ohne Hüllblätter sind entweder endständig oder sie treiben aus den Blattachseln. Blütezeit ist von Juli bis August. Die zweisamigen, eiförmigen Spaltfrüchte sind flaumig behaart. Der ganzen Pflanze entströmt der sehr angenehme Anisgeruch.

Die Bezeichnung Anis ist vom griechischen anison abgeleitet, das aber seinerseits als anysum orientalisch-arabischen Ursprungs sein soll. Möglicherweise handelt es sich hierbei um eine Art Namens-Reimport nach Europa, weil die Endung -um doch eher auf die Herkunft aus dem Lateinischen hindeutet. Schwieriger ist es, den Gattungsnamen zu erklären. Einerseits wird eine Beziehung zum lateinischen bibere für trinken hergestellt, andererseits zu bipinulla, was mit doppelt gefiedert gleichzusetzen ist. Schließlich könnte es sich aber auch nur um eine Latinisierung des deutschen Pflanzennamens Bibernell handeln. Der Bibernell, ein bei uns heimisches Doldengewächs, könnte durchaus bei der Namensgebung Pate gestanden haben, weil er dem Anis zum Verwechseln ähnlich ist.

In ihrem Buch „Richtig würzen – Gesünder leben" empfehlen Ursula und Manfried Pahlow die schon anfangs erwähnten Anisplätzchen nach einem üppigen Mahl zur Entlastung des Magens zu reichen, etwa nach der Weihnachtsgans. Allerdings sollte die Hausfrau beim Backen dieser Plätzchen nicht mit Anis sparen.

Arnika

Bergwohlverleih, Wundkraut, Fallkraut, Wolfsblume, Engelkraut, Gemsblume, Feuerblume, Johannisblume

Arnica montana

Familie: Korbblütengewächse (Asteraceae)

Handelsware: Arnikablüten (Arnicae flos, Flores Arnicae); selten auch die Wurzel und das ganze Kraut.

Herkunft: Allgemeine Verbreitung der Pflanze: Europa. Hauptlieferant der Droge sind Spanien, Italien, Rußland und die Balkanländer. Arnica montana steht unter Naturschutz; das Sammeln von Wildpflanzen ist verboten. Sie wächst in der Kultur schlecht und eignet sich nicht für feldmäßigen Anbau. An ihre Stelle tritt zunehmend die leicht kultivierbare nordamerikanische Wiesenarnika (Arnica chamissonis subsp. foliosa).

Inhaltsstoffe: Sesquiterpenlactone (Bitterstoffe), Flavonoide, ätherisches Öl, Phenolcarbonsäuren und Cumarine.

Heilwirkung und Anwendung: Arnika wirkt antiphlogistisch, antiseptisch, antimikrobiell, antirheumatisch und antiarthritisch.
Anwendung bei Verletzungs- und Unfallfolgen, Prellungen, Quetschungen, Verstauchungen; in der Volksheilkunde auch bei Phlebitis und Thrombosen; bei rheumatischen Beschwerden; bei Furunkulose und Entzündungen von Insektenstichen; bei Entzündungen der Schleimhäute, insbesondere des Mundes; bei Muskel- und Gelenkschmerzen.

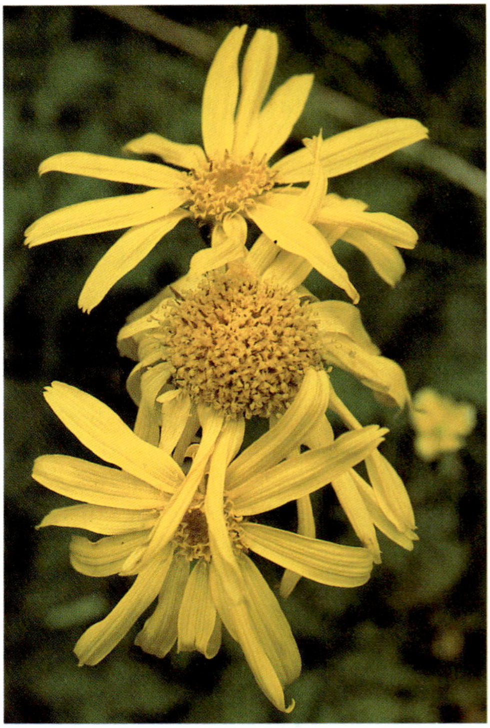

Für Pfarrer Kneipp war Arnika die Heilpflanze schlechthin, verwendet wurde sie jedoch schon im 16. Jahrhundert.

Zubereitung eines Arnika-Aufgusses für Umschläge: Etwa 3 Teelöffel voll Arnikablüten werden mit ¼ Liter kochendem Wasser übergossen, ca. 10 Minuten ziehen lassen. Abseihen. Ein Leinentuch wird mit diesem Aufguß durchtränkt und auf die erkrankten Körperpartien aufgelegt. Die Umschläge werden mehrmals täglich gewechselt.

Arnika-Umschläge können auch mit Arnika-Tinktur, die man in der Apotheke erhält, gemacht werden. Man nimmt 1 Eßlöffel Tinktur auf ½ Liter Wasser. Vorsicht: die Tinktur wirkt hautreizend.
Bei der Anwendung von Arnika-Zubereitungen können Allergien auftreten. Die Behandlung ist dann abzubrechen und ein Arzt aufzusuchen.
Wegen der Gefahr von Nebenwirkungen ist von innerer Anwendung abzuraten.

Für Pfarrer Kneipp war Arnika eine der bedeutendsten Heilpflanzen überhaupt. Auch heute spielt sie in der Kneipptherapie besonders zur Behandlung venöser Durchblutungsstörungen in Form von Salben und Umschlägen eine wesentliche Rolle.

Doch die Anwendung der Arnika als Heilpflanze geht mindestens in das 16. Jahrhundert zurück. Theodor von Bergzabern, auch als Tabernaemontanus bekannt, schreibt dazu: „Bei den Sachsen braucht es das ge-

Arnica montana ist in den Alpen zuhause, aber auch in der Norddeutschen Tiefebene gab es früher große Bestände.

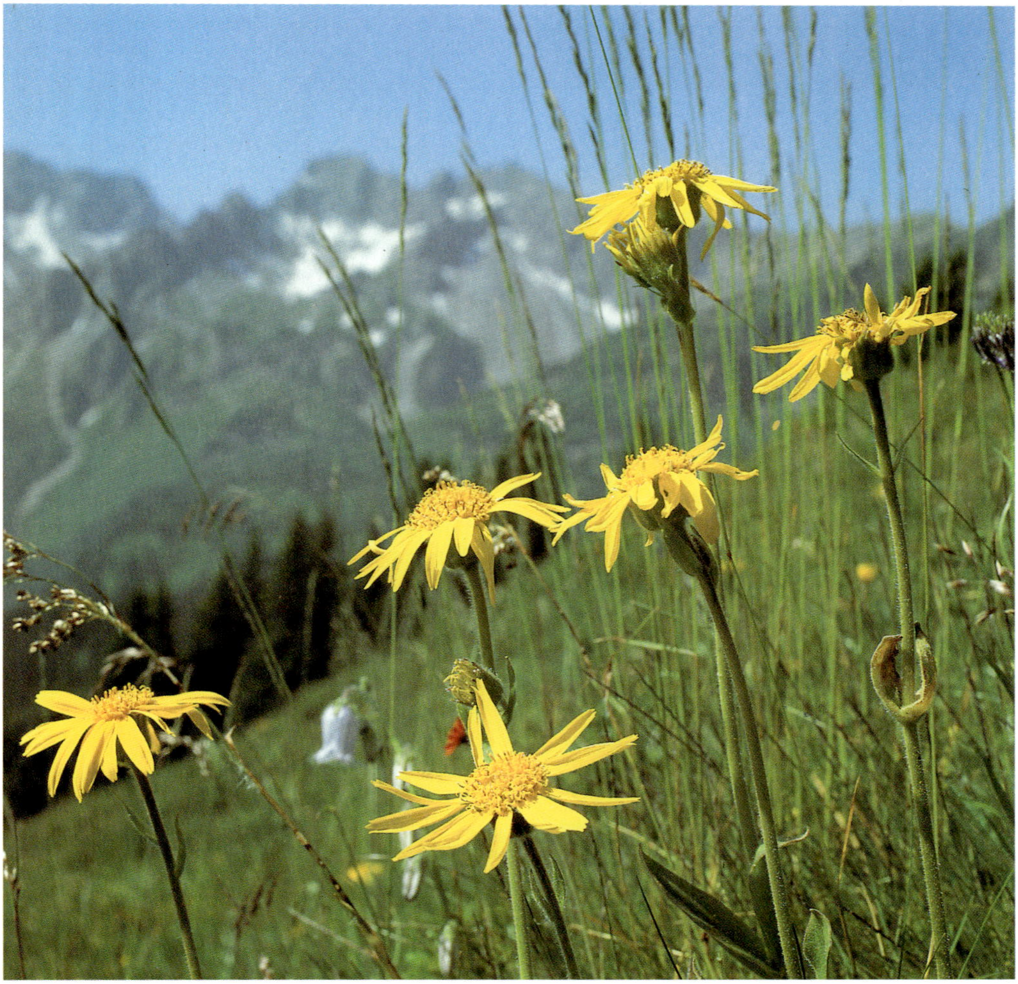

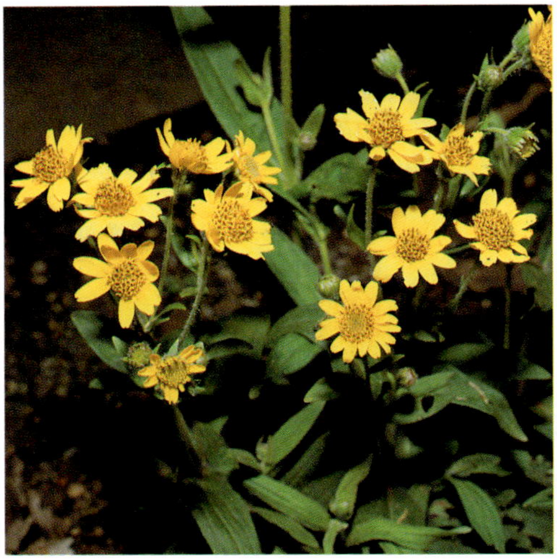

Arnica chamissonis, die leicht kultivierbare nordamerikanische Wiesenarnika ist heutzutage meist der Lieferant der Droge.

meine Volk, so jemand hoch hinunter gefallen oder sich sonst etwa mit Arbeit verletzt haben". Dafür wurde Arnika in Bier gesotten und der Sud morgens getrunken. Caspar Bauhin, einer der Väter der Botanik, berichtet, man habe zu seiner Zeit die Wolfsgele, davon wurde Bergwolferlei und später Wohlverlei abgeleitet, faßweise von Sachsen nach Danzig und an andere Seestädte geliefert.

Die Ärzte des Altertums erwähnen Arnika nicht, wohl weil sie im eigentlichen Südeuropa nicht oder sehr selten vorkommt.

Früher kam Arnika in großen Beständen auch in der Norddeutschen Tiefebene vor, bevorzugt auf torfigen, aber auch auf sandigen Wiesen. Heutzutage findet man Arnika vorwiegend in den Alpen, aber auch im Thüringer Wald, im Harz und im Bayerischen Wald.

Die Arnika läßt sich an der von fünfnervigen, kurz gestielten, ledrigen Blättern gebildeten grundständigen Rosette leicht erkennen und so von ähnlichen Pflanzen unterscheiden. Am 40–50 cm hohen Stengel finden sich in der Regel nur noch zwei gegenständige Blätter mit Blütenansätzen. Ein weiteres typisches Merkmal sind einzelne, nach unten gebogene Blütenzungen der endständigen orange-gelben Blütenköpfchen. Die Blütezeit fällt auf den Juni und Juli. Der Geruch ist würzig-aromatisch, er kommt besonders zum Ausdruck, wenn man die Blüten verreibt. Der Geschmack ist bitterlich-scharf.

Wie so vielen Heilpflanzen hat man auch der Arnika Zauberkräfte zugesprochen. Im Fichtelgebirge pflückte man die Pflanzen am Johannisabend und legte sie unters Dach, um sich so vor Blitzschlägen und dem bösen Treiben der Hexen zu schützen. Die Johannisblume, so ein weiterer Name der Arnika, wurde auch an die Ecken der Getreidefelder gesteckt, um dadurch die Korndämonen davon abzuhalten, nächtlicherweile durch die Felder zu gehen und Gassen zu schneiden. Aufgeklärte Leute waren allerdings der Meinung, es seien Hasen, die sich durch die junge Saat gebissen hätten und nicht irgendwelche „Bilwise" oder „Bilmeschnitter".

Augentrost

Augenkraut, Augustinuskraut, Herbstblümle, Milchdieb, Augenklar, Wiesenwolf, Augengras, Hungerblume

Euphrasia sp.

Familie: Braunwurzgewächse (Scrophulariaceae)

Handelsware: Die Droge Augentrostkraut stammt von verschiedenen Augentrost-Arten, hauptsächlich aus der Euphrasia rostkoviana- und Euphrasia stricta-Gruppe (Euphrasiae herba, Herba Euphrasiae).

Herkunft: Die Droge des Handels stammt aus Ungarn, Bulgarien und anderen Balkanländern.

Inhaltsstoffe: Iridoidglykoside, Gerbstoffe, Bitterstoffe, ätherisches Öl, Harze.

Heilwirkung und Anwendung: Augentrost findet in der Volksheilkunde Anwendung bei Lidrand- und Bindehautentzündungen und bei Ermüdungserscheinungen des Auges. Man bereitet einen Tee, mit dem man Umschläge macht. Die Wirkung soll verstärkt werden, wenn man gleichzeitig täglich 2–3 Tassen von dem Tee trinkt.
Zusammen mit Kamille helfen Kompressen bei der Behandlung des sogenannten Gerstenkorns. Augentrost-Tee soll die körpereigenen Abwehrkräfte in Erkältungszeiten stärken. In der Volksmedizin gilt er zudem als bewährtes Mittel bei Husten und Heiserkeit.

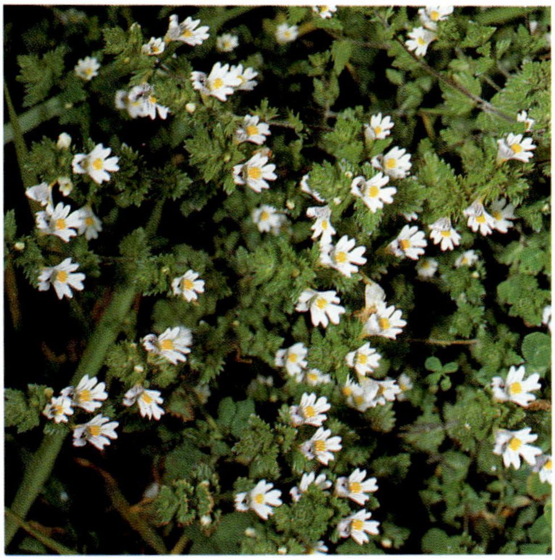

„Ist ein Herbstkraut...", so Leonhart Fuchs, doch er irrt, denn schon im Juli begegnet man dem Augentrost.

Augentrost-Tee für die äußere und innere Anwendung: 1 Teelöffel fein geschnittenes Kraut mit 1 Tasse (etwa 150 ml) kaltem Wasser übergießen, zum Sieden erhitzen und ca. 2 Minuten ziehen lassen. Abseihen.

„Ist auch ein Herbstkraut, darumb würdt es nit gefunden biß zu anfang des Herbst", heißt es im Kräuterbuch von Leonhart Fuchs über den Augentrost. Nun – es trifft zu, daß man diesen Halbschmarotzer noch bis in den späten Herbst blühend antreffen kann, doch wer offenen Auges die Landschaft durchstreift, Weiden, Wiesenrändern oder Trockenhängen einen Blick gönnt, der wird in sonnigen Lagen die zierlichen, lilaweißen, mit violetten Streifen versetzten Rachenblüten mit dem gelben Fleck im Schlund schon im früheren Sommer entdekken. Wer eine Lupe dabei hat, und dazu kann man nur raten, der sollte sich die Zeit nehmen und die kleine Blütenschönheit etwas näher betrachten.

Das nach oben hin sich verästelnde Pflänzchen wird 10–20 cm hoch. Die gegenständigen 4–8 mm langen Blättchen sind eiförmig, zur Spitze hin scharf gezähnt; die Unterseite ist kurzborstig behaart. Die endständigen Blüten bilden kleine Ähren, der Kelch ist vierspaltig und trägt drüsige Härchen. Der Augentrost bevorzugt trockenere Standorte, ist aber auch in Wiesen, an Wald- und Wegrändern oder Berghängen bis hin zur Schneegrenze Mittel- und Südeuropas sowie in Rußland anzutreffen; er wird auch in Nordamerika im Staate Washington gefunden.

Bei größerem Vorkommen auf Wiesen und Weiden entzieht der Halbschmarotzer den Gräsern soviel Nährstoffe, daß der Futterertrag gemindert wird. In Gegenden mit ausgeprägter Milchwirtschaft schätzt man den Augentrost deshalb nicht sehr, er wird dort auch Milchdieb oder Wiesenwolf genannt. Die wissenschaftliche Bezeichnung Euphrasia ist griechischen Ursprungs und bedeutet soviel wie Frohsinn, Wohlbefinden, was wohl als ein Ergebnis der Behandlung mit Augentrost zu verstehen ist.

Bei Dioskurides und Plinius wird diese Heilpflanze nicht erwähnt; nach Marzell ist es darauf zurückzuführen, daß sie in der Flora Griechenlands fehlt. Die heilige Hildegard von Bingen empfiehlt aber schon den Augentrost, und in den Kräuterbüchern Ende des 15. Jahrhunderts, so auch im „Hortus Sanitaris", wird er als Euphragia aufgeführt. Das Heilspektrum umfaßt die Gelbsucht, Husten, Heiserkeit, Halskatarrh, Schnupfen mit viel Sekret und Kopfschmerzen, die verschiedensten Augenentzündungen, auch Neugeborener, bis hin zur Lichtscheu.

Sebastian Kneipp empfahl den Augentrost als magenstärkendes Bittermittel, was wegen der Gerb- und Bitterstoffe, die in der Pflanze enthalten sind, durchaus begründbar ist.

Die zierlichen, lilaweißen, mit violetten Streifen versetzten Blüten mit dem gelben Fleck im Schlund sind eine wahre Augenweide.

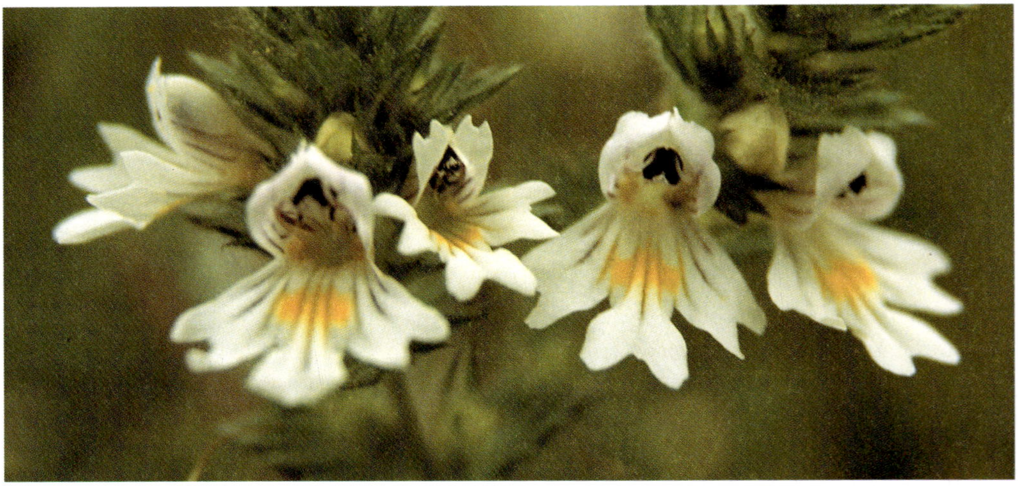

Baldrian

Katzentee, Krampfkraut, Dreifuß, Stinkwurzel, Ballerjan, Arzneibaldrian, Wormwurzel, Katzenwurzel

Valeriana officinalis

Familie: Baldriangewächse (Valerianaceae)

Handelsware: Baldrianwurzel (Valerianae radix, Radix Valerianae). Die Droge besteht aus Rhizom und Wurzeln.

Herkunft: Baldrian ist eine in Europa und Asien heimische, vielgestaltige Sammelart. Die Droge stammt aus Kulturen in Belgien, England, Osteuropa und Deutschland (Franken, Harz).

Anbau im Kräutergarten: Da das Sammeln der Wurzelstöcke zum Verlust der ganzen Pflanze führt, ist für die Drogengewinnung der Anbau im Garten zum Schutz unserer Wildpflanzen besonders wichtig. Baldrian wird im Frühjahr in Kistchen gesät und später im Abstand von 40 cm ausgepflanzt. Die Ernte erfolgt im zweiten Jahr. Die Wurzelstöcke werden im Spätsommer ausgegraben, gründlich gewaschen, kleingeschnitten und schonend, d. h. unter 40 Grad Celsius getrocknet. Höhere Trocknungstemperaturen führen zum Verlust wichtiger Wirkstoffe.

Inhaltsstoffe: Valepotriate, Sesquiterpene, ätherisches Öl, Valerensäure, Acetoxyvalerensäure, Gerbstoffe, Zucker, Stärke.

Heilwirkung und Anwendung: Baldrian wirkt beruhigend und fördert die Schlafbereitschaft. Er findet als Tee und Tinktur Anwendung als mildes Beruhigungsmittel bei Nervosität, nervöser Erschöpfung, Unruhe, Erregungszuständen, Einschlafstörungen, nervös bedingten krampfartigen Schmerzen im Magen-Darm-Bereich und bei Angst- und Spannungszuständen. Baldrian ist als Phytotherapeutikum das Mittel der Wahl, um Streß, Ärger und Aufregungen besser zu überstehen. Durch die erzielte Ausgeglichenheit vermeidet man eine Reihe von Folgeerkrankungen.

Baldrian-Tee: 1 Teelöffel voll fein geschnittener Wurzeln wird mit 1 Tasse (etwa 150 ml) kochendem Wasser übergossen. 10–15 Minuten ziehen lassen. Abseihen.
2–3mal täglich und vor dem Schlafengehen eine Tasse frisch bereiteten Tee trinken.

Schon bei den Hippokratikern des 5. und 4. vorchristlichen Jahrhunderts spielte der Phu oder Nardus syluestris, wie der Baldrian „in Griechischer und Lateinischer spraach würt... geheyssen", in der Frauenheilkunde eine bedeutende Rolle. Es steht allerdings nicht fest, ob und welcher der drei unter anderem bei Lonicerus genannten Phu-Arten, nämlich Phu magnum, -minus oder -vulgare, mit dem officinellen identisch ist. Möglicherweise handelt es sich überhaupt um einen südlichen Vertreter der so artenreichen Valeriana-Gattung. So liest man vom Polyhistor Fabius Collona, der Epileptiker war und deshalb auf der Suche nach einem Mittel gegen seine Beschwerden

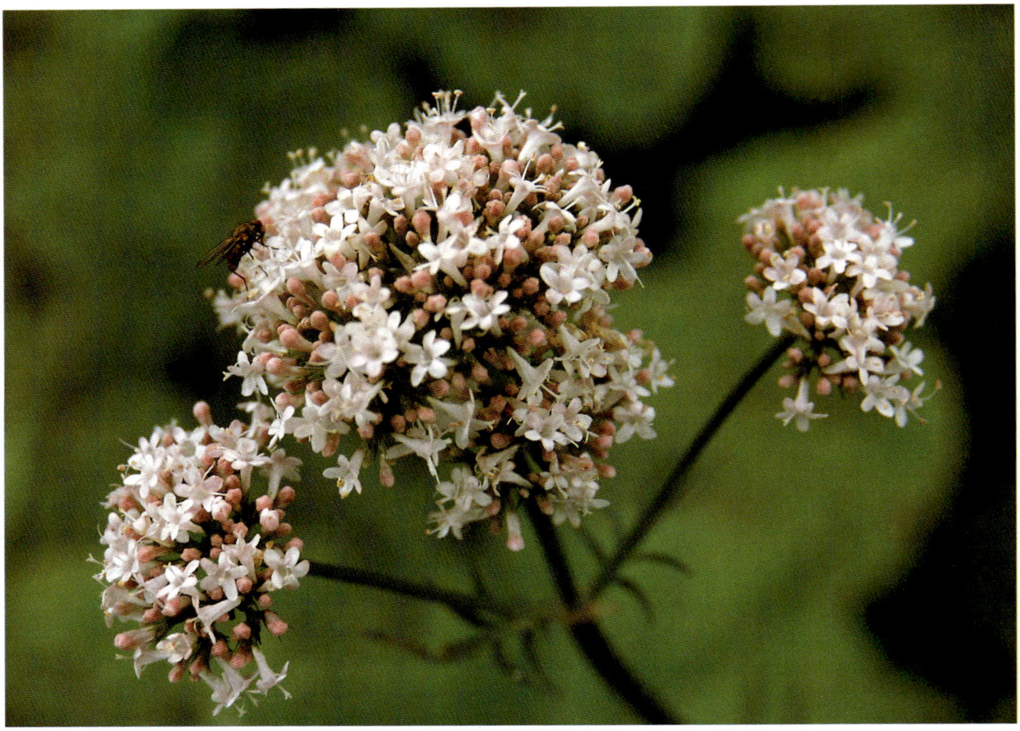

Ob Baldrian vom Lichtgott Baldur abgeleitet ist, bleibt offen. Das nordische Velandsurt oder Wielandswurz weist darauf hin, daß die Germanen den Baldrian schon als Heilpflanze kannten.

auch Botaniker wurde, daß er auf den Römischen Baldrian gestoßen sei (Valeriana Phu L.) und der Meinung war, er habe den Phu des Dioskurides wiedergefunden. Jedenfalls muß ihm diese Baldrianwurzel besser als alle anderen Mittel geholfen haben, so daß er den Baldrian wärmstens als Krampflöser empfahl.

Unsere Valeriana officinalis, auch Gemeiner oder Arzneibaldrian genannt, gedeiht bevorzugt auf feuchten und auch schattigen Plätzen. Er kommt nahezu im gesamten eurasiatischen Raum einschließlich Japan vor. Ausgenommen ist der äußerste Norden und der ausgesprochene Süden. Die stattliche bis zu 2 m hoch werdende Staude überdauert den Winter mit ihrem walzenförmigen Wurzelstock, dessen unterirdische Ausläufer mit zur Verbreitung der Pflanze beitragen. Im Frühjahr treibt der Baldrian neben grundständigen Blättern den leicht behaarten und gefurchten Stengel mit gegenständigen Blättern, die ebenso wie die Grundblätter unpaarig gefiedert sind. Nach oben zu läßt die Behaarung der Blätter nach, die obersten Blätter sitzen direkt am Stengel. Die endständigen Doldenrispen bestehen aus einer Vielzahl von weißen oder rosa bis violetten, kleinen, fünfspaltigen, trichterförmigen Blüten. Die Befruchtung erfolgt durch Insekten, dabei sind es in besonderem Maße Fliegen, die für die Fortpflanzung sorgen. Der Kelchsaum bildet bei der Reifung eine Federkrone, so werden die Samen dann vom Wind fortgetragen.

Ob die Bezeichnung Baldrian von Baldur,

dem germanischen Lichtgott, abzuleiten ist, bleibt offen. Zu vermuten ist eher, daß der Name aus dem mittelalterlichen Valeriana entstanden ist, was wiederum mit dem lateinischen valere = kräftig sein zu tun haben kann. Im nordischen Raum hieß der Baldrian ursprünglich Velandsurt, d.h. Wielandswurz nach dem Schmied Wieland, dem Sohn des Heilgottes.

Daß der Baldrian schon wegen seines starken Geruchs auch für Zaubereien herhalten mußte, ist nur zu verständlich. So meinte man, mit Baldrian den Teufel austreiben zu können. Oder man gab Baldrian zusammen mit Dost und Dill ins Trinkwasser des Viehs, damit die Hexen ihm nichts antun konnten. Eine Beschwörungsformel dazu lautet:

„Baldrian, Dost und Dill
kann die Hex' nicht wie sie will."

„Baldrian, Dost und Dill – kann die Hex' nicht wie sie will!"

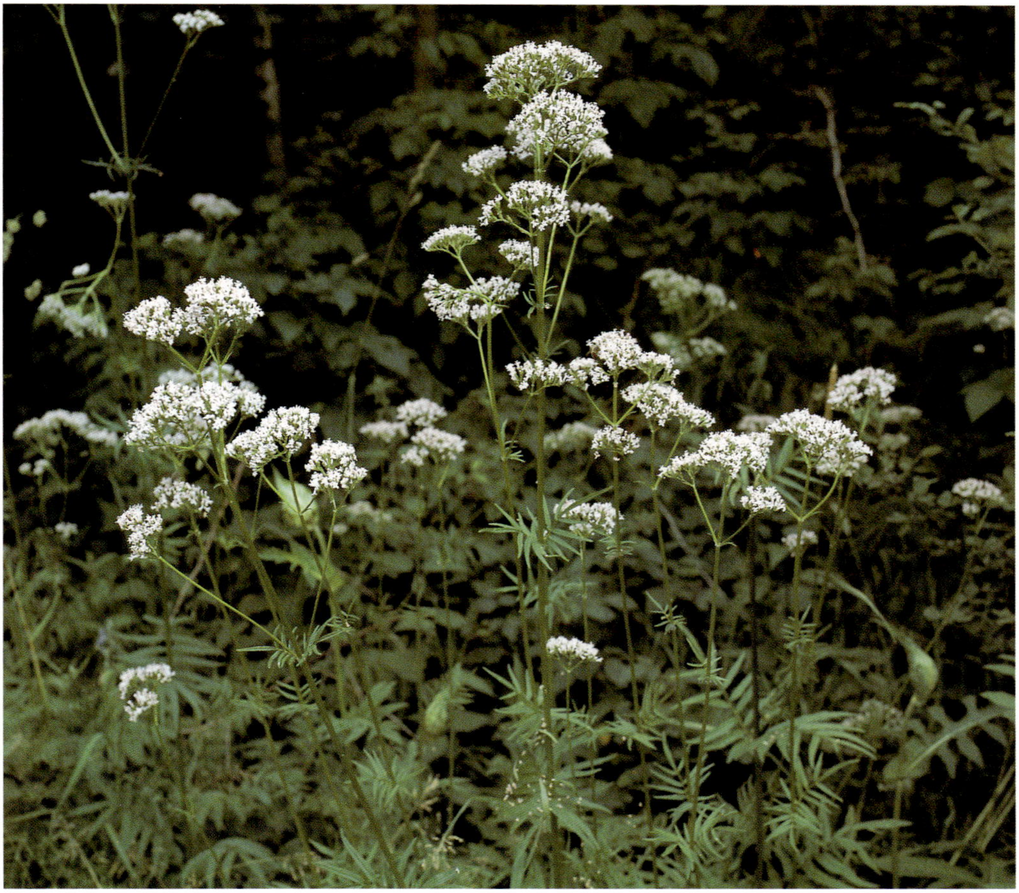

Bärentraube

Immergrüne Bärentraube, Echte Bärentraube, Wolfsbeere, Sandbeere, Wilder Buchs, Steinbeere

Arctostaphylos uva-ursi

Familie: Heidekrautgewächse (Ericaceae)

Handelsware: Bärentrauben-Blätter (Uvae ursi folium, Folia Uvae ursi).

Herkunft: Fast über die ganze nördliche Halbkugel verbreiteter, niederliegender Strauch. Die Droge stammt von wildwachsenden Pflanzen aus Spanien, Italien, Rußland, Polen und den Balkanländern. In Deutschland ist die Bärentraube unter Schutz gestellt und darf nicht gesammelt werden.

Inhaltsstoffe: Hydrochinonderivate (Arbutin, Methylarbutin), Gerbstoffe, Gallussäure, Flavonoide und Triterpene. Den höchsten Arbutin-Gehalt hat spanische Ware.

Heilwirkung und Anwendung: Bärentraube entwickelt im alkalisch reagierenden Harn, der durch reichliche pflanzliche Nahrung und kurzfristig durch Gabe von Natriumhydrogencarbonat erreichbar ist, antibakterielle Effekte. Sie findet Anwendung bei leichteren entzündlichen Erkrankungen der ableitenden Harnwege und der Blase.
In der Volksheilkunde wird Bärentraubenblätter-Tee bei Nierenleiden, Blasenentzündungen, Steinleiden, Galleleiden, Rheuma, Gicht, chronischen Durchfällen und bei Husten angewendet.

Bärentraubenblätter-Tee: 1 Teelöffel getrocknete, fein geschnittene Bärentraubenblätter mit 1 Tasse (ca. 150 ml) kaltem Wasser ansetzen. 6–12 Stunden bei Raumtemperatur ziehen lassen.
2–3mal täglich 1 Tasse angewärmten Tee trinken. Der Tee färbt den Harn braun, was oft zu unnötiger Beunruhigung der Patienten führt. Der hohe Gerbstoffgehalt der Droge kann bei empfindlichen Personen zu Übelkeit und Erbrechen führen.
Tee von Bärentraubenblättern soll nicht langfristig angewendet werden.

Obwohl die Bärentraube auch in den meisten Bergregionen Süd- und Südosteuropas beheimatet ist, ist sie eine der wenigen typischen Heilpflanzen des Nordens, die wohl schon lange bevor sie in ein englisches Arzneibuch des 12. Jahrhunderts aufgenommen wurde, von den Völkern der nördlichen Regionen, so den Isländern, den Lappländern, den Finnen und anderen, angewendet wurde. In Island wurde die Bärentraube, am Körper getragen, auch als Mittel zur Abwehr von Gespenstern benutzt.

Nachdem die Ärzte und Berichterstatter des Altertums, etwa Dioskurides, Galen und Plinius, die Bärentraube in ihren Werken nicht aufführen, fehlt sie auch in den meisten Kräuterbüchern des Mittelalters. Erst im 18. Jahrhundert erkannten die Ärzte in Deutschland und in den romanischen Ländern die Bedeutung dieser für die Behandlung von Blasen- und Nierenerkrankungen so wichtigen Droge. Heute wird die Bärentraube in nahezu allen Arzneibüchern geführt. Von der pharmazeutischen Industrie wird die Heilpflanze in großem Umfang zu

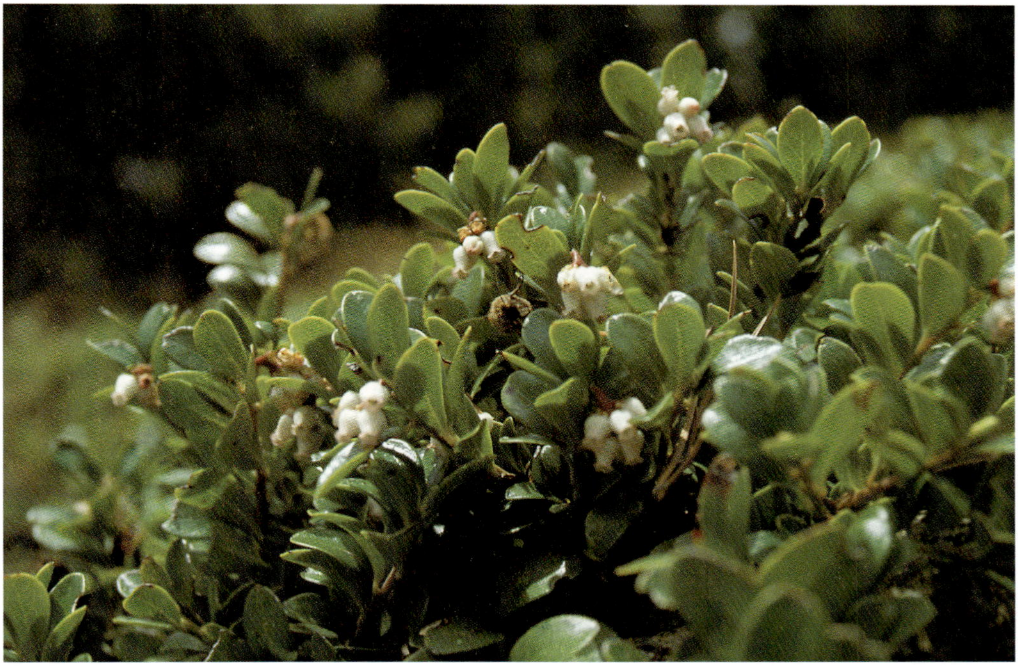

In Island galt die Bärentraube, am Körper getragen, auch als Mittel zur Abwehr von Gespenstern.

Tropfen, Tabletten, Tees und Dragees verarbeitet.

Die Bärentraube ist ein Zwergstrauch und bildet mit ihren langen, sich wiederbewurzelnden Zweigen zum Teil große kissenartige Bestände. Die derbledrigen, immergrünen, zweijährigen, kahlen Blätter sehen denen der Preiselbeere sehr ähnlich, sie sind aber im Gegensatz zu diesen auf der Unterseite nicht punktiert. Der Blattrand und die kurzen Blattstiele sind feinflaumig behaart. Die krug- oder glöckchenförmigen, grünweißlichen bis rosaroten Blütchen bilden im April/Mai endständig hängende oder auch stehende Trauben. Die kugeligen, scharlachroten Beeren haben eine glatte Schale und sind innen mehlig weiß. Neben der Immergrünen Bärentraube kommt besonders in Bayern auch die Alpen-Bärentraube (Arctostaphylos alpina) vor. Ihre Blätter sind jedoch sommergrün und die sehr saftigen Früchte bläulich-schwarz.

Wegen des Gerbstoffgehalts wurden die Blätter der Bärentraube in Nordeuropa und in Rußland zum Gerben, besonders zur Herstellung von feinen Saffianledern gebraucht.

Unter der Bezeichnung Jackashapuck wurden die Blätter der Bärentraube im 18. Jahrhundert in großen Mengen aus Finnland und Nordamerika insbesondere nach England eingeführt und dort dem Pfeifentabak beigemischt.

Die Bezeichnung Arctostaphylos uva – ursi ist ein Pleonasmus. Das griechische „arktos" ist mit dem lateinischen „ursus" identisch, beide stehen für Bär, und „staphyle" sowie „uva" bedeuten Traube. Bärentraube, so meint man vielfach, sei deshalb vom wissenschaftlichen Namen abgeleitet worden. Allerdings wird auch berichtet, daß die reifen Beeren nicht nur von Vögeln gern gegessen werden, sondern auch den Bären als Nahrung dienen. Vielleicht war es also doch der Meister Petz, der die Botaniker zur Namensgebung inspirierte.

Meister Petz soll als Feinschmecker die Beeren der Bärentraube besonders bevorzugen.

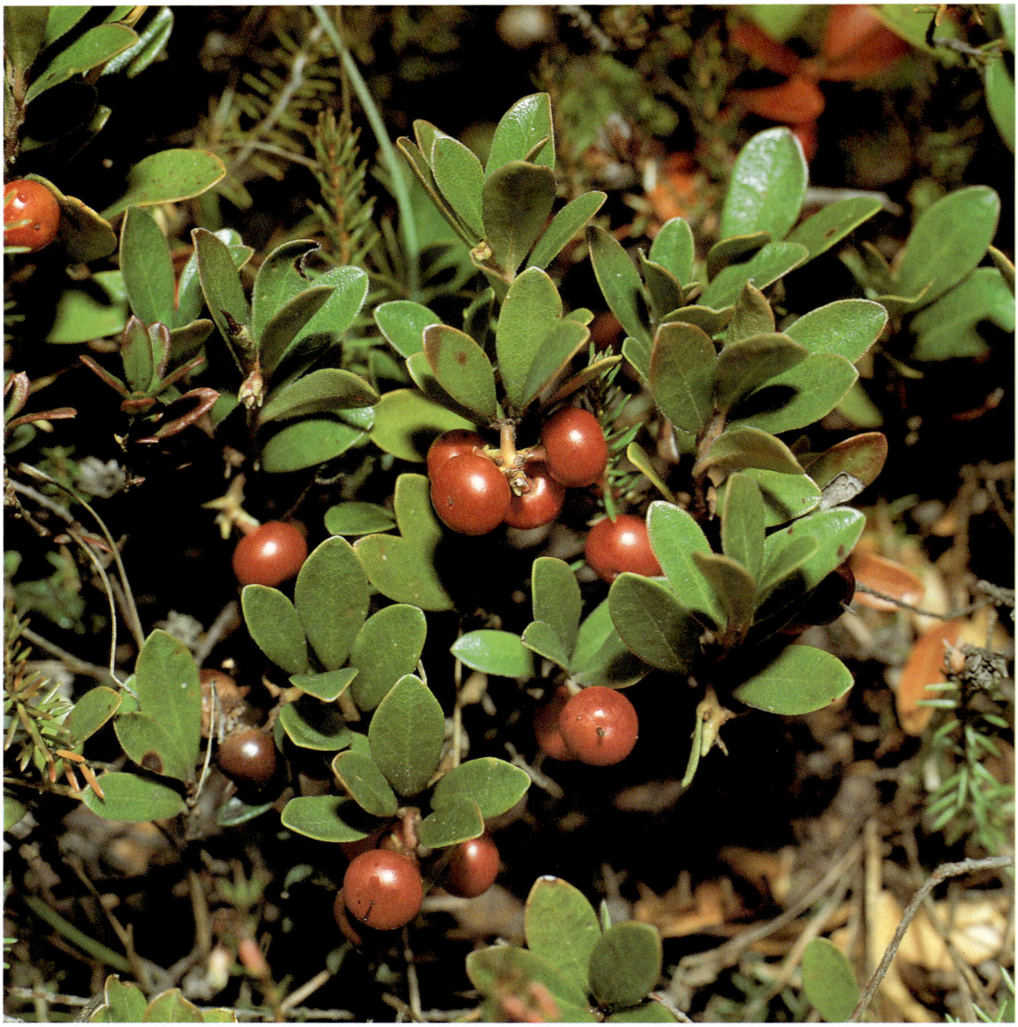

Birke

Hänge-Birke, Rauh-Birke, Weiß-Birke, Warzen-Birke

Betula pendula

Moor-Birke, Besen-Birke, Behaarte Birke

Betula pubescens

Familie: Birkengewächse (Betulaceae)

Handelsware: Birkenblätter (Betulae folium, Folia Betulae), auch Birkensaft und Birkenteer.

Herkunft: B. pendula und B. pubescens sind eurosibirische Pflanzen. Die Droge stammt aus Polen, China, Rußland und den Balkanländern.

Anpflanzung im Garten: Birken sind als anspruchslose Zierbäume im Garten beliebt. Die Ernte der jungen Blätter erfolgt in den Monaten April–Mai.

Inhaltsstoffe: Bis 3 % Flavonoide, ätherisches Öl, Gerbstoffe, Ascorbinsäure, Chlorogensäure, Harze.

Heilwirkung und Anwendung: Birkenblätter haben eine stark harntreibende Wirkung, ohne dabei die Nieren allzusehr zu reizen. Sie finden Anwendung bei Erkrankungen, bei denen eine erhöhte Harnbildung erwünscht ist.

Die Bestäubung und die Verbreitung der mit zwei Flügelchen versehenen Nüßchen besorgt der Wind.

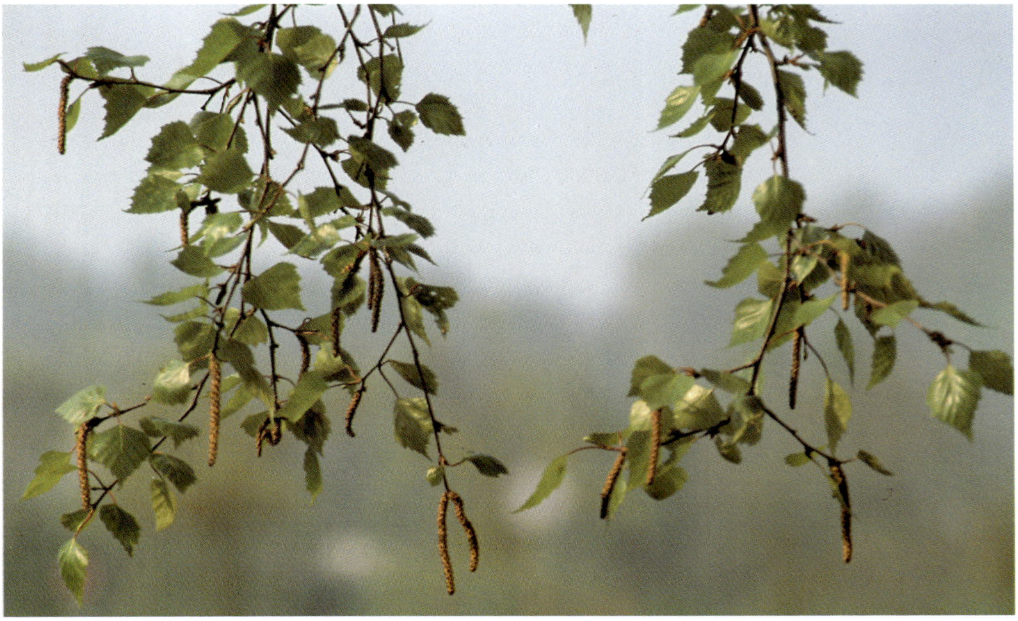

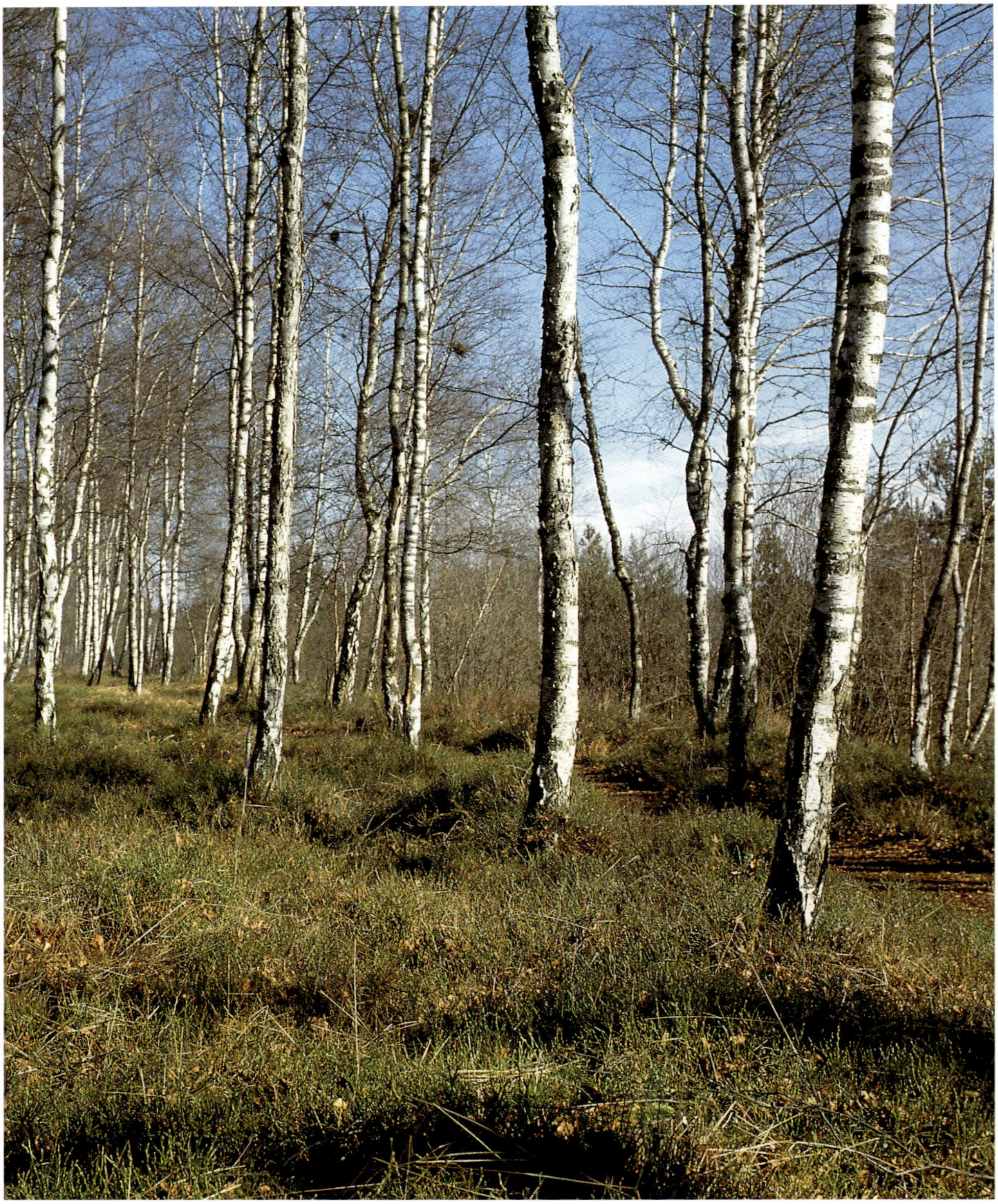

Birken – sie laden zum Verweilen, zum Betrachten und auch Träumen ein.

In der Volksmedizin werden Birkenblätter bei Gicht, Rheuma, Hautausschlägen und zur sogen. „Blutreinigung" benutzt. Der im Frühjahr gewonnene Birkensaft findet in der kosmetischen Industrie in Haarwässern gegen Haarausfall, Schuppen und zur Entfettung des Haares Verwendung.

Aus Birkenholz gewonnener Teer fand früher Verwendung bei Abszessen und anderen Hauterkrankungen.

Birkenblätter-Tee: 1–2 Eßlöffel voll Birkenblätter werden mit 1 Tasse (etwa 150 ml) kochend heißem Wasser übergossen. Ca. 15 Minuten ziehen lassen. Abseihen.

3–4mal täglich wird 1 Tasse frisch bereiteter Tee zwischen den Mahlzeiten getrunken.

Ein erfrischender Regen beschloß den sonnigen und warmen Tag. Man konnte wieder so richtig durchatmen, und plötzlich war er da, der wunderbare balsamische Duft der Moorbirke (Betula pubescens) in Nachbars Garten.

Wer die Gelegenheit hatte, sich irgendwann in einem der baltischen Länder aufzuhalten und dort auch mal eine der vielen Dampfsaunen besucht hat, der wird diesen so charakteristischen Duft der Birken in Erinnerung behalten haben. Die Saunabesucher dieser Regionen „bearbeiten" sich gegenseitig mit frischen, zu Besen gebundenen Birkenreisern die Rückenpartie. Altes Wissen um die Bedeutung der Birke für die Gesundheit und die Erfahrung, daß feuchte und erhitzte Haut besonders aufnahmefähig ist, veranlaßt wohl die Menschen zu diesem Tun. Dazu wird die Durchblutung der

Kaum zu erkennen – Wind und Wetter haben diese Moorbirken geformt und geprägt.

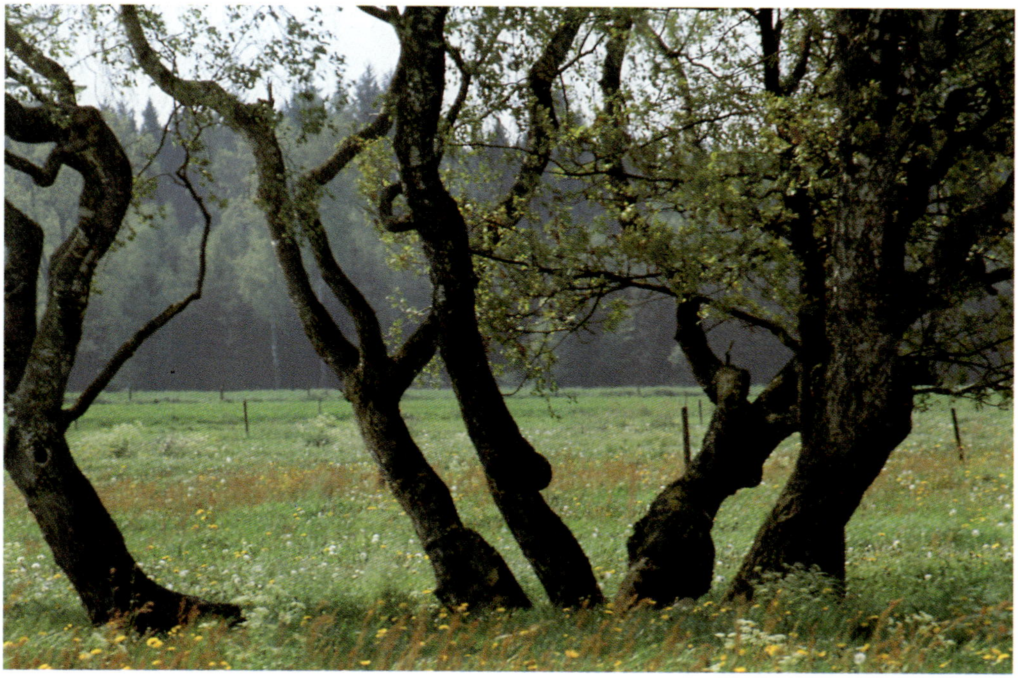

Haut im Verein mit der Wärme und der Massage mit den Reisern so stark angeregt, daß sie im wahrsten Sinne des Wortes krebsrot wird. In unserem Kulturkreis bedient man sich eher einer „Paprikasalbe", um einen ähnlichen Effekt zu erreichen.

Überraschend ist, daß die medizinische Verwendung der Birke, zumindest in Mitteleuropa, bis auf den Birkenteer, der schon im Altertum bekannt war, wohl erst im 12. Jahrhundert durch Hildegard von Bingen aufkam. Heute gelten Birkenblätter als eines der am besten wirkenden und besonders gut verträglichen pflanzlichen Mittel zur Entwässerung (Diurese). Das wird selbst von der die Phytotherapie sonst kritisch beurteilenden „Schulmedizin" bestätigt. In Rußland werden Aufgüsse von Birkenknospen (Gemmae Betulae) auch als Mittel bei Erkrankungen der oberen Luftwege und bei Gallenblasen-Erkrankungen eingesetzt.

Die Birke, richtiger die Birken, denn es geht um die bei uns beheimateten Betula pendula und Betula pubescens, sind ausgeprägte Pionierpflanzen. Sie gedeihen nicht nur im hohen Norden (69. Breitengrad), sie keimen und wachsen in Dachrinnen, Mauerspalten, auf trockenen oder sandigen Böden, im Moor, in der Ebene und in luftigen Höhen der Gebirge. Sie sind wahre Kosmopoliten der nördlichen Hemisphäre.

Während die Hängebirke bis zu 30 m hoch werden kann, ist die Moorbirke eher gedrungen und auch strauchig. Die männlichen Blütenstände des einhäusigen Baumes sind bis zum Herbst weitgehend entwickelt, die weiblichen sind dagegen den Winter über in Knospenschuppen eingehüllt. Beide Blütenarten bilden Dreiergruppen. Die männlichen Blütenkätzchen sitzen stets am Ende der Zweige, die weiblichen dagegen an den Enden kurzer Seitenzweige. Die Bestäubung erfolgt durch den Wind, ebenso die Verbreitung der unzähligen mit zwei Flügelchen versehenen Nüßchen.

Die Moorbirke unterscheidet sich von der Hängebirke durch aufrecht stehende Äste, die flaumige Behaarung der jungen Zweige und die meist glatte, weiße Rinde, die bei der „pendula" eher rissig, wulstig und borkig ist.

Die Bezeichnung „Birke" ist indoeuropäischen Ursprungs. Die Namensähnlichkeit in den Sprachen dieser Völkergruppe ist deshalb nicht überraschend, so heißt sie bei den Russen „berjosa", die Letten nennen sie „be(h)rza", wobei das „z" wie „s" in dem Wort „Segen" gesprochen wird.

Nicht vergessen werden sollte der Birkensaft, aus dem auch heutzutage noch im Frühjahr ein leicht alkoholisches und sehr erfrischendes Getränk gewonnen wird. Allerdings ist das Anzapfen der Bäume in einigen Ländern inzwischen verboten worden, weil die Birken bei unsachgemäßem Vorgehen gewissermaßen „verbluten" und so eingehen können.

Blutwurz

Tormentill, Ruhrwurz, Rotwurz, Düwelsabbiß

Potentilla erecta

Familie: Rosengewächse (Rosaceae)

Handelsware: Arzneilich verwendet wird der Wurzelstock: die Blut- oder Tormentillwurzel (Tormentillae rhizoma, Rhizoma Tormentillae).

Herkunft: Die Droge stammt von Wildpflanzen aus Rußland und den Balkanländern. Die Wurzelstöcke werden im Spätherbst oder von März bis Mai gegraben.

Inhaltsstoffe: 15–22 % Catechingerbstoff, der beim Lagern langsam in Tormentillrot übergeht, Catechintrimere, Tormentosid, Chinovasäure, Spuren von ätherischem Öl.

Heilwirkung und Anwendung: Die Blutwurz ist eine kräftig adstringierend wirkende Gerbstoffdroge. Anwendung innerlich bei Durchfallerkrankungen. Äußerlich wird Blutwurz-Tee zum Gurgeln bei Zahnfleisch- und Mund-Schleimhautentzündungen; in der Volksmedizin auch zu Umschlägen bei Erfrierungen und schlecht heilenden Wunden verwendet.

Blutwurz-Tee: 1 Eßlöffel fein geschnittene Wurzeln werden ca. 10 Minuten zugedeckt in ¼ Liter Wasser gekocht. Abseihen. 2- bis 3mal täglich 1 Tasse zwischen den Mahlzeiten trinken. Bei Entzündungen im Mund- und Rachenraum mehrmals täglich mit dem lauwarmen Tee spülen oder gurgeln. Bei empfindlichen Personen kann Blutwurz-Tee bei innerlicher Anwendung wegen des hohen Gerbstoffgehaltes Magenbeschwerden und Erbrechen verursachen.

Mit etwas Phantasie – und die hatten unsere Vorfahren anscheinend in weitaus größerem Maße als wir heute – könnte man meinen, der Wurzelstock der Blutwurz sei von jemandem abgebissen worden. Wer könnte wohl so etwas tun, wenn nicht der Teufel höchstpersönlich, und das auch noch alle sieben Jahre, so ein alter Volksglaube. Deshalb heißt die Blutwurz vielfach auch Düwelsabbiß oder Düvelsabbes.

Die Bezeichnung Tormentill dürfte vom lateinischen tormen = Kolik oder tormen-

„Tormentill gepülvert mit Sauerampffer getruncken ist gut für Pestilenz", so Lonicerus in einem Kräuterbuch des 17. Jahrhunderts.

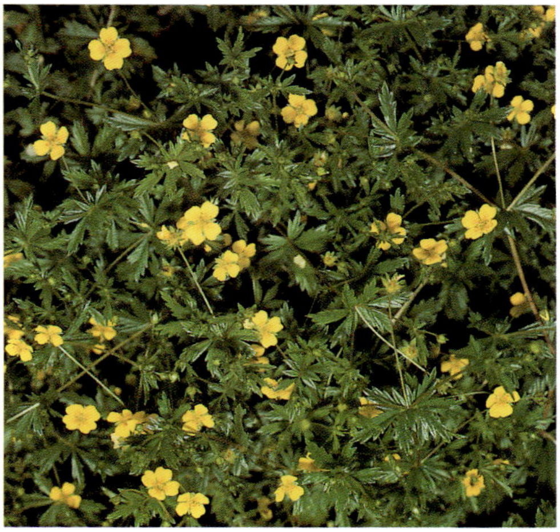

tina = Bauchgrimmen abgeleitet sein und sagt damit etwas über die Heilwirkung dieses Rosengewächses aus. Potentilla soll sich aus potentia = Macht ergeben haben und damit die wohl als ausgeprägt erlebte Wirkung zum Ausdruck bringen. Eher scheint es aber zuzutreffen, daß diese Bezeichnung vom griechischen Pentaphyllon, also dem Fünfblatt (lateinisch Quinquefolium), abgeleitet ist. Dieser Name findet sich in den Schriften der Antike. Es wird aber angenommen, es habe sich hierbei doch wohl um das Fünffingerkraut (Potentilla reptans) gehandelt.

Über die arzneiliche Verwendung der Blutwurz soll erstmalig im 4. bis 5. nachchristlichen Jahrhundert berichtet worden sein. In den Kräuterbüchern des 16. Jahrhunderts wird dem Tormentill eine nahezu allumfassende Heilwirkung zugeschrieben, sogar gegen den Schwarzen Tod, die Pest. Bei Lonicerus heißt es in diesem Zusammenhang: „Tormentill gepülvert mit Sauerampffer getruncken ist gut für Pestilenz." Als die Ratanhiawurzel (Krameria triandra) aus den Anden zu uns kam, vergaß man die Blutwurz. Während des Ersten Weltkriegs, als die Importe ausblieben, erinnerte man sich wieder an diese seinerzeit auch von Kneipp so empfohlene heimische Droge. Im Jahr 1926 erfolgte die Aufnahme in das Deutsche Arzneibuch 6 (DAB 6). Im Vordergrund stand dabei die adstringierende Wirkung bei Schleimhauterkrankungen im Mundbereich und bei Durchfällen. Aus Rußland wird berichtet, daß man die Blätter, Blüten und Stiele der Blutwurz erfolgreich bei akuten und chronischen Lebererkrankungen anwendet.

Im Gegensatz zu anderen Rosengewächsen, so auch den besonders nahestehenden Fingerkräutern, haben die Blüten der Blutwurz, die auf langen, dünnen, weichbehaarten, aus der Blattachse wachsenden Stielen stehen, in der Regel vier gelbe Blütenblätter. Die häufiger drei- als fünfzähligen langstieligen Grundblätter welken meist vor der Blüte ab. Zu den direkt ansitzenden, wechselständigen, dreizähligen Stengelblättern gesellen sich zwei sehr große Nebenblätter. Die Wurzel ist knollig verholzt, an Bruchstellen verfärbt sie sich blutrot – deshalb der Name Blutwurz. Als Standort wird humoser Boden bevorzugt. In den Bergen steigt die Pflanze über 2000 m auf. Man findet die Heilpflanze nahezu in ganz Europa, in nördlichen Regionen ebenso wie in Spanien, Italien und auf dem Balkan. Sie ist in Asien zu Hause und inzwischen auch in Nordamerika.

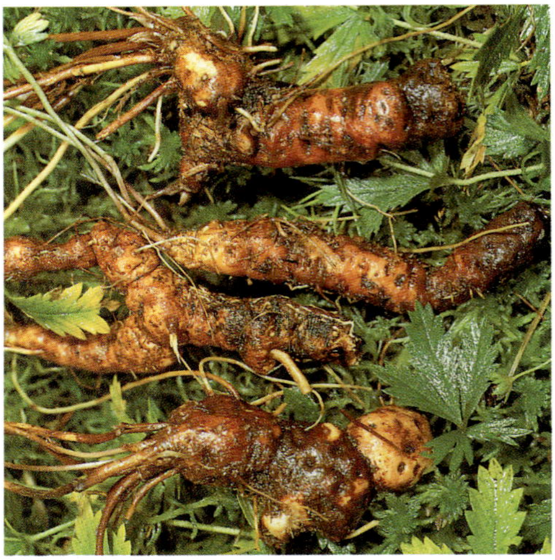

Düwelsabbiß – nach einem alten Volksglauben drängte es den Teufel alle sieben Jahre ein Stück der Wurzel abzubeißen.

Zur Abrundung der vielfältigen Heilanzeigen in der Volksmedizin sei noch ein Vers aus dem Badischen zitiert, den ein Vögelein, direkt vom Himmel kommend, während der Pestzeit gepfiffen haben soll:

„Aesst Durmedill und Bibernell,
dann stürbt ihr nüt so schnell."

Vielleicht ist was Wahres dran? Hoffen und wünschen wir es!

Borretsch

Gurkenkraut, Borgelkraut, Wohlgemutkraut, Liebäuglein, Blauhimmelstern, Beielichrut, Herzblümchen, Augenzier

Borrago officinalis

Familie: Rauhblattgewächse (Borraginaceae)

Handelsware: Das blühende Kraut (Herba Borraginis) und Samen.

Herkunft: Die Heimat des Borretsch ist der Mittelmeerraum und Westasien.

Anpflanzung im Kräutergarten: Aussaat ab April. Ist die Pflanze im Garten angesiedelt, sät sie sich wieder selbst aus. Blätter können von Juni bis September geerntet werden.

Inhaltsstoffe: Gerbstoff, Stärke, Mineralstoffe, Schleimpolysaccharide, Äther. Öl in Spuren, Saponin, Flavonoide.

Heilwirkung und Anwendung: Borretschkraut ist ein Mittel der Volksmedizin bei Halserkrankungen, Husten, Rheuma, Nieren- und Blasenleiden. In der Homöopathie findet es Verwendung bei Melancholie, Hypochondrie, nervösem Herzklopfen, Herzstechen und Venenerkrankungen. Öl aus Samen bei Neurodermitis.

Verwendung als Gewürz: Borretsch spielt in der Küche eine bedeutende Rolle als Gurkengewürz und als Würzkraut zu Salaten, Soßen und Käse. Mit den Blüten färbt man Kräuteressig.

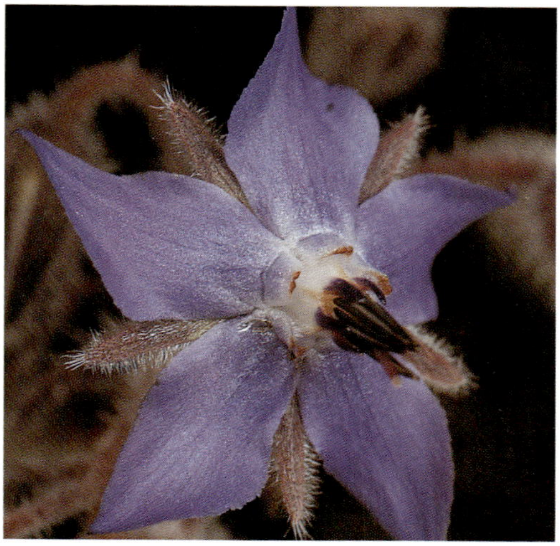

Borretschblüten – der blaublütige Stern aus dem Orient, soll der Rohstoff für feine blaue Lacke gewesen sein.

Borretsch-Tee: 1 gehäuften Teelöffel getrocknete und fein geschnittene Borretschblätter mit 1 Tasse (etwa 150 ml) kochendem Wasser übergießen. Ca. 10 Minuten ziehen lassen. Abseihen.
3mal täglich 1 Tasse trinken.

Für den Kenner und Liebhaber vom Borretsch, sei es als Heilpflanze, sei es er schätzt ihn als vorzügliches Küchengewürz, ist es ziemlich gleichgültig, ob er früher im Orient oder in den Atlasländern, also Nordafrika, zu Hause war. Wesentlich für ihn ist, daß der Borretsch in Mitteleuropa heimisch geworden ist und er ihn auch im eigenen Garten aufziehen kann.

Festzustehen scheint, daß es die Araber, die Mauren waren, die den Borretsch nach Spanien brachten und so uns Europäern neben vielem anderen auch diese Gewürz- und Heilpflanze bescherten.

Von Spanien aus war es nicht mehr allzu-

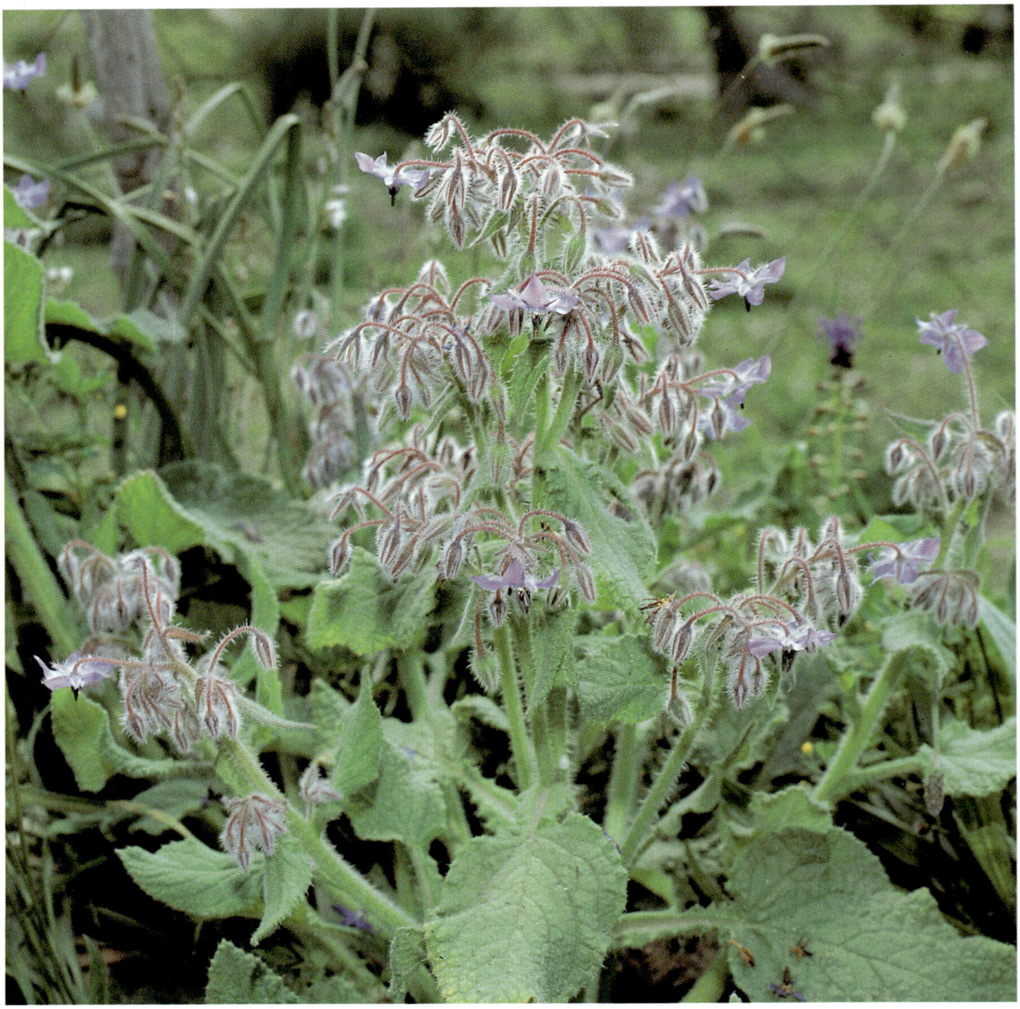

„In Honigwasser gesotten, hilft Borretsch bei Melancholie, Traurigkeit und Schwermütigkeit ...“ so ein Kräuterbuch aus dem 16. Jahrhundert.

weit nach Frankreich, Deutschland und nach anderen Ländern des zentraleuropäischen Raums. Und weil ihm das Klima so behagte, zog er es vor, sich auch außerhalb der Kloster- und Bauerngärten anzusiedeln. Öd- und Brachland, auch Schuttplätze sind inzwischen, neben den Gärten natürlich, vielfach zu seinem Lebensraum geworden.

Das Wissen um den Wohlgeschmack und um die Heilwirkungen des Borretsch hat sich über die Schriften arabischer Ärzte und Wissenschaftler und sicher auch infolge eigener Erfahrungen schnell verbreitet. In den Kräuterbüchern des 16. Jahrhunderts wird Borretsch oder auch Burretsch gegen zahlreiche Erkrankungen empfohlen: Je nach Zubereitung, ob in Honigwasser gesotten oder zu Asche verbrannt, hilft Borretsch bei Melancholie, Traurigkeit oder Schwermütigkeit, bei Hals- und Rachenentzündungen, bei Husten, bei Drei- oder Viertagefieber, dann aber Samen und Wurzel in Wein gekocht.

Besonderen Eindruck haben wohl die recht großen, intensiv himmelblauen Sternblütchen, deren Farbe selbst das Vergißmeinnicht überstrahlt, auf die Betrachter gemacht. Sie gaben dem Borretsch deshalb auch Namen wie Augenzier, Himmelstern oder gar Herzblümchen und Liebäuglein. Der Farbe wegen benutzte man die Blüten, und tut es wohl auch heute noch, zum Einfärben von Essig, was zweifellos auch zu einer geschmacklichen Verbesserung geführt hat. Ja, man hat aus den Blüten sogar einen besonders feinen blauen Lack gefertigt.

Wegen des rauhen Aussehens, das durch die Behaarung der Stengel und Blätter noch betont wird, wurde der Borretsch der Namensgeber der Borraginaceae oder Rauhblattgewächse. Die Bezeichnung soll auf das arabische abú áraq zurückgehen und bedeutet soviel wie Vater des Schweißes. Es gibt aber auch Annahmen, das griechische bora = Speise sei der Ursprung, was auf die Verwendung als Gewürz hinweisen könnte.

Die 40–50 cm oder auch höher werdende Staude mit hohlen, behaarten, saftigen und meist ästigen Stengeln ist einjährig. Die eiförmig-elliptischen, ebenfalls abstehend behaarten Blätter sind unten gestielt, nach oben zu stengelumfassend. Die himmelblauen 2–3 cm großen Blüten – sie ähneln übrigens ein wenig den Kartoffel- oder Tomatenblüten – mit weit hervorragenden purpur-schwarzen Staubbeuteln und weißen Schlundschuppen sind doldenartig angeordnet. Blütezeit ist Juni bis August, aber auch später. Dem von der Pflanze bevorzugten stickstoffhaltigen Boden entzieht sie soviel Salpeter, daß die Blätter, ins glimmende Feuer geworfen, regelrecht verpuffen sollen. Man müßte es mal ausprobieren, aber Vorsicht!

Brennessel

Große Brennessel, Nesselkraut, Hanfnessel, Nettel

Urtica dioica

Familie: Brennesselgewächse (Urticaceae)

Handelsware: Brennesselkraut (Urticae herba, Herba Urticae); Brennesselwurzel (Urticae radix, Radix Urticae).

Herkunft: Die Brennessel ist als Ruderalpflanze in allen gemäßigten Klimagebieten der Erde verbreitet. Die Droge stammt von Wildvorkommen in Mittel- und Osteuropa. Gelegentlich wird auch die Kleine Brennessel (Urtica urens) verwendet.

Inhaltsstoffe: In den Blättern Chlorophyll und andere Porphinderivate, Vitamine, Carotinoide und Mineralstoffe. In den Wurzeln Gerbstoffe.

Heilwirkung und Anwendung: Brennesselkraut wirkt diuretisch. Es wird besonders in der Volksheilkunde als Diuretikum bei Arthritis, Gicht, Gelenk- und Muskelrheumatismus, zur Förderung der Wundheilung, bei Gallen- und Leberbeschwerden, äußerlich in Haarwässern zur Pflege der Kopfhaut und der Haare verwendet.
Brennesselwurzel wird ähnlich wie das Kraut wegen des Gerbstoffgehaltes, aber auch als Adstringens und Gurgelmittel, verwendet. Extrakte aus den Wurzeln sind ebenfalls Bestandteil von Haarwässern.

Brennessel-Gemüse: Junge Brennesseln sind im Frühjahr als gesundes Wildgemüse geschätzt.

Brennessel-Tee: 3 Teelöffel fein geschnittenes Kraut mit 1 Tasse (etwa 150 ml) kochendem Wasser übergießen. Ca. 10 Minuten ziehen lassen. Abseihen.
Kurmäßig 4 Wochen lang täglich morgens und abends 1 Tasse trinken.

Liest oder hört man den Namen Nessel, eine Schuttpflanze, die von den meisten Menschen spontan als Unkraut bezeichnet wird, so ergeben sich aber auch ebenso spontan sehr zahlreiche unterschiedliche Verknüpfungen zu den verschiedensten Bereichen des Alltags, der Gegenwart und Vergangenheit. Als erstes denkt sicher jeder an die eigenen Erfahrungen mit der Nessel, das Brennen. Dabei kommt manchem vielleicht auch ein Vers von Rückert in den Sinn:

Wer scheu die Nessel greift,
Dem brennt davon die Hand;
Wer derb ihr Blatt ergreift,
Dem weckt sie keinen Brand.

Gehört man zur älteren Generation, erinnert man sich vielleicht noch an das Nesselzeug, ein leinwandartiges Gewebe, und auch an Garne. Beides wurde aus dem Bast der Nessel gewonnen. Oder man erinnert sich an den Klebstoff, der aus einem gummiartigen Bestandteil des Bastes hergestellt wurde, aber auch an Brennesseljauche, mit der man düngen und Gartenschädlinge bekämpfen kann (wird inzwischen auch wieder in verschiedenen Gartenzeitschriften empfohlen), an Haarpflege, an Gesundheitstees, an Rohkost oder auch gekochtes Brennesselgemüse, an Zusätze zu Hühner-

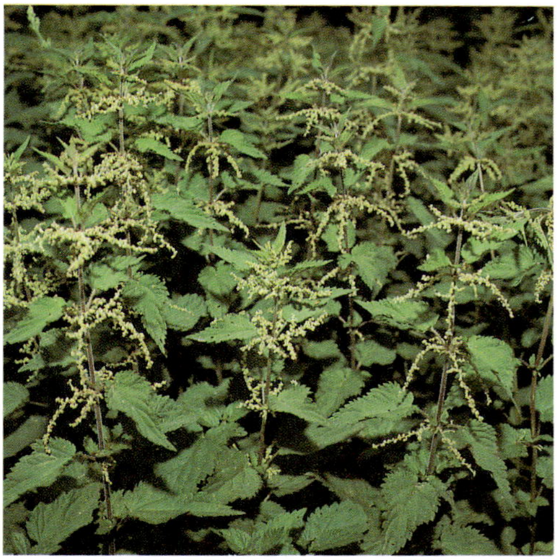

„Wer scheu die Nessel greift, dem brennt davon die Hand; wer derb ihr Blatt ergreift, dem weckt sie keinen Brand", so Rückert.

futter, um die Hühner zum Eierlegen anzuregen und dazu auch noch gelbe Dotter zu bekommen, an Futterpflanzen für Raupen verschiedener Falterarten oder schließlich auch an Liebeszauber. So sollte man, um die Zuneigung einer Person zu gewinnen, am Freitag vor Sonnenaufgang eine Nessel im Namen der Betroffenen mit Salz bestreuen, nach Sonnenuntergang ausgraben, auf glühenden Kohlen verbrennen und dabei sich wünschen, die Person möge brennen wie eine Nessel bis sie erweicht und – wohl vor Liebe – zerschmolzen ist.

Eigentlich möchte man fragen, warum man nicht auch der Nessel den Beinamen „usitatissima", wie dem Lein, gegeben hat. Überaus nützlich sind jedenfalls beide Pflanzen.

Die arzneiliche Anwendung der Nessel geht nach derzeitigem Wissen wohl auf das erste nachchristliche Jahrhundert zurück. Sie sollte bei verschiedenen Geschwüren, brandigen Wunden helfen, wind- und harntreibend sein, Hundebisse heilen, ja sogar wenn es sich um „tobenden Hundebissz" gehandelt hat, so Lonicerus. So umfangreich wie die Anwendungsgebiete, so umfangreich waren auch die jeweils empfohlenen Zubereitungsformen: Samen gepulvert und in Wein getrunken, Blätter in Wein gesotten, Samen gestoßen und mit Honig vermengt, Blätter mit Salz gestoßen und zu einem Pflaster verarbeitet, mit Meerschnekken und Myrrhe gesotten, zu Zäpfchen verarbeitet und vieles mehr.

Die bis zu 1,50 m hoch werdende Große Brennessel überdauert mit einem weit verzweigten Wurzelstock, aus dem im Frühjahr vierkantige unverzweigte Sprossen treiben, die mit kurzen Borsten und auch mit Brennhaaren bewachsen sind. Die gestielten, eiförmigen und grob gesägten Blätter, die an der Basis je zwei schmale Nebenblätter haben, sind ebenfalls mit Brennhaaren nahezu übersät. In den Blattachseln stehen die unscheinbaren Blütenstände mit entweder weiblichen oder männlichen Blüten. Der Geschlechtsunterschied ist leicht zu erkennen, so stehen die männlichen Blütenstände ab, die weiblichen hängen und bilden mehr Seitentriebe.

Manche Autoren bringen den Namen Nessel, altdeutsch Nettel, mit dem griechischen nysso – ich steche – zusammen. Wahrscheinlicher ist jedoch die Ableitung von Netz. Einerseits ist das Wort Nessel sehr alt, und andererseits ergeben sich Zusammenhänge aus der Verarbeitung von Nesselgarnen zu Netzen und sogar Segeln.

Brombeere

Kroatzbeere, Brohmbeere, Rahmbeere, Bramel, Bramble

Rubus fruticosus

Familie: Rosengewächse (Rosaceae)

Handelsware: Brombeerblätter (Rubi fruticosi folium, Folia Rubi fruticosi).

Herkunft: Formenreiche Sammelart. Allein in Mitteleuropa sind etwa 1500 Kleinarten zu unterscheiden. Die Droge stammt aus Rußland, Bulgarien, Albanien und Ungarn.

Anpflanzung im Garten: Von der Brombeere werden verschiedene Kultursorten als Beerenobst für den Garten angeboten. Blätter sammelt man am besten von Wildpflanzen vor und während der Blütezeit.

Inhaltsstoffe: Brombeerblätter enthalten

Brombeersaft mit dem „Syrup von Salbey vermischt" tue dem Aussätzigen gut, so Lonicerus.

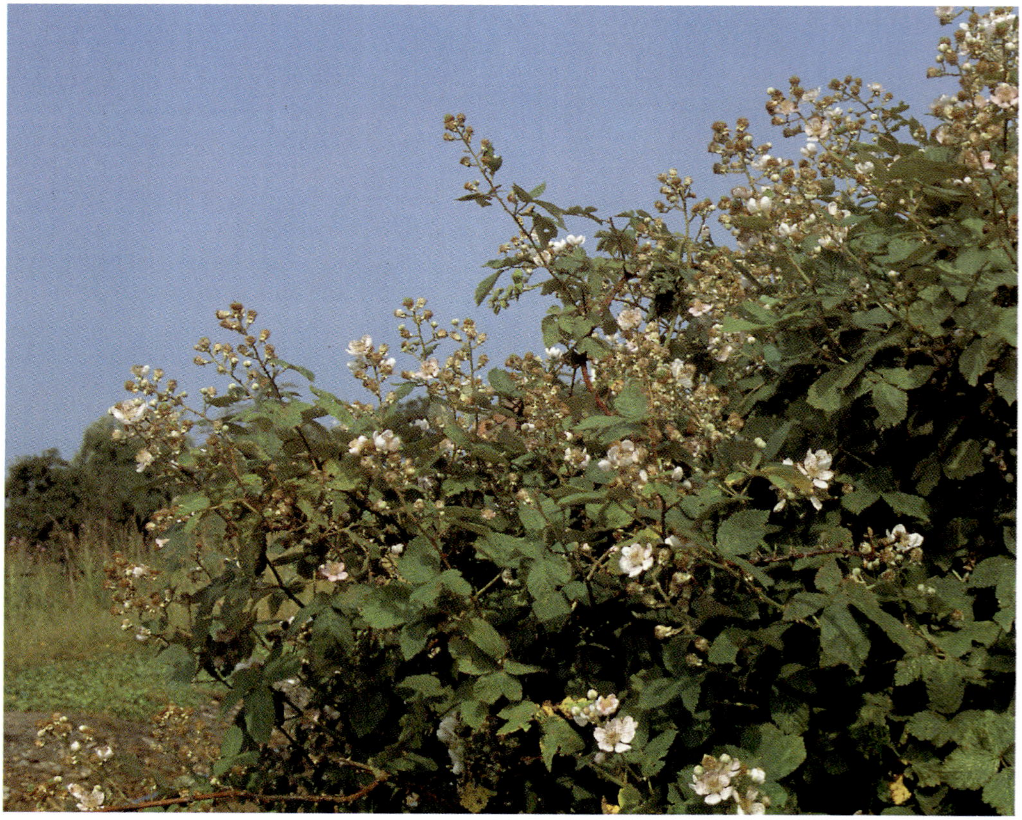

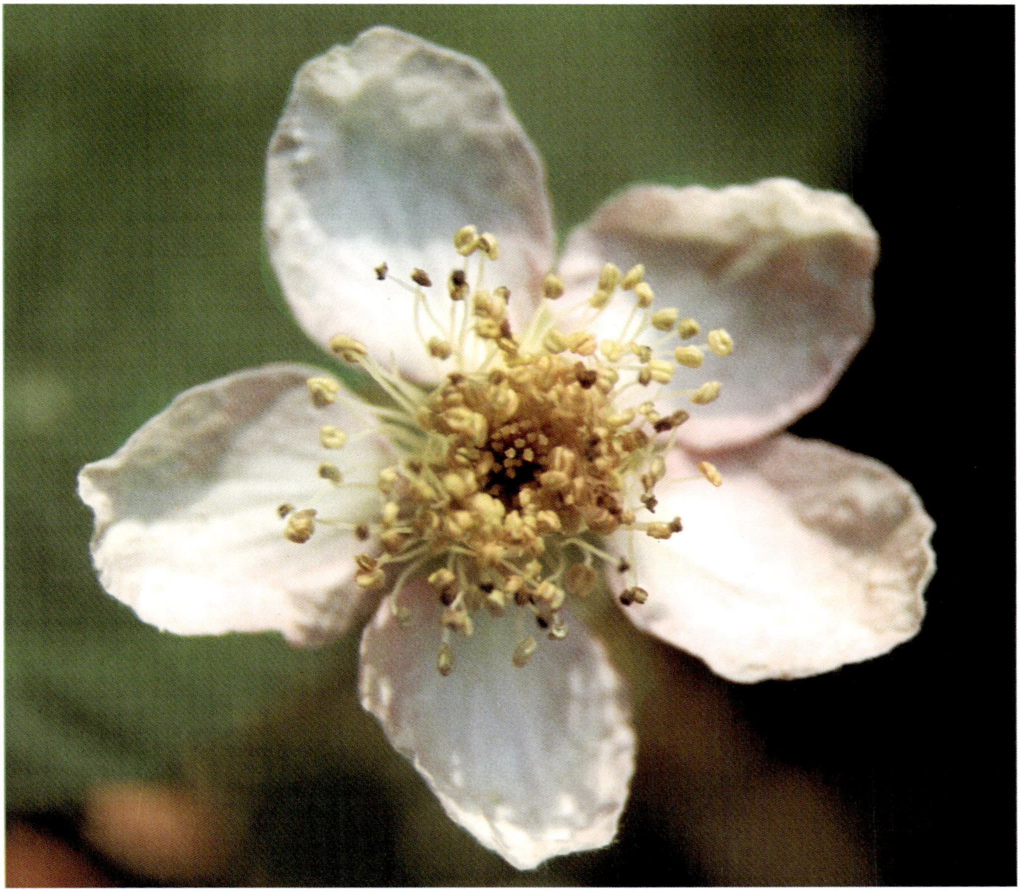

Der violett-rosige „Ordenstern" der Brombeere.

Gerbstoffe, Flavonoide, verschiedene organische Säuren, Vitamin C, ätherisches Öl in Spuren, etwas Inosit.

Heilwirkung und Anwendung: Die Droge wirkt aufgrund des hohen Gerbstoffgehaltes adstringierend und antidiarrhoisch. Sie findet Anwendung bei leichten Durchfallerkrankungen.
In der Volksheilkunde wird Brombeerblätter-Tee zu Waschungen bei Hautausschlägen und zum Gurgeln bei Entzündungen des Mund- und Rachenraumes verwendet. Brombeerblätter sind Bestandteil zahlreicher Haus- und Frühstückstees. Zur Geschmacksverbesserung werden die Blätter auch fermentiert. Sie nehmen dabei eine dunkelbraune Farbe an.

Brombeeren in der Küche: Aus Brombeerfrüchten lassen sich feine Marmeladen, Saft, Kompott, Likör und Wein bereiten.

Brombeerblätter-Tee: 1 Eßlöffel voll

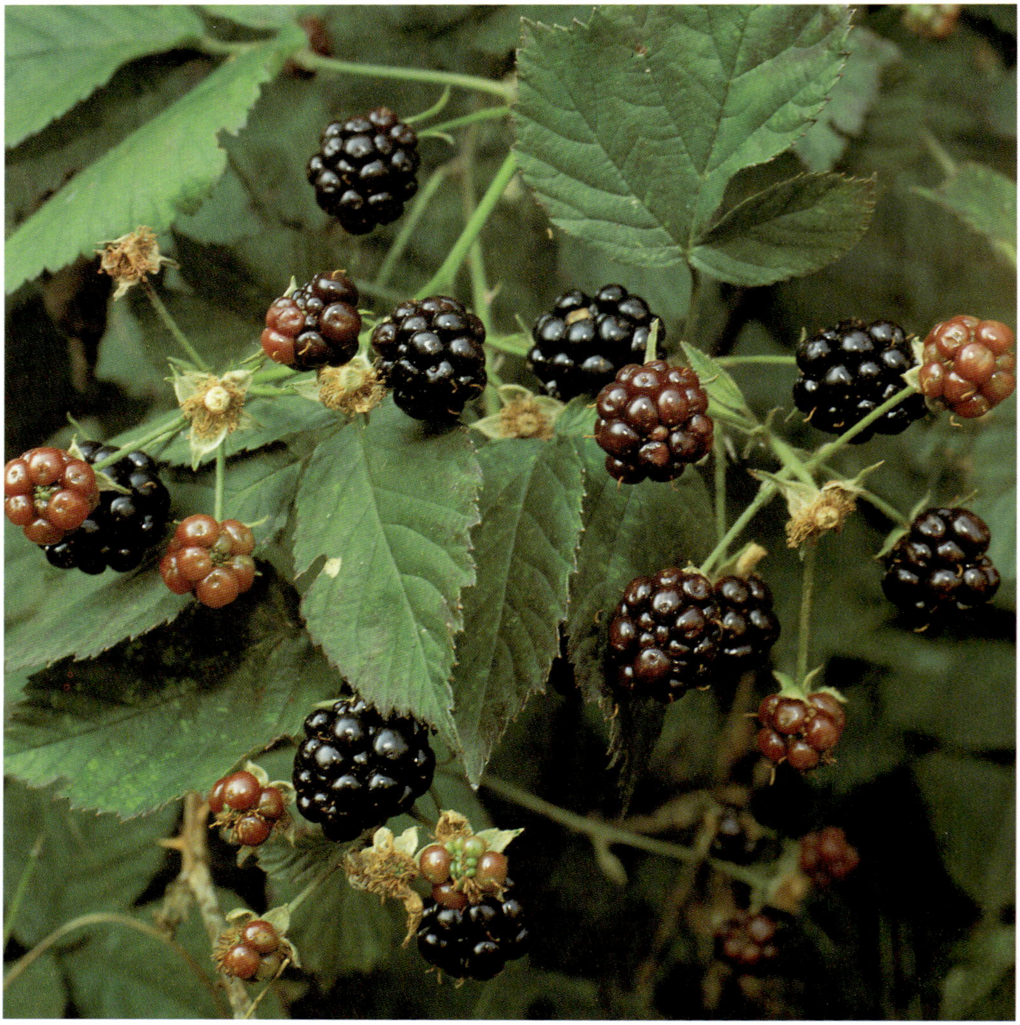

Brombeeren – verlockendes Dessert am Waldrand.

Brombeerblätter wird mit 1 Tasse (etwa 150 ml) kochendem Wasser übergossen. Ca. 10 Minuten ziehen lassen. Abseihen. 3mal täglich 1 Tasse frisch bereiteten Tee zwischen den Mahlzeiten trinken.

Wenn die Tage schon wieder kürzer werden, es auf den Herbst zugeht, dann ist Brombeerzeit, dann kann man sich schnell auf der der Sonne zugewandten Seite von Feldrainen, Waldrändern und Hecken an ein paar Handvoll der köstlich erfrischenden Brombeerfrüchte delektieren. Jedoch wirklich reif müssen sie sein, sonst sind sie so sauer, daß man sich geradezu schütteln möchte. Dabei ist es gleich, ob es sich um die schwarzglänzenden Sammelfrüchte der „fruticosus" oder die schwarz bereiften der „caesius", also der Ackerbrombeere, handelt.

Die Wurzeln des Brombeerstrauchs sind ausdauernd, sie treiben jeweils im Frühjahr neu aus. Doch wie bei den meisten Rubus-Arten zeigt sich auch bei unserer Brombeere eine Besonderheit. Zunächst wachsen aus der Wurzel unfruchtbare Zweige, Sprosse mit fünffiedrigen Blättern. Im zweiten Jahr treiben diese Ranken dann dreilappige Blätter, setzen Knospen an, tragen Früchte und sterben ab, während die nachgewachsenen erstjährigen unfruchtbaren Sprossen einen Strauch bilden und überwintern.

Ranken und Stiele der Blätter sind mit Stacheln und Stieldrüsen besetzt. Die eiförmig zugespitzten Blätter sind einfach oder doppelt gezähnt und je nach Standort auf der Unterseite mehr oder weniger weißfilzig behaart. In den Blattachsen der zweijährigen Zweige entwickeln sich die rispigen oder traubigen Blütenstände, deren Stiele ebenfalls filzig sind. Die Blüten haben fünf weiße bis leicht rötliche Blütenblätter und fünf Kelchblätter, die dazu beitragen, insgesamt den Eindruck eines Ordenssterns entstehen zu lassen. Der Griffel wird von den zahlreichen aufrechtstehenden Staubblättern überragt. Die Gemeine oder Echte Brombeere ist, wie die meisten anderen Arten dieser so großen Gattung, ausgesprochen wärmeliebend, im Norden Europas findet man sie deshalb seltener.

Als Heilpflanze schätzte man die Brombeere wohl schon in vorgeschichtlicher Zeit. Die antiken Autoren – Theophrastus, Dioskurides, Plinius, Galenus – empfahlen sie zur Kräftigung des Zahnfleisches, gegen Durchfallerkrankungen und Blutflüsse, ja sogar gegen Lendensteine, womit wohl Nierensteine gemeint sind. Lonicerus meint sogar, daß Brombeersaft mit dem „Syrup von Salbey vermischt" den Aussätzigen gut tue.

Nach alten Vorstellungen, die wohl auf der Britischen Insel besonders verbreitet waren, sollten sich Kranke mit Kropf, mit Ausschlag oder Geschwüren einer „Brombeerkur" (bramble-cure) unterziehen. Das bedeutete, die Patienten mußten durch die von den Ranken der Brombeere gebildeten Bögen vorwärts durch- und dann rücklings wieder zurückkriechen. Man war der Meinung, die jeweilige Krankheit könne so am Strauch abgestreift werden, wohl der Stacheln wegen. Selbst wenn man für solche Kuren die Acker-Brombeere (Rubus caesius) vorgezogen haben mag, weil sie weniger Stacheln hat, muß es doch wohl eine recht kratzige „Roßkur" gewesen sein. Heute neigt man bei einer Brombeerkur wohl eher zu dem wohlschmeckenden Brombeerblättertee, und manch einem dürfte auch der fruchtige Likör aus den reifen Beeren nicht gar zu schlecht schmecken.

Eibisch

Heilwurz, Sammetpappel, Adewurzel, Flußkraut, Weiße Malve, Ibsche, Weißwurzel, Echter Eibisch

Althaea officinalis

Familie: Malvengewächse (Malvaceae)

Handelsware: Eibischwurzel (Althaeae radix, Radix Althaeae). Seltener auch Blätter und Blüten.

Herkunft: Wild wachsender Eibisch ist in Mitteleuropa selten anzutreffen. Die Droge stammt aus Kulturen in Bulgarien, Rußland, Ungarn, Belgien, Spanien und den USA.

Inhaltsstoffe: Vor allem die unterirdischen Teile der Pflanze enthalten große Mengen Schleimstoffe, deren Zusammensetzung nicht genau bekannt ist, ferner Zucker, Asparagin, Betain, Lecithin, Phytosterin, Gerbstoff, Mineralstoffe.

Nicht nur die Wurzel, auch die Blüten der „Ibische" galten bei den Alten als „vielheilend".

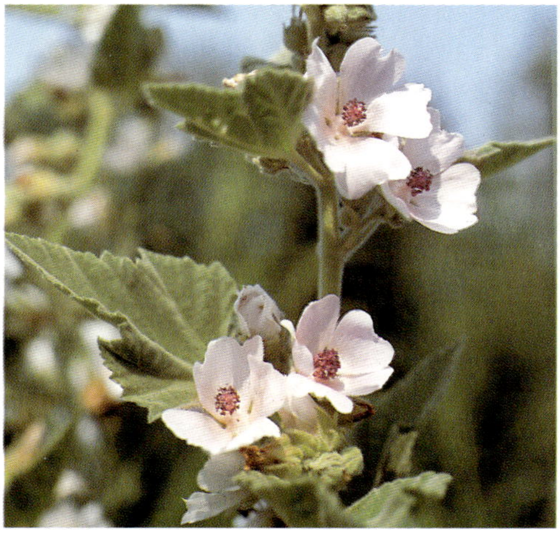

Heilwirkung und Anwendung: Eibisch wirkt reizmildernd und entzündungshemmend. Er findet Anwendung zur Reizlinderung bei Schleimhautentzündungen im Mund- und Rachenraum, der oberen Luftwege sowie im Magen-Darm-Kanal.
In der Volksheilkunde verwendet man heiße Umschläge bei Furunkeln und Karbunkeln. Eibisch wird in der Volksmedizin auch bei Durchfall und Fluor albus genutzt.

Eibischwurzel-Tee: 1 Eßlöffel voll fein geschnittene Wurzeln mit 1 Tasse (etwa 150 ml) kaltem Wasser übergießen; etwa 1 Stunde stehenlassen, gelegentlich umrühren, abseihen.
3mal täglich 1 Tasse trinken. Bei Husten kann dieser Tee mit Honig gesüßt und vor dem Trinken leicht erwärmt werden. Eibisch-Tee soll immer frisch bereitet werden.

Karl der Große wußte ebenso wie Ludwig der Fromme den Wert des Eibisch, der heute in nahezu allen Arzneibüchern geführt wird, so hoch einzuschätzen, daß beide diese Heilpflanze in das „Capitulare de villis" aufnehmen ließen.

Es ist nicht eindeutig erwiesen, ob die von den griechischen und auch römischen Autoren in ihren Büchern aufgeführte Althaea mit der Althaea officinalis, also dem Eibisch, identisch ist. Abgesichert dürfte allerdings sein, daß verschiedene Malvenarten seit Urzeiten in der Heilkunde verwen-

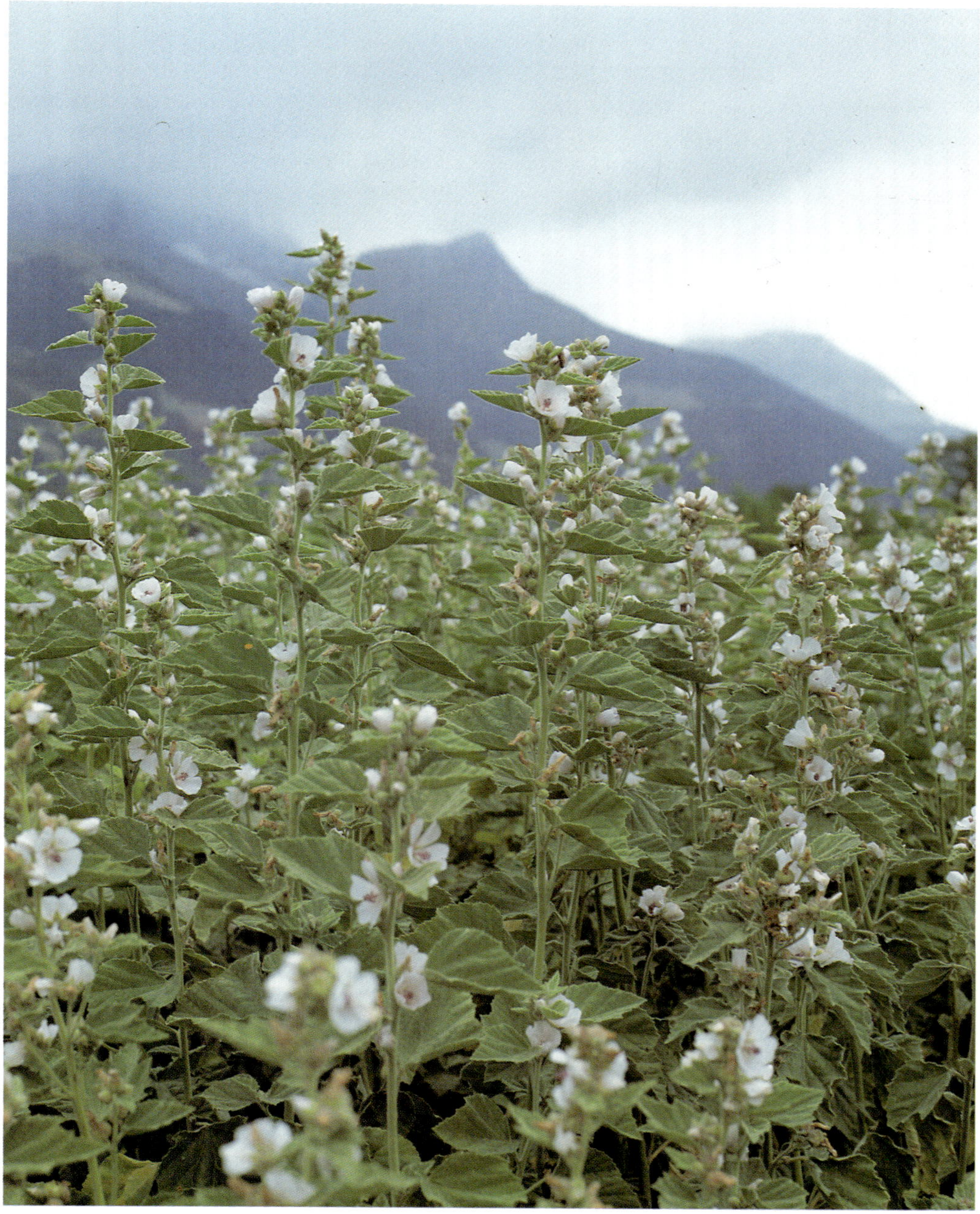

Karl der Große und Ludwig der Fromme schätzten den Eibisch so hoch, daß sie Anweisung gaben, diese Heilpflanze in ihren Gütern anzubauen.

det wurden. Dem Eibisch werden als ausgesprochener Schleimdroge von alters her nahezu unzählige Heilwirkungen nachgesagt, die sich übrigens nicht selten inzwischen bestätigt haben. So soll Eibisch Geschwüre erweichen, gegen Juckreiz bei Insektenstichen wirken, Zahn- und Ohrenschmerzen lindern, bei Husten, Magengeschwüren, Nerven- und Steinleiden, Magen- und Darmkatarrh und vielen anderen Erkrankungen helfen und sie gar heilen.

Die nach Leonhart Fuchs sowohl griechische als auch lateinische Bezeichnung „althea" soll, so Dioskurides, wegen dieser Vielfalt von Heilanzeigen vom griechischen poly-althes = vielheilend abgeleitet worden sein. Im Althochdeutschen wurde der Eibisch „ibisca" und im Mittelhochdeutschen gar „ibische" genannt. Bis zum Eibisch war es da nicht mehr sehr weit.

Wenn man die letztlich doch etwas „staksig" wirkende, bis zu 1,50 m hoch werdende Eibischstaude betrachtet, wird man kaum darauf kommen, daß dieses Malvengewächs mit dem Baumwollstrauch (Gossypium) oder mit dem Kakaobaum (Theobroma cacao) ebenso verwandt ist wie mit dem Affenbrotbaum (Adansonia digitata), einem der dicksten Bäume überhaupt (bis zu 40 m im Umfang), oder auch dem Balsambaum (Ochroma lagopus). Doch alle diese Pflanzen gehören zu der großen Familie der Malvengewächse, die auf so vielfältige Weise den Menschen und auch den Tieren von großem Nutzen sind.

Der Eibisch bevorzugt salzhaltige Böden, er kommt aber auch an Flußufern, auf feuchten Wiesen und auf Viehweiden vor. Seine Heimat dürfte im Raum um das Kaspische Meer liegen. Bei den hie und da in der freien Natur in Westeuropa vorkommenden Beständen, etwa an der Ostsee, in der Nähe von Salinen, handelt es sich wohl um Kulturflüchtlinge.

Die ausdauernde Staude ist durchweg fein-filzig oder auch filzig-zottig behaart. Aus der anfangs spindelförmigen Wurzel entwickelt sich ein waagerecht kriechender Wurzelstock, aus dem meist mehrere runde, innen röhrige Stengel treiben. Die unteren Blätter sind herzförmig. Nach oben hin werden die Blätter fünflappig mit herzförmigem Grund, dann dreilappig und schließlich ganz oben ungeteilt. Die hellrosa, seltener weißen, sich vom Juli bis September öffnenden Blüten stehen in blattachsel- oder endständigen Trauben. Im Unterschied zu den sehr ähnlich aussehenden Hibiskus-Arten, deren Außenkelchblättchen zu einer Scheibe verschmolzen sind, sind die beim Eibisch getrennt. Die kleinen, ebenfalls filzigen Früchtchen ähneln sehr denen der Käsepappel (Malva neglecta).

Von der Arzneimittelindustrie werden große Mengen Eibischwurzel vor allem zu Hustenpräparaten verarbeitet. In England fertigt man ein wohlschmeckendes Gebäck, marsh-mallow genannt.

Eiche

Stiel-Eiche, Sommer-Eiche

Quercus robur

Winter-Eiche, Trauben-Eiche

Quercus petraea

Familie: Buchengewächse (Fagaceae)

Handelsware: Die geschälte Rinde junger Triebe (Quercus cortex, Cortex Quercus).

Herkunft: Quercus robur und Q. petraea sind in Europa weit verbreitete Waldbäume. Drogenimporte kommen aus Rußland und Ungarn.

Inhaltsstoffe: Bis zu 20 % Gerbstoffe. Der Gehalt nimmt bei der Lagerung ab.

Heilwirkung und Anwendung: Eichenrinde wirkt adstringierend. Sie findet vornehmlich Anwendung in der Volksheilkunde in Form von Umschlägen und Bädern bei Frostbeulen, nässenden Ekzemen, Geschwüren, Analfissuren, Hämorrhoiden und bei Fußschweiß.
Als Spül- und Gurgellösung bei Zahnfleisch- und Halsentzündungen.
Innerlich in kleinen Dosen bei Durchfällen und Magen-Darm-Katarrhen.

Eichenrinden-Abkochung zum Gurgeln: 1 Teelöffel geschnittene Eichenrinde wird in 150 ml Wasser 3 bis 5 Minuten gekocht und anschließend abgegossen.
Mit dieser Abkochung gurgelt man mehrmals täglich.

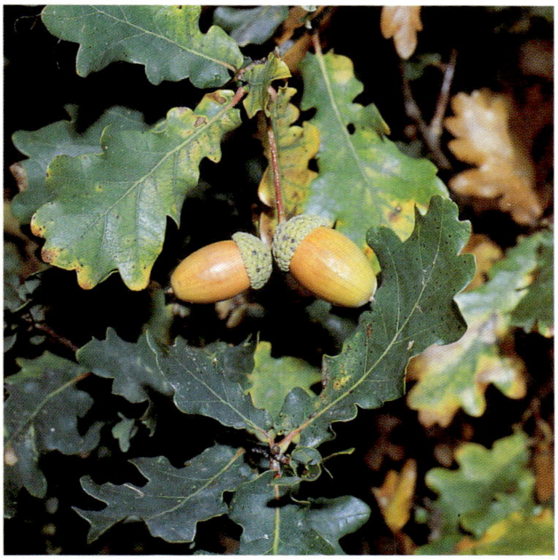

Eicheln dienten früher der Schweinemast, in Notzeiten wurden sie als Kaffee-Ersatz verwendet.

Eichenrinden-Bad wird so bereitet: 500 g Eichenrinde werden in 5 Liter Wasser 15 bis 20 Minuten gekocht und abgegossen.
Als Sitz- oder Fußbad soll diese Abkochung zweimal täglich 15 bis 20 Minuten lang angewendet werden.

Zu Zeiten des Ostgotenkönigs Theoderich (471–526), vielfach bekannt auch als Dietrich von Bern, keimte in Erl, einem etwa 12 km südlich von Borken in Nordrhein-Westfalen liegenden Dorf, eine Eichel. Aus dem Keim entwickelte sich ein Baum, der heute noch lebt und grünt. Mit ihren rund 1500 Jahren dürfte diese Feme-Eiche von Erl wohl zu den ältesten Eichen unseres Landes gehören. Vor solch einem Veteranen möchte man sich geradezu verneigen, zumindest aber wandern die Gedanken in die Vergangenheit. Könnte, ja könnte dieser Baum erzählen …

Eichen, gemeint sind die Winter- oder Trauben-Eichen und die Sommer- oder Stiel-Eichen, können bis zu 2000 Jahre alt werden, ihr Stamm einen Umfang von 10 oder auch 15 Metern erreichen und eine Krone bilden, die sich geradezu mit einem Dom vergleichen läßt. Alles in allem ein wahres Wunder, solch eine alte Eiche. Man kann also durchaus verstehen, daß Eichen den Göttern geweiht waren, daß man glaubte, aus den Rissen und Furchen der Rinde das Schicksal herauslesen zu können, daß in den Wurzeln gute und auch weniger gute Geister hausen.

Und auch deshalb lag es auch nahe, der Eiche Heilkräfte zuzuschreiben. Der gerbstoffreichen Rinde galt wohl schon in Urzeiten die Aufmerksamkeit der Ärztepriester. Sie wurde zur Blutstillung, gegen Durchfälle und Koliken eingesetzt. Im 16. Jahrhundert kamen auch die Blätter und die Eicheln zur Geltung. Heutzutage ist es die Rinde, die wieder im Mittelpunkt steht und von Ästen bis zu 20 Jahre alter Bäume gewonnen wird.

Als Buchengewächse haben die Eichen getrenntgeschlechtliche Blüten, die zugleich mit den Blättern ausgetrieben werden. Die männlichen Blüten bilden lockerblütige, hängende Kätzchen. Die weiblichen Blüten stehen dagegen einzeln oder bis zu fünf auf gemeinsamen Stielen. Bei der Stiel- oder Sommereiche wachsen die Stiele der Stempelblüten bis zur Fruchtreife weiter, deshalb auch der Name, während bei der Trauben- oder Wintereiche die Eicheln praktisch direkt am Zweig sitzen. Die Trau-

Eine etwa 400-jährige Eiche – ökologische Nische für mindestens ebensoviele Lebewesen.

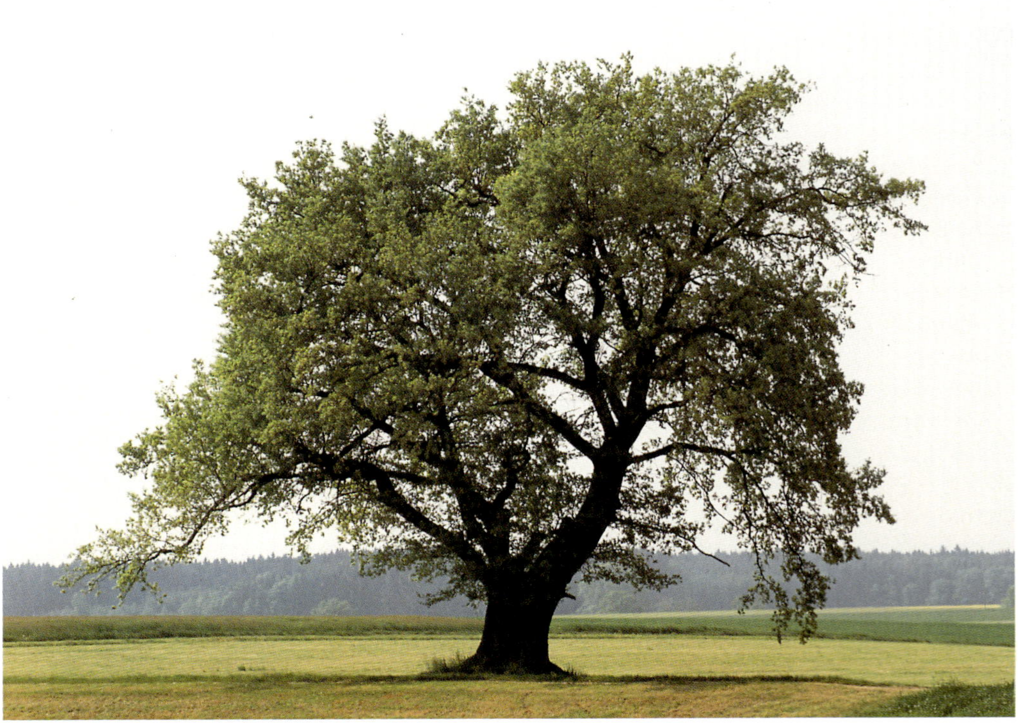

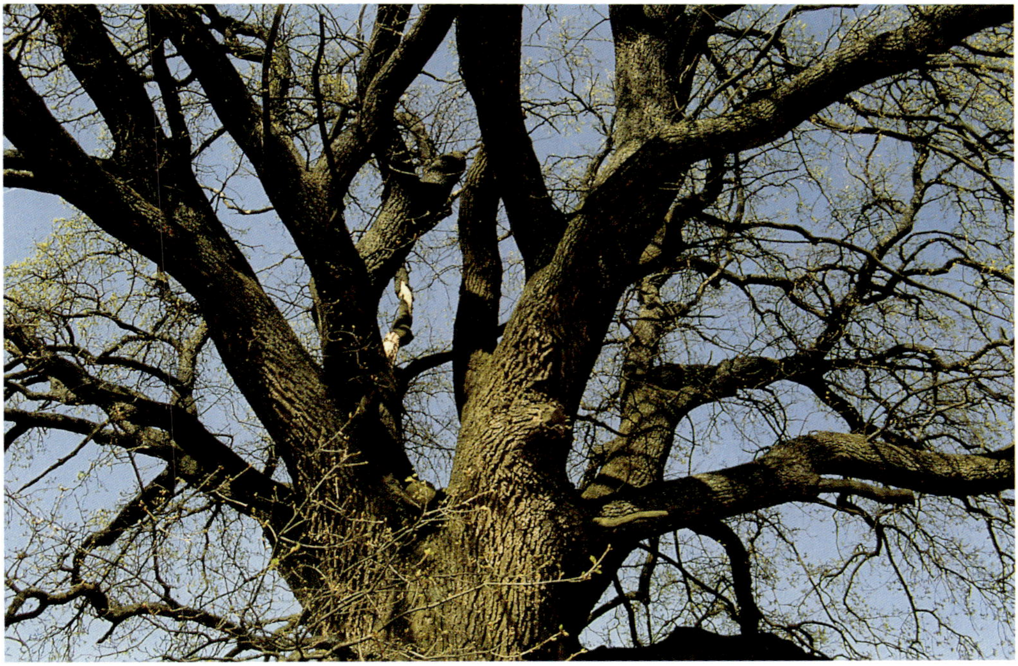

Geäst einer 350 Jahre alten Eiche. Zur Gewinnung der gerbstoffhaltigen Rinde schält man allerdings nur Äste ganz junger Bäume.

beneiche hat meist einen schlankeren Stamm mit einer regelmäßigen Krone, die Stieleiche bildet dagegen schon einige Meter über dem Boden kräftige Seitentriebe, die die Krone eher unregelmäßig werden lassen.

Noch im Mittelalter bildeten Eichen so große Bestände, daß es möglich war, Schweine mit Eicheln zu mästen. Bei Camerarius heißt es dazu: „Was wahre Treue ist, verkündet die Eiche. Das harte Holz beweist, daß die Götter wahrhaftig gut sind. Denn Jupiter ernährte damals seine Kinder mittels dieser Eiche; jetzt ernährt diese unsere Schweine." Heute sind Eichen in Deutschland seltener geworden und gefährdet, sie stehen meist in Laubwäldern eingestreut oder auch an Rändern von Nadelwäldern.

Die Heimat der Eichen ist fast ganz Europa, man findet sie auch im Kaukasus, in Kleinasien und selbst in Nordafrika.

Eiche ist germanisch und bedeutet wohl soviel wie Baum. Der wissenschaftliche Gattungsname Quercus ist zwar lateinischen Ursprungs, geht aber wohl aufs Keltische zurück und könnte mit schöner (quer) Baum (cuez) gleichgesetzt werden. Bei den Griechen hieß die Eiche drys, wonach die Nymphen des Waldes, die Dryaden, benannt wurden. Von drys ist wiederum die Bezeichnung für die keltischen Priester, die Druiden, abgeleitet.

Faulbaum

Pulverholz, Gelbholz, Stinkbaum, Grindholz

Frangula alnus

Familie: Kreuzdorngewächse (Rhamnaceae)

Handelsware: Die mindestens 1 Jahr gelagerte oder künstlich gealterte Faulbaumrinde (Frangulae cortex, Cortex Frangulae).

Herkunft: Der Faulbaum-Strauch ist nahezu über ganz Europa und weite Teile Asiens verbreitet. Drogenimporte stammen von Wildvorkommen in Rußland, den Balkanländern und Polen.

Inhaltsstoffe: Anthrachinon-Glykoside (Glukofrangulin A und B sowie die Franguline A und B) sowie die Aglykone Frangula-Emodin, Chrysophanol und Physcion.

Erst 1560 empfahl Mattioli, der Leibarzt Kaiser Ferdinand I., die Faulbaumrinde „ob ihrer zuverlässigen Wirkung" in den Arzneischatz aufzunehmen.

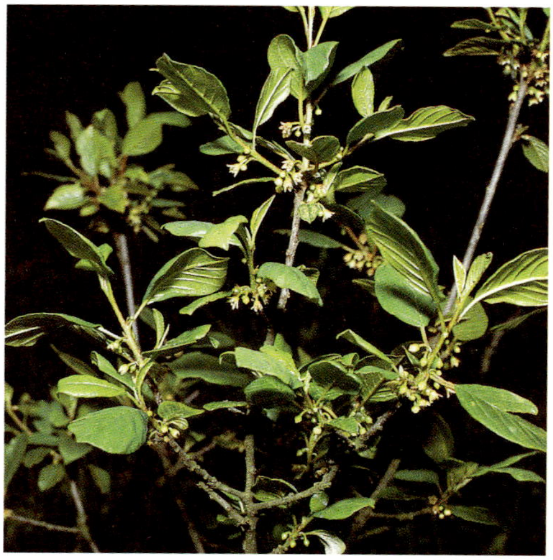

Heilwirkung und Anwendung: Faulbaumrinde ist ein dickdarmwirksames Abführmittel. Sie findet Anwendung bei chronischen Verstopfungen und allen Erkrankungen, bei denen eine leichte Darmentleerung mit weichem Stuhl erwünscht ist.

In der Volksheilkunde wird die Rinde nicht nur als Abführmittel, sondern auch bei Rheuma, Galle- und Leberleiden, Bleichsucht, Fieber und vor allem bei Hämorrhoiden verwendet.

Faulbaumrinden-Tee: ½ gehäuften Teelöffel kleingeschnittener Faulbaumrinde mit 1 Tasse (etwa 150 ml) kochend heißem Wasser übergießen. 10 bis 15 Minuten ziehen lassen. Anschließend abseihen.

Morgens und abends trinkt man von dem frisch bereiteten Tee 1 Tasse.

Faulbaumrinden-Tee eignet sich nicht für den Dauergebrauch. Er darf während der Schwangerschaft und Stillzeit sowie bei Darmverschluß nicht angewendet werden.

War es der faulige Geruch der frischen Rinde oder war es die Erfahrung, daß diese Rinde Übelkeit und Brechreiz auslöst, warum man erst Mitte des 16. Jahrhunderts dazu kam, die Faulbaumrinde in größerem Umfang als Arzneipflanze anzuwenden? So möchte man fast überrascht fragen, handelt es sich doch letztlich nicht um ein seltenes oder schwer zugängliches Gewächs, gar aus

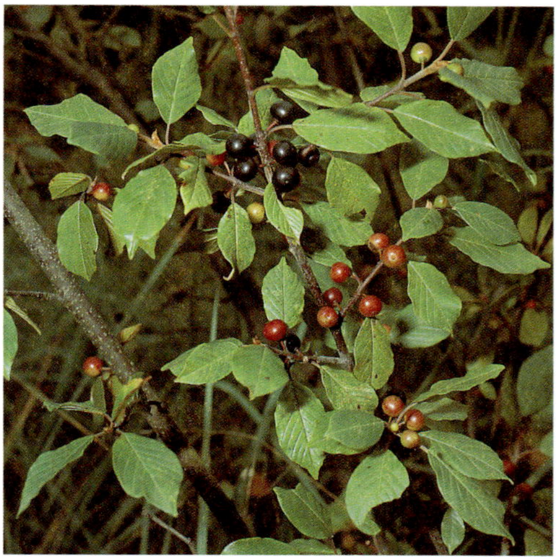

An den anfangs grünen, dann roten und später schwarzen Früchten ist der Faulbaum leicht zu erkennen.

fremden Landen. Keineswegs – der Faulbaum, meist ein bis zu 3 m hoch werdender Strauch, der sich an besonders geeigneten Standorten auch zu einem Baum entwickeln kann, findet sich überaus häufig, besonders auf feuchteren Böden, in Mooren, an Bächen, an Teichufern, an lichten Waldrändern, in Hecken und Feldrainen, so es die noch gibt. Doch erst um 1560 empfahl P. A. Mattioli, der Leibarzt von Kaiser Ferdinand I, die Faulbaumrinde ob ihrer leichten, aber dennoch zuverlässig abführenden Wirkung, in den Arzneischatz aufzunehmen. Und auch wider die Räude und die Krätze helfe Faulbaumrinde. So heißt es denn auch bei Mattioli: „Beytze die mittelrinde in essig und bestreich dich damit, es hilft in wenigen tagen . . ." Chamisso schreibt zu diesem Anwendungsgebiet wie folgt: „Unsere Bergbewohner gebrauchen sie (die Faulbaumrinde) mit Milch gekocht gegen die Krätze."

Der Faulbaum gehört zu den Kreuzdorngewächsen, den Rhamnaceae. Im Gegensatz zu den meisten Angehörigen dieser Familie hat er aber keine Dornen. Daraus ergab sich auch die Bezeichnung „Unbewehrter Kreuzdorn". In der Jugend ist die Rinde grünlich, zum Teil dunkel überlagert, später färbt sie sich grau-braun und ist mit hellen Korkwarzen (Lentizellen) geradezu übersät. Die unscheinbaren, zwittrigen, gelblichgrünen, fünfgliedrigen Blüten bilden in den Blattachseln Trugdolden, die so lang wie die Blattstiele werden können. Die beerenartigen Steinfrüchte, anfangs grün, später rot bis schwarz werdend, verwendet man hie und da noch in der Tiermedizin. Kinder sollten vor dem Verzehr gewarnt werden.

Das leicht zu brechende Holz – deshalb auch der Name Frangula, von frangere = brechen – diente früher der Gewinnung von Holzkohle zur Schießpulverherstellung. Die Rinde und die Beeren brauchte man vor der Entdeckung des Anilins als Textilfarbe, wobei es auf den Reifezustand und die Behandlung ankam. Man gewann gelbe, grüne, braune und sogar purpurrote Farben.

Der Faulbaum ist bis auf den höheren Norden nahezu in ganz Europa anzutreffen. Man findet ihn aber auch in Nordafrika, Mittel- und Kleinasien bis hin zum Kaukasus.

Fenchel

Gemeiner Fenchel, Brotanis, Kinderfenchel, Kammfenchel

Foeniculum vulgare

Familie: Doldenblütengewächse (Apiaceae)

Handelsware: Fenchelfrüchte (Foeniculum fructus, Fructus Foeniculi).

Herkunft: Die Heimat des Fenchels ist das Mittelmeergebiet. Heute wird er weltweit – bevorzugt in Gebieten mit Weinbauklima – angebaut. Drogenimporte stammen von Kulturen in Frankreich, Rußland, Ungarn, Rumänien, Bulgarien, China, Ägypten, Argentinien und Brasilien.

Anbau im Kräutergarten: Fenchel wird im Frühjahr in Kistchen oder direkt ins Freiland ausgesät. Die Jungpflanzen vereinzelt man später in Abständen von etwa 40 cm. Fenchelfrüchte reifen von August bis Oktober. Die reifen Dolden werden einzeln abgeschnitten, nachgetrocknet und abgerebelt. Die Pflanze ist mehrjährig. Sie benötigt im Winter leichten Frostschutz.

Die Fencheldolde erinnert mit ihrer bizarren Form fast an ein Atommodell.

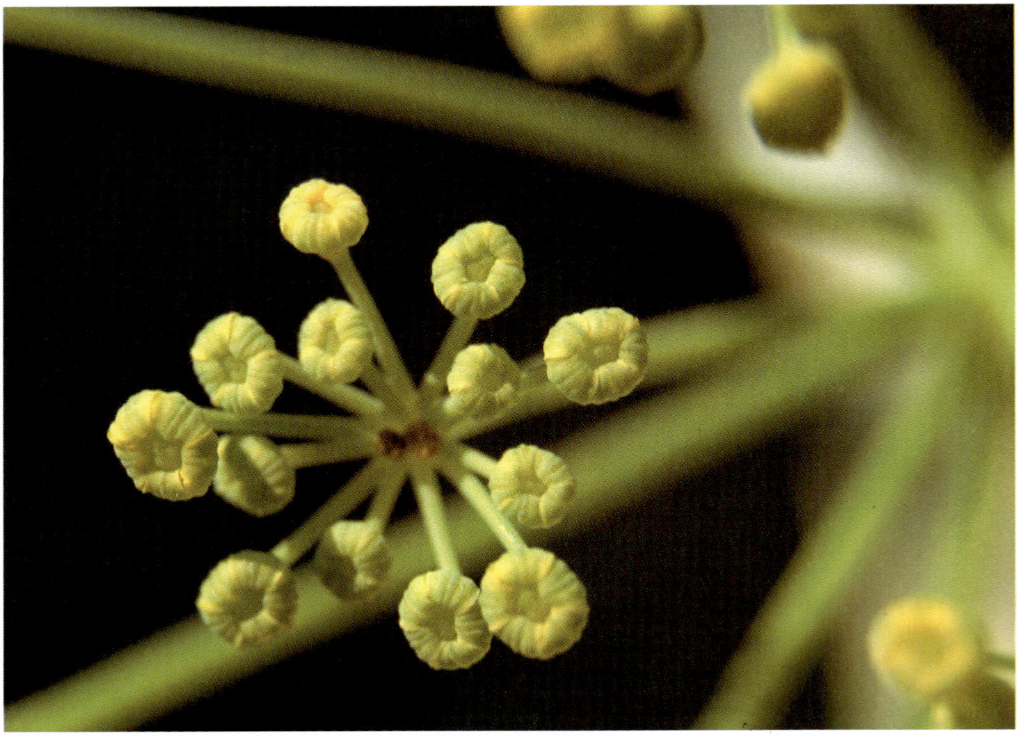

Inhaltsstoffe: In den Früchten 2–6 % ätherisches Öl, daneben Methylchavicol, Anisaldehyd und einige Terpenkohlenwasserstoffe; außerdem fettes Öl, Eiweiß, Zucker, Proteine und organische Säuren.

Heilwirkung und Anwendung: Fenchel wirkt sekretolytisch, antiseptisch, spasmolytisch und karminativ. Er wird zur Schleimlösung bei Husten sowie bei Blähungen und krampfartigen Beschwerden im Magen-Darmbereich, besonders bei Säuglingen und Kleinkindern verwendet.

In der Volksheilkunde außerdem zur Steigerung der Milchsekretion bei stillenden Frauen, bei Ermüdungserscheinungen der Augen und funktionellen Sehstörungen, als Beruhigungsmittel sowie bei Galle- und Leberleiden.

Fenchel als Gewürz: Die Früchte werden in der Likörindustrie als Geschmackskorrigens und in der Küche zu Fisch, Fleisch, Gemüse und Backwaren als Gewürz viel gebraucht.

Fenchel-Tee: 2 Teelöffel Fenchelfrüchte werden zerquetscht, mit 1 Tasse (etwa 150 ml) kochendem Wasser übergossen und nach 10–15 Minuten abgeseiht. 2 bis 4mal täglich 1 Tasse trinken. Bei Husten mit Honig süßen. Für Säuglinge und Kleinkinder wird der Aufguß schwächer dosiert. Man nimmt ½ Teelöffel Früchte auf 125 ml Wasser. Dieser Tee kann auch zum Verdünnen von Milch oder Breinahrung verwendet werden.

Eine Beschreibung mit „schon bei den alten Griechen" anzufangen, gilt allgemein als wenig geistreich, doch beim Fenchel, der Heil-, Gewürz- und Gemüsepflanze des Mittelmeerraums, bleibt einem nahezu nichts anderes übrig, als mit diesen Worten zu beginnen. Aber nicht nur von den Griechen wurde dieser Doldenblütler, den Theophrastus von Eresos Marathron nennt, geschätzt. Auch bei den Ägyptern stand der Fenchel hoch im Kurs, wie verschiedenen medizinischen Papyri (Papyrus-Schriftrollen) entnommen werden kann. Im 8. oder 9. Jahrhundert haben wohl Benediktiner den Fenchel nach Mitteleuropa gebracht. Seine hohe Wertschätzung wird durch die von Karl dem Großen veranlaßte Aufnahme in das „Capitulare de villis" bestätigt. Auch die Äbtissin Hildegard von Bingen, Albertus Magnus und andere lobten und empfahlen den Fenchel als Hilfe bei einer Vielzahl von akuten Erkrankungen oder Leiden, so etwa bei roten Flecken im Gesicht, zur Anregung der Milchsekretion, als harntreibendes Mittel, bei Husten, bei Augenerkrankungen, gegen festsitzende Blähungen und Verdauungsstörungen allgemein. Viele dieser Anwendungsbereiche sind auch heute noch aktuell, und das nicht nur in der sogenannten Volksmedizin. Darüber hinaus werden Fen-

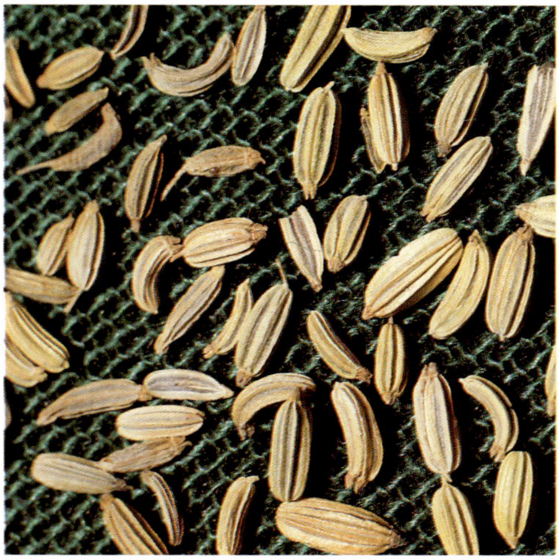

Auch Albertus Magnus, der „Doctor universalis" aus Lauingen empfahl Fenchel gegen vielerlei akute Erkrankungen.

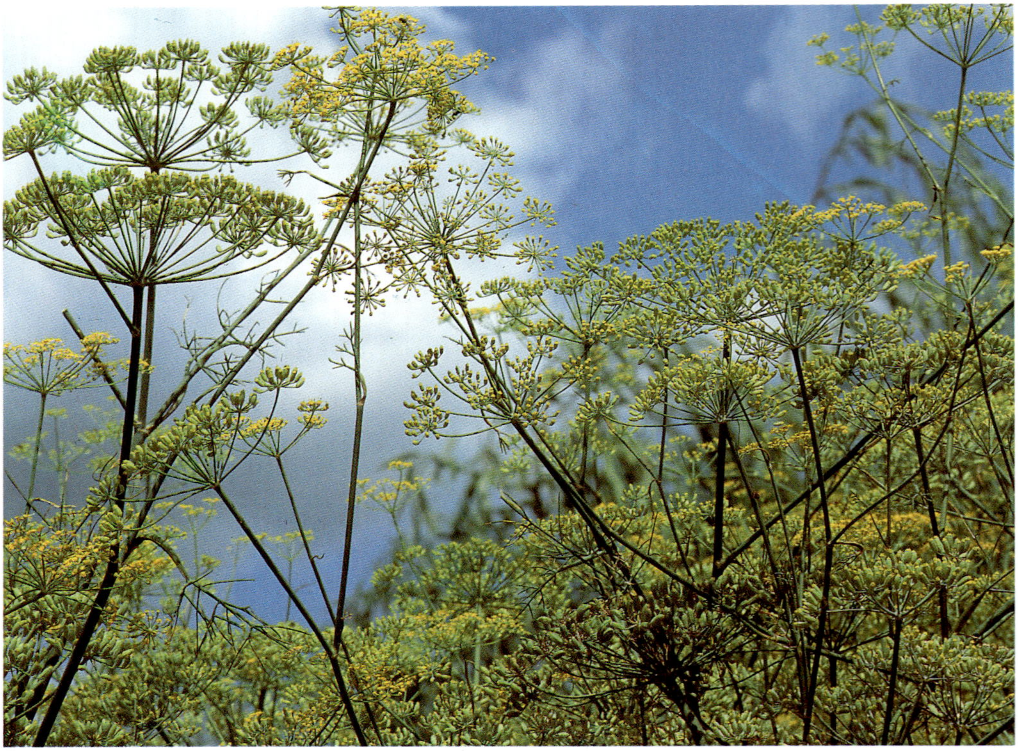

„European escape", als den aus Europa Entlaufenen, bezeichnet man den Fenchel in USA.

chelfrüchte als Küchengewürz verwendet. Die Varietät Knollenfenchel wird neuerdings auch in unseren Breiten, gedünstet und mit zerlassener Butter, als wohlschmekkendes Gemüse genossen.

Nördlich der Alpen, speziell in Weinbaugegenden, ist der zwei- bis mehrjährige Fenchel mit seiner meerrettichartigen Wurzel inzwischen praktisch heimisch geworden. Nicht selten verwildert der Fenchel und besiedelt dann Bahndämme, Schutthalden oder aufgelassene Weinberge. Im zweiten Jahr treibt die bis zu 2 m hoch werdende Pflanze einen aufrechten, bläulich bereiften, nach oben zu ästig werdenden, markig bis hohlen Stengel. Die länglich-eiförmigen Blätter sind mehrfach fiederschnittig. Die unteren Blattscheiden werden bei der Kulturform des Knollenfenchels besonders fleischig und dienen so dem Verzehr. Die kleinen, gelben, meist zwittrigen Blüten bilden Döldchen, die sich ihrerseits wiederum zu Dolden zusammenfügen, die einen Durchmesser von 15 cm erreichen können.

Nach der Blüte von Juli bis September entwickeln sich die süßlich-scharf schmekkenden Spaltfrüchte, die dann als Kammfenchel in den Handel kommen.

Die Bezeichnung Fenchel leitet sich vom lateinischen foeniculus (foenum = Heu) ab. Vermutlich wegen des heuartigen Geruchs. Dem Fenchel begegnet man heute weltweit, so in Indien, China und Japan, ebenso wie in Süd- oder Nordamerika, wo man ihn als „European escape", also als einen aus Europa Entlaufenen bezeichnet.

Fieberklee

Sumpf-Bitterklee, Biberklee, Sumpfklee, Dreiblatt, Hasenohr, Zottelblume, Wasserfieberkraut

Menyanthes trifoliata

Familie: Enziangewächse (Gentianaceae), Unterfamilie Menyanthaceae

Handelsware: Fieberkleeblätter (Trifolii fibrini folium, Folia trifolii fibrini).

Herkunft: Der Fieberklee ist in den nördlichen gemäßigten Zonen beheimatet. Die Bestände dieser Moorpflanze sind durch Trockenlegung der Feuchtgebiete vielerorts erloschen. In Deutschland steht er unter Naturschutz und darf nicht gesammelt werden. Drogenimporte kommen aus Rußland, Polen, den Balkanländern und Ungarn.

Inhaltsstoffe: Bitterstoffe (Foliamenthin, Menthiafolin, Swerosid); das Iridoidglykosid Loganin sowie Gerbstoff in kleinen Mengen.

Heilwirkung und Anwendung: Fieberklee regt die Magensaftsekretion an. Er findet in der Volksmedizin Anwendung als appetitanregendes Bittermittel und wird auch bei fieberhaften Erkältungen

Fieberklee – ein altes Volksheilmittel bei fiebrigen Erkrankungen – bevorzugt feuchte Standorte.

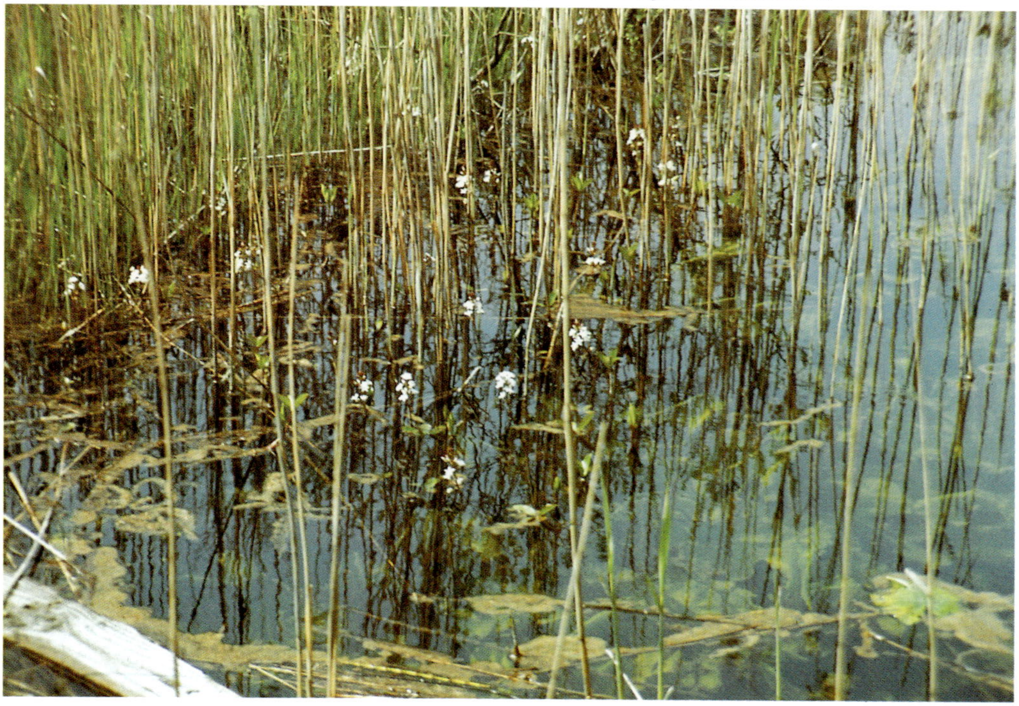

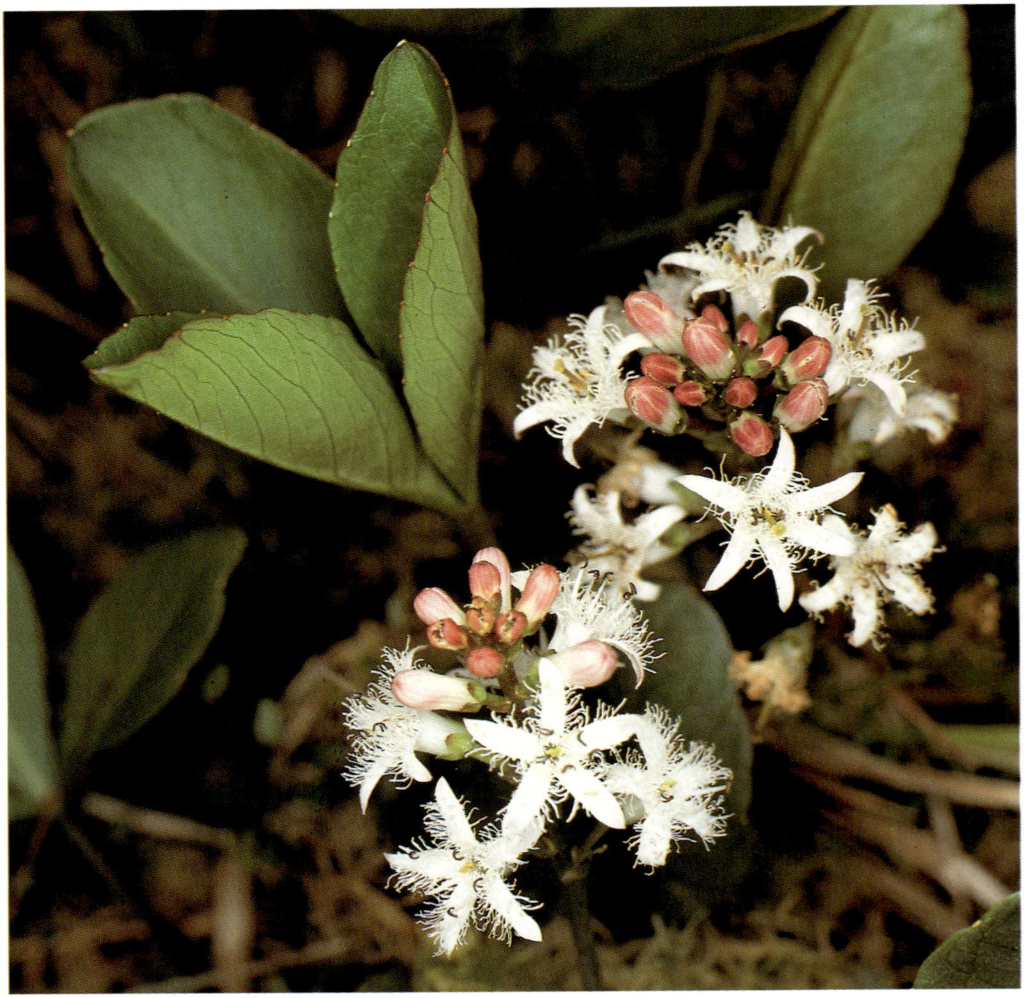

Voll erblüht wirken Fieberkleeblüten fast wie exotische Fremdlinge.

sowie bei Galle- und Leberleiden verwendet.

Fieberklee-Tee: 1 Teelöffel kleingeschnittene Fieberkleeblätter mit 1 Tasse (etwa 150 ml) Wasser kalt ansetzen, kurz aufkochen und nach 5–10 Minuten abseihen. Bei Appetitlosigkeit und zur Förderung der Verdauung wird eine Tasse vor den Mahlzeiten getrunken.

Wer sich nicht scheut, auch mal nasse Füße zu bekommen und ins Moor oder auf eine quellige Wiese geht, der hat die Chance, einer wahrhaft exotisch wirkenden Pflanze zu begegnen – dem Fieber- oder Bitterklee. Es sind weniger die verkehrt-eiförmigen ganzrandigen, dem Kleeblatt ähnlichen Blätter (deshalb Menyanthes trifoliata), die diesen Eindruck erwecken, es sind vielmehr die kleinen fünfteiligen, überaus zarten, saftig behaarten Blüten, deren so reizvolle Erscheinung ungewohnt und fremdartig wirkt. Die Zipfel der weiß-rosa schimmernden, zierlich gefransten Kronblätter sind zurückgerollt. Die Staubblätter kontrastieren dunkelviolett. An blattlosen, 20 bis 30 cm lang werdenden Stielen sitzend, ragen die Blütenstände hoch und unübersehbar aus dem Wasser heraus und lenken von Mai bis Juni, im Gebirge sogar bis August, die Blicke auf sich. Im Wasser erkennt man die viele Jahre alt werdenden, walzenförmigen, am Boden kriechenden, deutliche gegliederten Wurzelstöcke, an deren Enden im Frühjahr kurze Blattsprosse austreiben.

Obwohl der bittere Geschmack des Fieberklees schon lange bekannt gewesen sein muß, ist man sich der Heilwirkungen dieses Enziangewächses so richtig wohl erst im 16. oder gar 17. Jahrhundert bewußt geworden. Dann wurde diese Arzneipflanze jedoch sehr bald in die Arzneibücher aufgenommen. Sebastian Kneipp empfahl den Fieberklee, in diesem Fall sollte man wohl eher den Namen Bitterklee benutzen, bei Schwäche des Magens, bei Blähungen, bei Leberbeschwerden und als ein hervorragendes „Blutreinigungsmittel". Auch andere Ärzte und Naturheilkundige sahen und sehen im Bitterklee eine den Stoffwechsel anregende Bitterdroge. Bei Adelbert von Chamisso kann man in seiner 1827 veröffentlichten Pflanzenkunde nachlesen, daß der Fieberklee ein gesundes Futterkraut sei und kranken schwindsüchtigen Schafen grün oder trocken unters Futter gemischt werde. Besonders in den nordischen Ländern wurden die Blätter gerne als Hopfenersatz dem Bier beigemischt, worüber sich übrigens der schwedische Naturforscher Carl von Linné sehr beklagt haben soll.

Der Fieberklee ist nahezu in ganz Europa heimisch, aber auch im gemäßigten Asien und Japan. Im nördlichen Amerika findet man die dort Buckbean oder Bogbean genannte Pflanze von Labrador bis Alaska, in den Rocky Mountains und in den Bergen Kaliforniens.

Der Gattungsname Menyanthes ist griechischen Ursprungs und soll soviel wie „anzeigende Blume" bedeuten, wohl wegen der so auffallenden Blüten, von denen es heißt, wer sie einmal gesehen habe, der werde sie kaum jemals vergessen oder gar mit einer anderen Pflanze verwechseln.

Frauenmantel

Marienmantel, Frauenhilf, Tauschüsselchen, Silberkraut, Taukraut, Taumantel, Alchemistenkraut

Alchemilla vulgaris

Familie: Rosengewächse (Rosaceae)

Handelsware: Frauenmantelkraut (ohne die Wurzeln) (Alchemillae herba, Herba Alchemillae).

Herkunft: Drogenimporte kommen aus Polen, Bulgarien, Ungarn und Tschechien.

Anpflanzung im Kräutergarten: Alchemilla vulgaris ist eine weit verbreitete Sammelart, die in etwa 2 Dutzend Kleinarten unterteilt wird. Die Pflanze läßt sich problemlos im Garten anpflanzen. Erntezeit während der Blüte von Mai bis August.

Inhaltsstoffe: Gerbstoffe, Bitterstoffe, Flavonoide und etwas ätherisches Öl.

Heilwirkung und Anwendung: Frauenmantel wirkt mild adstringierend und leicht spasmolytisch. Er findet Anwendung bei Durchfallerkrankungen und Magen-Darm-Störungen.

In der Volksheilkunde steht die Pflanze hoch im Kurs. Innerlich wird sie bei Magen-Darm-Beschwerden, bei zu starken Monatsblutungen, bei Husten und zu sogenannten „Blutreinigungskuren"; äußerlich bei Entzündungen in Mund und Rachen, zu Waschungen bei Fluor albus, eiternden Wunden und nässenden Ekzemen genutzt. Die Anwendung bei Frauenleiden ist nicht gesichert.

Frauenmantel-Tee: 1 Eßlöffel Frauenmantelkraut mit 1 Tasse (etwa 150 ml) kochendem Wasser übergießen. Nach 10 Minuten abgießen.

Täglich bis zu 3 Tassen frisch bereiteten Tee zwischen den Mahlzeiten trinken.

„Diese Pflanze ist zu den allervortrefflichsten Futterkräutern zu rechnen. Manche Bergtriften verdanken dem Frauenmantel ihre Vorzüglichkeit...", so Adelbert von Chamisso in seiner Pflanzenkunde. Ob man aber allein des Frauenmantels wegen gleich an „glückliche Kühe" denken kann oder gar muß, ist sicher eine nicht leicht zu beantwortende Frage. Doch die Alchimisten wähnten sich überaus glücklich und froh, wenn es ihnen nach vielen Mühen gelang, recht viele der im Blattgrund der Frauen-

Sind es Regentropfen oder ist es der „Tau des Himmels" – der Alchimisten?

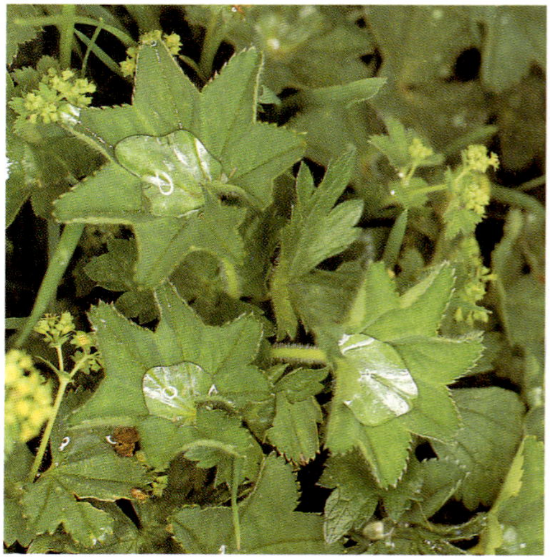

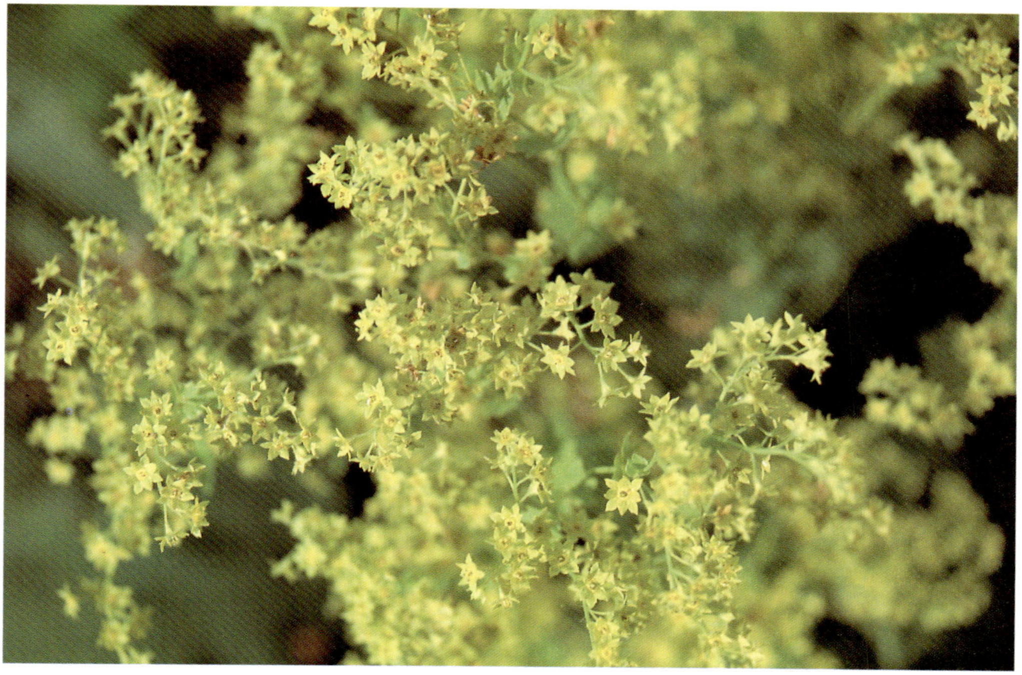

Das wirkliche Gold des Frauenmantels ist nicht die Blütenfülle, es sind die ihm innewohnenden Heilkräfte.

mantelblätter gebetteten und in der Frühsonne glänzenden „Tauperlen“ in den dafür besonders geeigneten Spitzgläschen einzusammeln. Hofften sie doch in dem „Tau des Himmels“ die Materie zu finden, mit der man unedle Metalle in Gold verwandeln könnte. Doch das wirkliche „Gold“ des Frauenmantels ist eher in der Heilkraft dieses Rosengewächses zu finden.

Für die Autoren des 16. Jahrhunderts war der Frauenmantel oder Sinnaw, wie er damals genannt wurde, wohl das Wundkraut überhaupt. Bei Mattioli heißt es: „Unter die rechten wundkreutter gehört auch der Sinnaw, unser Frawenmantel, dann er hellft und heylet nicht allein die wunden, sonder lescht und vertreibt auch die hitze ...“. Leonhart Fuchs empfiehlt, Wunden mit einer Abkochung aus Sinnaw zu waschen und „ein tüchlein darinn netzen und überschlagen“, das helfe ebenso gut. Doch auch bei einigen Frauenleiden hieß es, leiste der Frauenmantel gute Hilfe, so besonders bei Monatsbeschwerden, wobei man in der Volksmedizin eher vom Silbermäntelchen (Alchemilla alpina) ausging.

Während die stark verholzten, waagerecht in der Erde liegenden Wurzelstöcke des Frauenmantels an dem einen Ende absterben, treiben sie am anderen Ende jedes Frühjahr neu aus. Hat man einen Frauenmantel im Garten stehen, so gewinnt man sehr bald den Eindruck, er wandere.

Bei den erwähnten „Tauperlen“, die besonders an feuchten Sommertagen im Blattgrund zu sehen sind, handelt es sich nicht um Tau im eigentlichen Sinne, vielmehr handelt es sich um überschüssiges Wasser, das von der Pflanze selbst ausgeschieden wird.

Je nach Standort können die Blattstiele 30 cm und auch höher werden. Die bis zu neunlappig werdenden, meist halbkreisförmigen, am Rande gekerbten Blätter sind gefaltet und vielfach behaart, besonders auf der Unterseite. An den Trugdolden, die sich im Mai herausbilden und hoch hinausragen, sitzt eine Unzahl kleiner gelblich-grüner, an sich unscheinbarer Blüten. Die Blütenfülle ist es aber, die den Frauenmantel zu einer Zierde des Gartens macht, besonders etwa im Kontrast zu violett blühenden Glockenblumen. Da die Samenbildung ohne Befruchtung erfolgt, findet auch kein Austausch der Erbanlagen statt. Jede neue Pflanze entspricht somit ganz der Mutterpflanze.

Das Interesse der Alchimisten am Frauenmantel ergab den Gattungsnamen Alchemilla. Die alte volkstümliche Bezeichnung Sinnaw leitet sich von „sin" für immer und von „Au" für Wasser ab, was mit dem Tautropfen im Blatt zusammenhängt. Dieses „Wundertropfens" wegen widmeten die Germanen diese Pfanze Freya, der Göttin der Natur, der Liebe und der Ehe. Die Pflanze wurde früher aber auch Löwenfuß – Leontopodium genannt. Sowohl dieser Name als auch die heute allgemein gebräuchliche Bezeichnung Frauenmantel ergaben sich aus der Blattform, die einem Frauenumhang, einer Pelerine ähnelt. Diese Blattform ist es wohl auch, die in der Renaissance erneut die Vorstellung entstehen ließ, der Frauenmantel könne nicht nur die Jungfräulichkeit, sondern gar die Jugend überhaupt wieder zurückbringen.

Vor allem in den Alpenländern ist das Silbermäntelchen mit seinen silbrig wirkenden Blatträndern als Heilpflanze geschätzt.

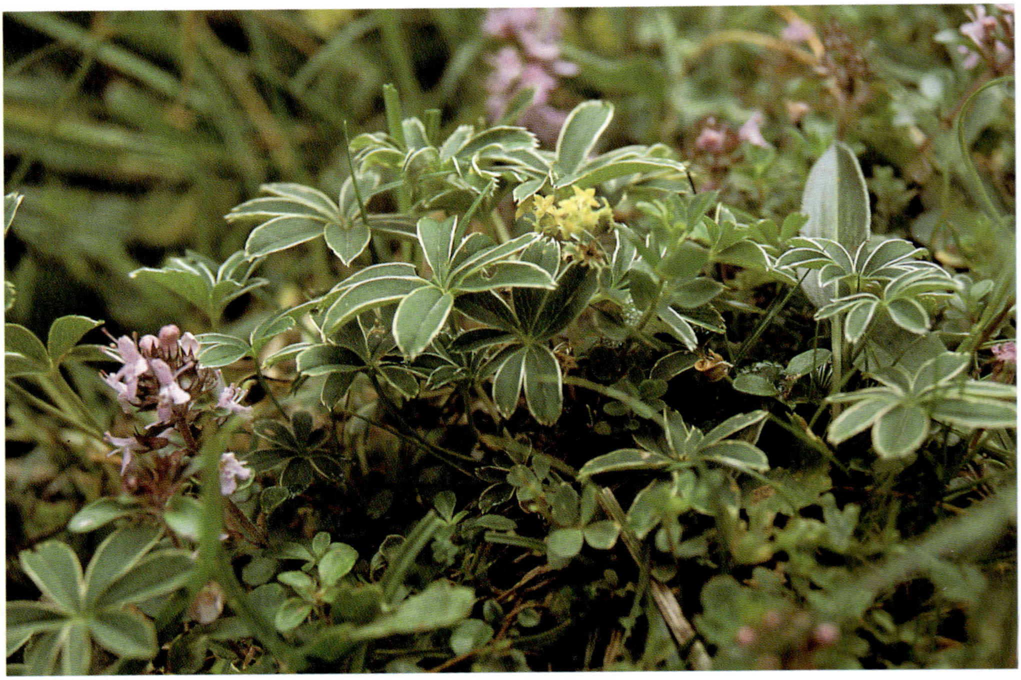

Gelber Enzian

Großer Enzian, Bitterwurzel, Fieberwurzel, Sauwurz, Enza, Jenzene, Hochwurzel

Gentiana lutea

Familie: Enziangewächse (Gentianaceae)

Handelsware: Enzianwurzel (Gentianae radix, Radix Gentianae).

Herkunft: Die Droge stammt aus Deutschland, Frankreich, Italien, Spanien, den Balkanländern und der Türkei.

Naturschutz/Feldanbau: Die Bestände dieser stattlichen Pflanze wurden früher durch intensives Sammeln dezimiert. Der Gelbe Enzian wurde deshalb bei uns unter Schutz gestellt. Zur Gewinnung der Wurzeln wird er heute feldmäßig angepflanzt. Der Anbau ist mit großem Zeitaufwand verbunden: von der Aussaat bis zur Ernte der Wurzeln vergehen etwa 5 Jahre.

Inhaltsstoffe: Die Bitterstoffe Gentiopicrosid und Amarogentin, ferner Gentisin, Gentianose, Gentiobiose.

Heilwirkung und Anwendung: Enzianwurzel ist eine reine Bitterstoffdroge. Sie findet Anwendung bei Magenbeschwerden, Verdauungsstörungen, Appetitlosigkeit und bei Blähungen.
In der Volksheilkunde außerdem bei Leber- und Gallebeschwerden, als Fieber- und Gichtmittel, bei Hysterie, Hypochondrie und gegen Darmparasiten. In der Homöopathie bei Appetitlosigkeit Völlegefühl im Magen und bei Verdauungsschwäche.

Enzian-Schnaps: Enzianwurzeln sind Bestandteil verschiedener Magenliköre und Bitterschnäpse.

Enzianwurzel-Tee: Ein halber Teelöffel voll Enzianwurzeln mit 1 Tasse (etwa 150 ml) kochendem Wasser übergießen. Nach 5–10 Minuten abseihen.
Mehrmals täglich wird 1 Tasse dieses Tees mäßig warm eine halbe Stunde vor den Mahlzeiten getrunken.

Mehr als zehn Jahre vergehen, bis es zu solch eindrucksvoller Blütenfülle kommt.

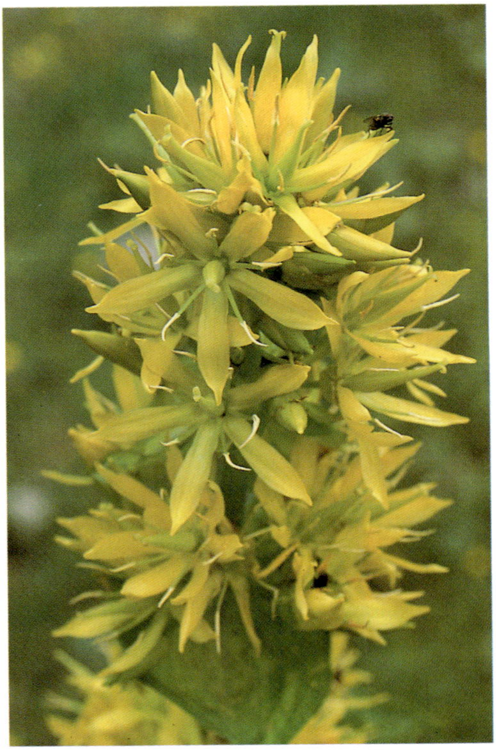

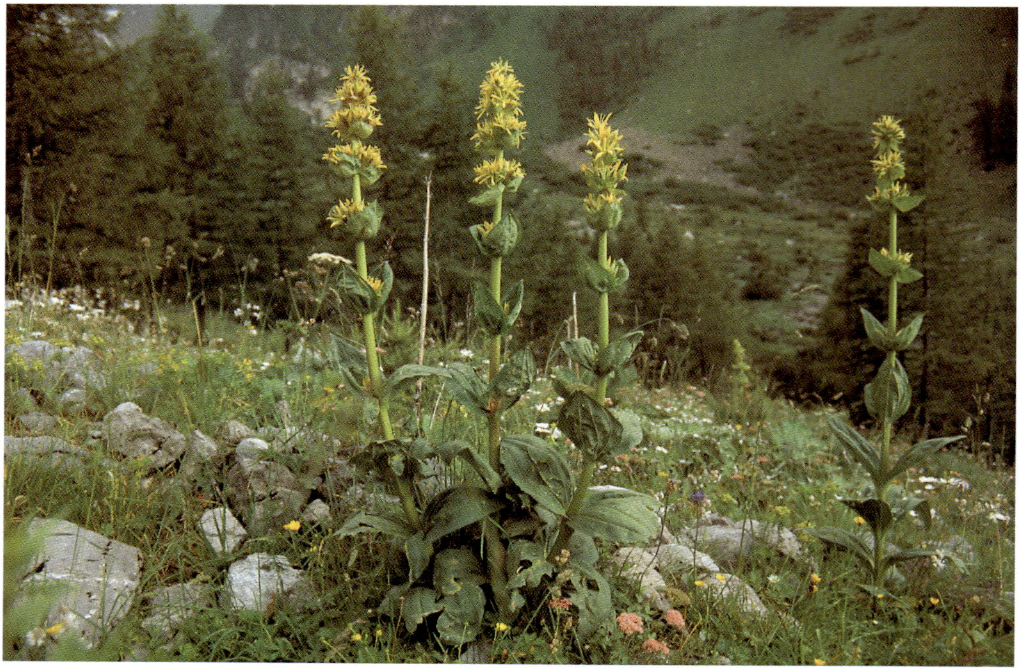

„Wer ein Gärtlein hat, der soll darin haben: 1. einen Salbeistock, 2. einen Wermutstock, 3. einen Enzianstock", so Kneipp.

Es war ein langer Aufstieg. Mit Genuß löffelte man in der Berghütte die Erbsensuppe, doch anscheinend wohl etwas zu hastig, denn schon bald meldete sich der Magen. Man war nicht satt, man war (un-)wohlgefüllt. In solchen Fällen soll ein „Enzian" eine gute Hilfe sein. Wie gerufen steht schon eine Flasche mit einer wasserklaren Flüssigkeit und einem mit schönen, blauen Blüten bedruckten Etikett auf dem Tisch. Es sind die tiefblauen Kelche der Enziane, die, oft am Wegesrand stehend, das Auge erfreut haben. Nun denn, auf Dein Wohl, lieber Magen. Doch der Kenner weiß um den Etikettenschwindel. Nicht von Gentiana acaulis oder einer anderen Art des „Stengellosen Enzians" stammt der dem Magen so wohltuende, leicht erdig-bitter schmeckende Schnaps, sondern in der Regel von Gentiana lutea, einer fast alle Nachbarn überragenden, gold-gelb blühenden bis zu 1,50 m hoch werdenden Solitär-Staude. Bei Sebastian Kneipp heißt es zu dieser Heilpflanze: „Wer ein Gärtlein hat, der soll darin haben: 1. einen Salbeistock 2. einen Wermutstock, 3. einen Enzianstock. Dann hat man seine Apotheke gleich bei der Hand." Wie wahr, kann man da nur feststellen.

Der Gelbe Enzian kommt bevorzugt in den südlicheren Gebirgen Europas vor, in den Kalkalpen, auf der Schwäbischen Alb, in den Pyrenäen und auch in den Gebirgen Kleinasiens.

Bis zur ersten Blüte braucht es beim Gelben Enzian viele Jahre, danach gehört er wohl mit zu den dankbarsten Blühern, der übrigens bis zu 60 (!) Jahre alt werden kann. Die wenig verzweigten, nicht selten armdick und 2–6 kg schwer werdenden Wurzeln sind der eigentliche Rohstoff des „Enzian".

Die breiten, bis zu 30 cm langen, kreuzweise gegenständigen Blätter sind stark bogennervig gerippt. Nach oben zu bilden sie schalenförmige Tragblätter, in denen bis zu 10 Trugdolden bildende Blüten sitzen. Die verwachsenen Staubbeutel sind fast so lang wie die Kronblätter. Blütezeit ist von Juni bis August. Als Standort werden Hochstaudenfluren, Schutthalden, aber auch ungedüngte Weiden bevorzugt. Nicht selten steht Gentiana lutea in der Nachbarschaft vom Blauen Eisenhut oder gar vom Alpen-Rittersporn, was nicht nur das Auge des Photographen erfreut.

Den Hippokratikern war der Enzian anscheinend nicht bekannt. Im 2. vorchristlichen Jahrhundert soll der illyrische König Gentio den Gelben Enzian gegen die Pest empfohlen haben, und so wurde er auch zum Namensgeber dieser Heilpflanze und der Enziane überhaupt.

Die Heilkräfte des Gelben Enzians stecken in seiner Wurzel.

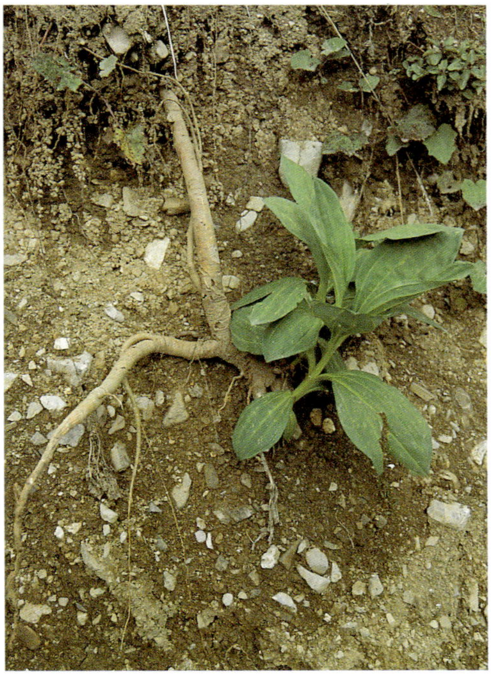

Dioskurides, Plinius und auch Galenos führen als Anwendungsgebiete u. a. Bisse von giftigen Tieren, Seitenschmerzen und Krämpfe auf, aber ebenso auch schon Magenleiden. Im 16. Jahrhundert hat die Wertschätzung des Enzians noch zugenommen, so schreibt Hieronymus Bock über den Enzian: „Die aller gebreuchlichst wurtzel in Germania ist Entian...", und Leonhart Fuchs empfiehlt Enzian-Wurzeln „zu pulver gestossen" mit Pfeffer und Raute vermischt in Wein oder auch mit Wasser getrunken gegen vielerlei Erkrankungen und Leiden, oder als „zäpflin ... auch nützlich zu den wunden fürnemlich zu denen so seer tieff seind und umb sich fressen", als Saft bei Augenerkrankungen oder als „treffenlich artzney für allerley gifft und bekommen seer wol dem schwachen magen". Diese Anwendungsvielfalt, ebenso der gute Schnaps, haben letztlich dazu geführt, daß der Enzian vielerorts fast ausgerottet wurde. Nachdem das Wurzelgraben verboten wurde, konnten sich die Bestände jedoch wieder recht gut erholen.

Die Kultivierung ist bei ausreichend Geduld durchaus vielversprechend. Wer einen Garten hat oder gar stolzer Besitzer eines Alpinums ist, sollte sich die Freude gönnen, diese wahrlich einmalige Staude sein eigen nennen zu können. Der bewundernden Blicke der Nachbarn kann er sich eines Tages durchaus sicher sein. Spezielle Staudengärtnereien helfen gerne.

Goldrute

Echte Goldrute, Goldwundkraut, Waldkraut, Schoßkraut

Solidago virgaurea

Familie: Korbblütengewächse (Asteraceae)

Handelsware: Goldrutenkraut (Solidaginis herba, Herba Virgaureae).

Herkunft: Die Echte Goldrute ist heimisch in Europa, Nordamerika, Nordafrika, Nordasien, Westasien. Die Droge stammt von Wildpflanzen aus Ungarn, Polen und den Balkanländer.

Inhaltsstoffe: Flavonoide, Anthocyanidine, Saponine, ätherisches Öl, Phenolcarbonsäuren, Catechingerbstoffe.

Heilwirkung und Anwendung: Goldrutenkraut wirkt diuretisch. Es wird zur Erhöhung der Harnmenge bei Blasen- und Nierenentzündungen, Nierensteinen und Nierengrieß angewendet. In der Volksheilkunde auch bei Gicht, Rheuma, Arthritis, Ekzemen und anderen Hautkrankheiten. Außerdem zum Gurgeln und Spülen bei Entzündungen der Mund- und Rachenhöhle. Goldrutenkraut ist Bestandteil zahlreicher „Blutreinigungstees".

Goldrutenkraut-Tee: 1 bis 2 Teelöffel fein geschnittene Droge mit 1 Tasse (etwa 150 ml) kochend heißem Wasser übergießen, 10 Minuten ziehen lassen, abseihen. Von diesem Teeaufguß trinkt man 2 bis 4mal täglich 1 Tasse zwischen den Mahlzeiten.

Wer im Spätsommer durch die Dünenwälder an der Ostsee streift oder entlang an feuchten Wiesen den Bergeshöhen entgegenstrebt, dem ist es unmöglich, die goldgelb leuchtenden Fackeln der Goldrute, so möchte man diese Traubenrispen beschreiben, zu übersehen oder gar an ihnen vorbeizugehen, ohne sie eines Blickes zu würdigen. Dazu bildet dieser bis zu 1 m hoch werdende Korbblütler, dem man nicht selten in größeren Beständen begegnet, einen viel zu augenfälligen Kontrast zum Grün seines Umfeldes.

Schlägt man bei den Autoren des 16. Jahrhunderts nach, ist man überrascht zu lesen, daß das „Heydnische Wundkraut", so die damalige Bezeichnung der Goldrute, im Gegensatz zu heutigen Angaben, in finsteren und dunklen Wäldern, wo es nicht viel Sonne hat, zu finden sei. In den Fachbüchern unserer Zeit heißt es, die Goldrute bevorzuge Waldwiesen, Holzschläge, sonnige Plätze bis hin zu Straßenböschungen und Mauern. Ob hier eine Anpassung stattgefunden hat? Nun, sicher war die Landschaft damals wohl insgesamt dunkler und die Wälder dichter. Mehr Wald gab es auf jeden Fall, und auch die Goldrute wollte und mußte letztlich leben und wachsen.

Bei den Germanen soll die Goldrute eines der wichtigsten Wundkräuter gewesen sein. Neue Bedeutung gewann sie anscheinend aber erst wieder im ausgehenden Mittelalter. Möglicherweise waren es die Araber, die hier Geburtshelfer waren. Die damals gebräuchlichen wissenschaftlichen Namen Solidago oder Consolida Sarracenica mögen ein Hinweis darauf sein. Jedenfalls hat sich Martin Luther, als weltoffener Kirchen-

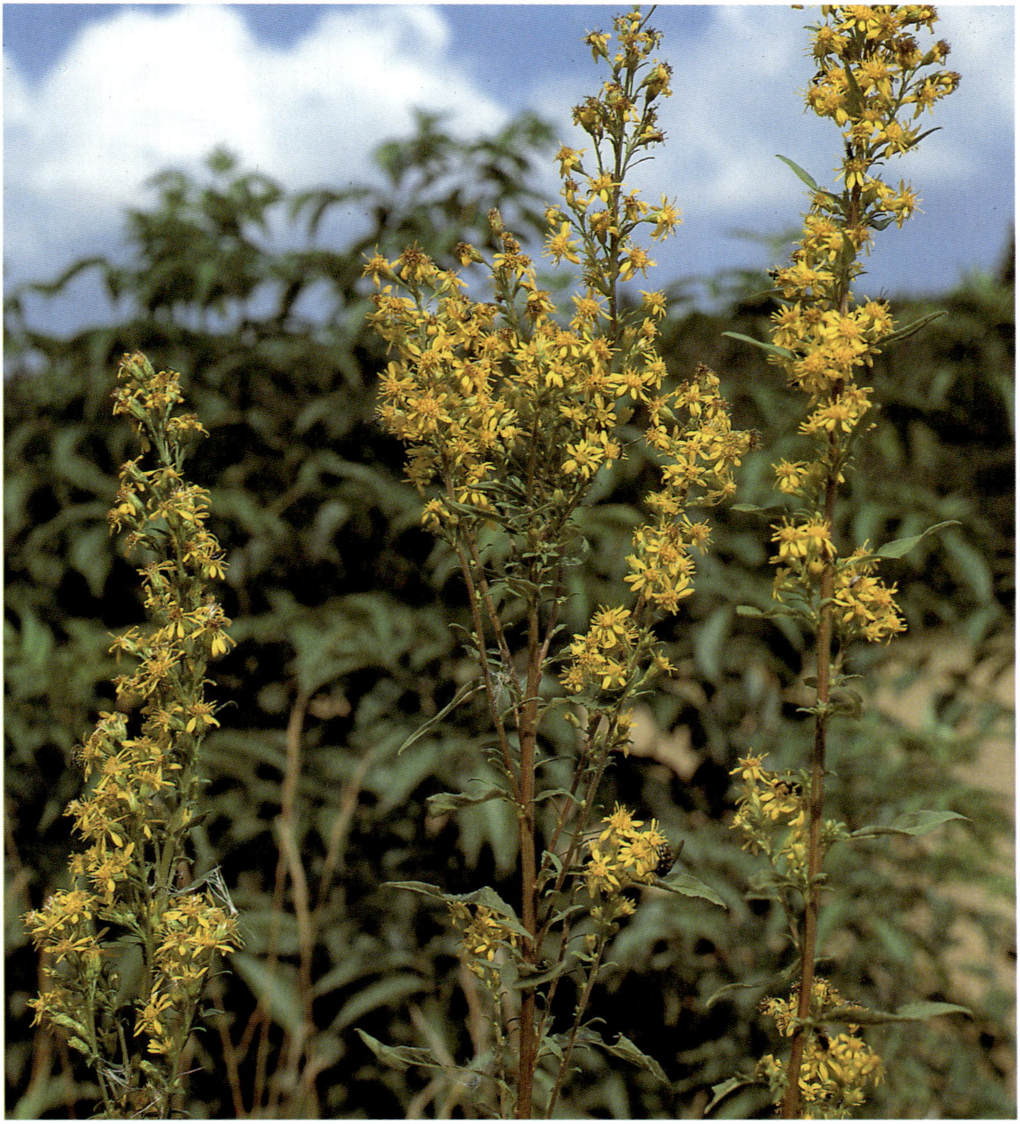

Gold-gelb und unübersehbar leuchten die Fackeln des „Heydnisch Wundkraut".

mann, vom „Heidnischen" dieses Krautes nicht stören lassen, im Gegenteil, er soll es umfassend zur Behandlung seiner verschiedenen körperlichen Gebrechen genutzt haben, so berichtete Ludwig Kroeber in einer Ausgabe der Apotheker Zeitung von 1927. Im 19. Jahrhundert wird die Goldrute als ein gar altes und gutes Nierenmittel, dem man nach langem Gebrauch viel Gutes nachsagen müsse, beschrieben, was in der jüngeren Zeit u. a. auch von Madaus (1938) erneut bestätigt wird.

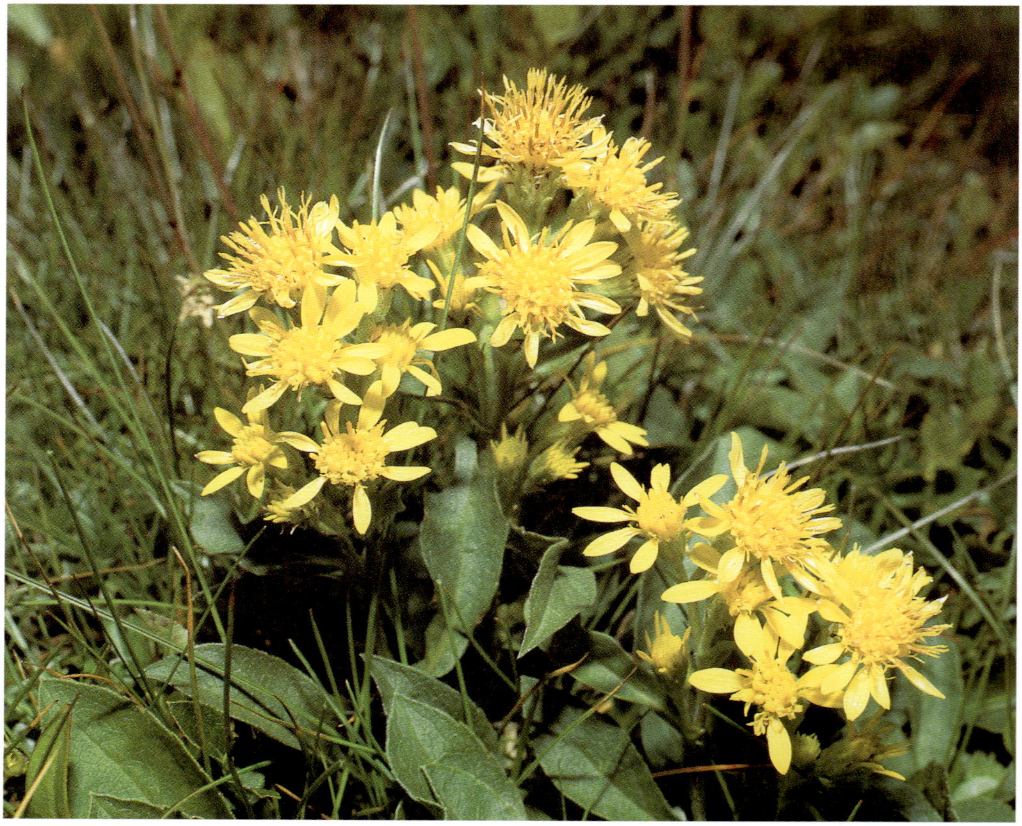

Der kleinen Schwester der Solidago virgaurea begegnet man im Hochsommer überall in den Alpen.

Die mehrjährige Staude übersteht die Ruhezeit dank ihres walzlich-knotigen Wurzelstocks, aus dem im Frühjahr einfache, gelegentlich nach oben zu sich verzweigende rot-braune bis violette Stiele treiben.

Die unteren Blätter sind spitz elliptisch mit gesägtem Rand. Oben sind die Blätter eher kurzstielig und glattrandig, ganz oben, im Blütenstand, werden sie lanzettförmig. Die in endständigen Traubenrispen stehenden, asterähnlichen Blütchen haben 5 bis 12 schmale Zungenblüten. Aus den Röhrenblüten ragen Griffel und Narbe mit Staubgefäßen weit über die Krone hinaus. Die Blüte setzt in der Regel im Juli ein, je nach Standort kann sie bis zum Oktober anhalten.

Die Goldrute ist in ganz Mitteleuropa, in Nord- und Westasien anzutreffen, ebenso aber in Nordafrika und Nordamerika. Einige der etwa 75 Solidago-Arten, die in Nordamerika vorkommen, sind inzwischen auch bei uns heimisch geworden: So die Riesengoldrute (Solidago gigantea) oder die Kanadische Goldrute (Solidago canadensis), die sich als „Kulturflüchtling" auf den meist recht trockenen Hängen links und rechts der Bahndämme offenbar besonders wohl fühlt.

Hauhechel

Dornige Hauhechel, Haudornwurzel, Ochsenbrechwurzel, Schafhechle, Weiberzorn, Seichkraut, Hasenöhrle

Ononis spinosa

Familie: Schmetterlingsblütler (Fabaceae)

Handelsware: Hauhechelwurzel (Radix Ononidis, Ononidis radix).

Herkunft: Ononis spinosa ist in Europa, Westasien und Nordafrika beheimatet. Die Droge stammt von Wildpflanzen in Südosteuropa.

Inhaltsstoffe: Isoflavone, Triterpene, ätherisches Öl, Spuren von Sterolen und Pterocarpanderivaten.

Heilwirkung und Anwendung: Hauhechelwurzel wirkt harntreibend. Sie findet Anwendung bei Nierenbecken- und Blasenkatarrhen, Harngrieß und zur Vorbeugung von Harnsteinen. In der Volksmedizin wird sie zusätzlich bei Gicht und Rheuma, Hautausschlägen und bei nässenden Ekzemen angewendet. Hauhechelwurzel ist Bestandteil vieler sogenannter „Blutreinigungstees".

Hauhechelwurzel-Aufguß: 2 Teelöffel geschnittene Wurzel werden mit 1 Tasse

Ein mächtiger „Weiberzorn" an einer Straßenböschung.

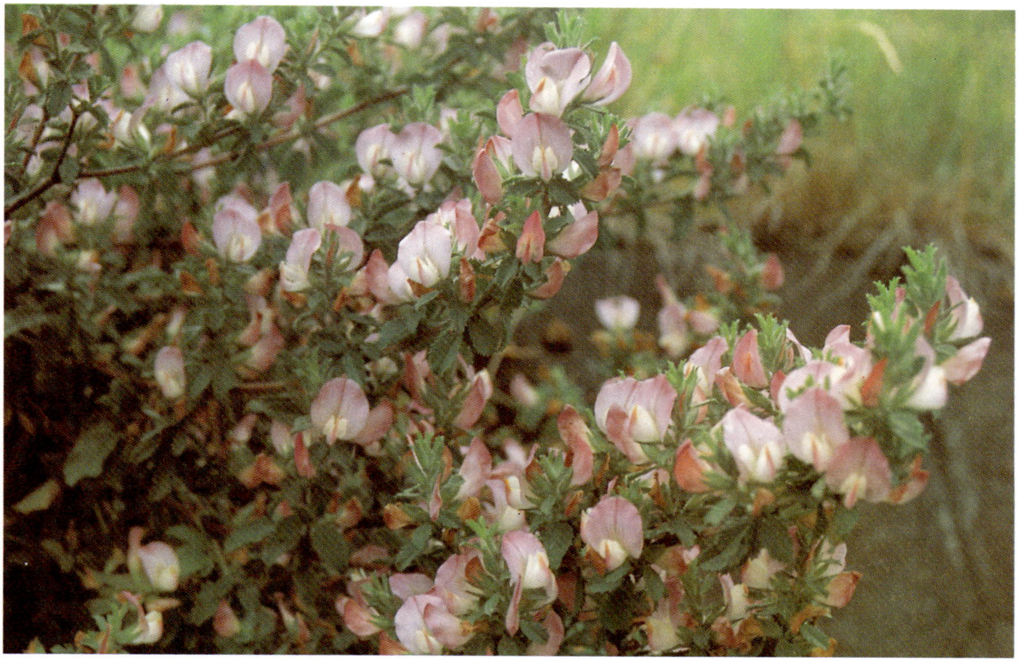

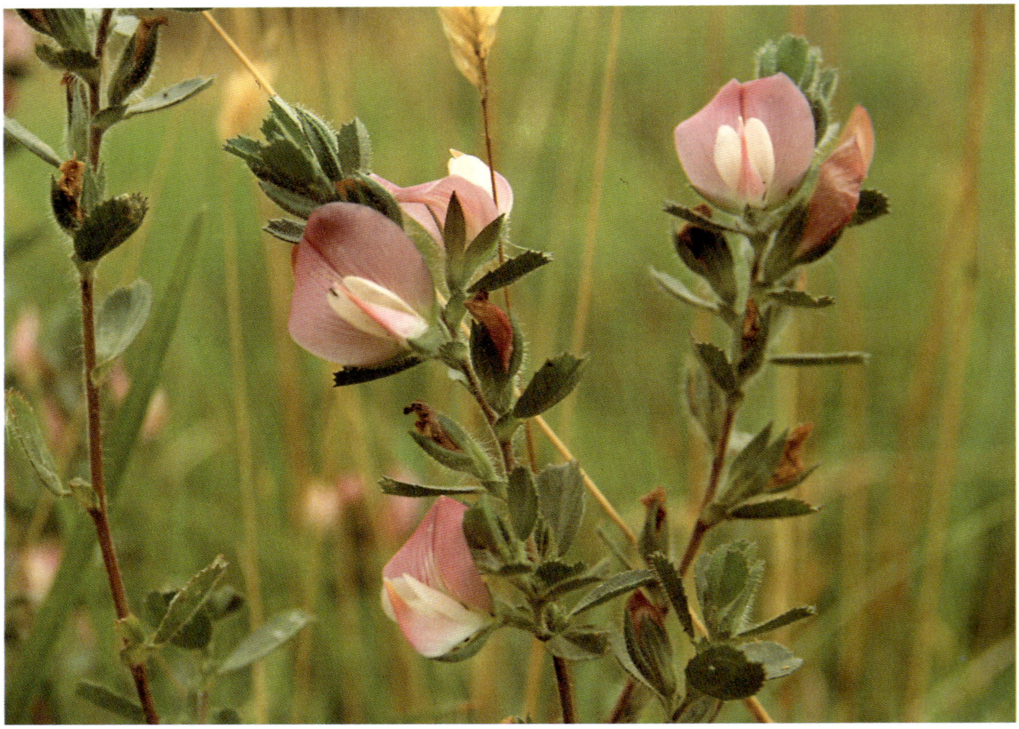

Die rosa Blüten der Onosis spinosa bieten zahlreichen Insekten ihren Nektar an.

(etwa 150 ml) heißem Wasser übergossen, warm gehalten und nach einer halben Stunde durch ein Teesieb gegeben. Man trinkt 2–3mal täglich 1 Tasse zwischen den Mahlzeiten.

Weiberkrieg und Weiberzorn sind zwei der zahlreichen volkstümlichen Bezeichnungen der Dornigen Hauhechel. Nimmt man diese Namen wörtlich, dann muß dieser Halbstrauch mit seiner bis zu 60 cm tief gehenden Pfahlwurzel und den dornigen Zweigen seinerzeit, als noch so vieles von Hand gemacht werden mußte, doch mehr als eine rechte Plage gewesen sein, vor allem für Frauen, deren Aufgabe es wohl auch war, die Äcker von Unkraut und damit auch von diesem Schmetterlingsblütler freizuhalten. Berichtet wird aber auch, daß die Hauhechel selbst den Zorn mancher pflügenden Bauern auf sich gezogen hat, so schreibt Leonhart Fuchs: „Es nenns auch etlich Ochsenbrech, darumb das seine würtzel ein pflug dörffen halten unnd die ochsen oder die pferd daran im gang verhindern."

Ob die erste Silbe des heute meist gebrauchten Namens Hauhechel von hauen, weil man die Wurzel raushauen mußte, oder von Heu abgeleitet ist, wird kaum je eindeutig geklärt werden können. Die zweite Silbe -hechel wird der Dornen wegen mit dem Flachshechel in Verbindung gebracht. Der Gattungsname Ononis soll vom griechischen onos für Esel herkommen, weil Esel neben der Distel anscheinend auch diese dornige Pflanze gerne fressen, und spinosa bedeutet einfach dornig, letztlich also „Dorniges Eselsfutter".

Die Hauhechel bevorzugt kalkhaltige und magere, trockene Böden. In Mitteleuropa findet man sie am häufigsten noch auf einigermaßen naturbelassenen Weiden, auf Brachen, an sonnigen Böschungen, Wegrändern oder Rainen. In Süd- und Osteuropa, von wo die Wurzel aus Wildgrabungen in den Handel kommt, aber auch in Nordafrika und den mittelasiatischen Steppen soll die Ononis spinosa in großen Beständen vorkommen.

Die bis zu 60 cm hoch werdenden, schwachbehaarten, doppeldornigen, meist verholzten, aufrechten Zweige sterben während der Winterperiode meistens ab, so daß es im Frühjahr zu Neuaustrieben kommt. Aus den Blattachseln der dreizähligen, an den Spitzen auch einzähligen, lanzettförmigen Blätter treiben von Juni bis September die typischen schmetterlingsartigen, meist rosa Blüten. Aus den Fruchtknoten entwickeln sich kleine eiförmige, behaarte, zwei- bis dreisamige Hülsen.

Als wassertreibende Heilpflanze und Hilfe bei Nierensteinen war die Hauhechelwurzel schon in der Antike geläufig. Eigenartigerweise ist sie dann im Mittelalter in Vergessenheit geraten, obwohl selbst Galenos noch im ersten Jahrhundert unserer Zeitrechnung von einer die Harnsteine verkleinernden Wirkung der Droge berichtet. Erst im 16. Jahrhundert erinnerten sich die Ärzte wieder an die „Hawheckel" und empfahlen unter anderem die Wurzel, in Wasser und Essig gesotten, als Mittel gegen Zahnweh. In der Folgezeit erfuhren die Anwendungsbereiche recht erhebliche Erweiterungen: so als Mittel gegen Gicht, Rheumatismus, verschiedene Hauterkrankungen, auch mit hartnäckigen Ausschlägen verbunden, sowie bei Drüsenschwellungen und vor allem zur auch heute noch sehr beliebten Frühjahrskur mit dem sogenannten Holztee, der neben Hauhechelwurzel noch Guajakholz, Süßholz und Sassafrasholz enthält. In der Tiermedizin galt die Hauhechel schon immer als gutes Mittel, besonders für Pferde, die schwer stallen, also zur Harnausscheidung.

Nach Plinius und auch Fuchs diente das noch junge „gewechß" auch als Nahrungsmittel. Geerntet wurde vor dem Austrieb der Dornen und dann mit Salz gebeizt.

Bekanntlich entwickeln sich an den Wurzeln der Papilionazeen stickstoffspeichernde Knöllchenbakterien, dies wird wohl auch der Grund dafür gewesen sein, daß im vorigen Jahrhundert empfohlen wurde, auch die Dornige Hauhechel zur Bodenverbesserung anzubauen – und das trotz Weiberzorn!

Heckenrose

Hundsrose, Hagrose, Hiefenstrauch

Rosa canina

Familie: Rosengewächse (Rosaceae)

Handelsware: Hagebutten (Fructus Cynosbati cum semine, Cynosbati fructus cum semine) werden nicht nur von der Heckenrose, sondern auch von anderen, nahe verwandten Wildrosen-Arten gesammelt. Erhältlich sind auch Hagebutten-Samen (Kernlestee).

Schön anzuschauen sind Wildrosen, die Zierden unserer Feldgehölze.

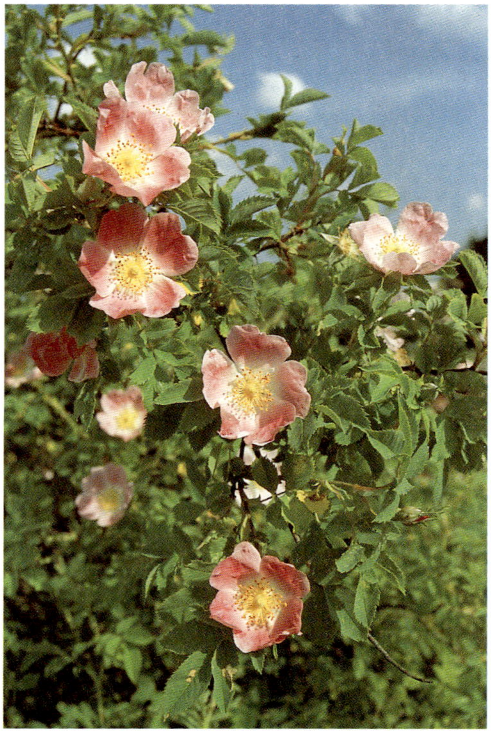

Herkunft: Die Heckenrose ist in ganz Europa weit verbreitet. Drogenimporte kommen aus Bulgarien, Ungarn, Rußland und Rumänien.

Anregung zur Anpflanzung im Garten: Heckenrosen eignen sich sehr gut zur Anpflanzung im Naturgarten. Die Sträucher sind robust und brauchen keine Pflege. Die Vermehrung erfolgt am einfachsten durch Stockteilung. Die Hagebutten reifen im Spätherbst.

Inhaltsstoffe: Hagebutten enthalten als Hauptwirkstoff Vitamin C, daneben Pektine, Gerbstoffe, Zucker, Fruchtsäuren und als Farbstoffe Carotinoide.

Heilwirkung und Anwendung: Hagebutten-Tee eignet sich zur Unterstützung der Therapie bei Vitamin-C-Mangel. In der Volksheilkunde wird er bei Grippe und Erkältungskrankheiten, als mildes Laxans und wassertreibendes Mittel verwendet.

Hagebutten finden wegen ihres angenehmen säuerlichen Geschmacks Verwendung in Haus- und Frühstückstees.

Die in den Scheinfrüchten enthaltenen Nüßchen (Semen Cynosbati) werden in der Volksmedizin bei Nieren- und Blasenerkrankungen, bei Steinleiden, Gicht, Rheuma und Ischias angewendet.

Hagebutten in der Küche: Aus den Schalen frischer Früchte läßt sich eine wohlschmeckende und vitaminreiche Marmelade bereiten. Sie eignen sich auch zur Bereitung von Hagebuttenwein und -Likör, zu Suppen und Soßen.

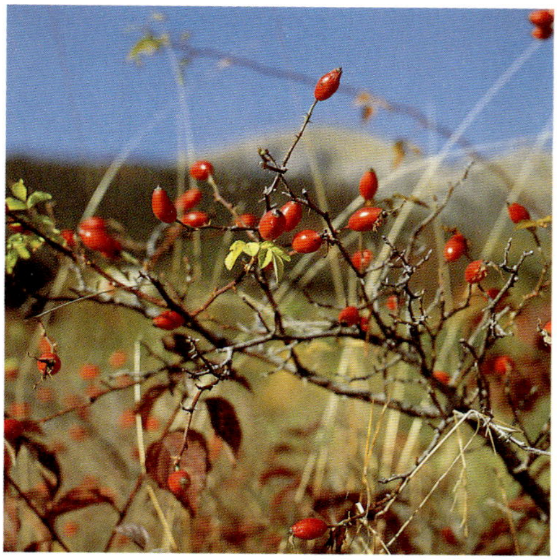

„Ein Männlein steht im Walde, ganz still und stumm ...“

Hagebutten-Tee: 2 gehäufte Teelöffel grob zerkleinerte Hagebutten mit ¼ Liter kochendem Wasser übergießen, 15 bis 30 Minuten lang ziehen lassen, abseihen. Von diesem Tee mehrmals täglich eine Tasse trinken.

„In Tschudengräbern (es handelt sich um einen finnischen Volksstamm aus der Gegend des Ladogasees), welche wenigstens 5000 Jahre vor unserer Zeitrechnung zurückreichen sollen, fand man eine Münze mit dem Gepräge einer Rose“, berichtet Meyers Konversations-Lexikon aus dem Jahr 1897. Manches an dieser Aussage erscheint einem nicht ganz stimmig zu sein, so sind zum Beispiel die ersten Münzen nach heutigem Wissensstand erst im 7. Jahrhundert v. Chr. in den griechischen Städten Kleinasiens geprägt worden. Auszuschließen ist aber nicht, daß solch eine „Rosen-Münze“ bei einer späteren Bestattung ins Grab kam, die Anfänge der Grablegungen aber tatsächlich so weit zurückreichen. Doch unabhängig davon, die Beziehung des Menschen zur Rose geht auf Urzeiten zurück. So ist die Rose im Zendavesta – der heiligen Schrift der Parsen – in die Kosmogenie, die Lehre über die Entstehung der Welt, eingegangen.

Versucht man den Ursprüngen des Wortes „Rose“ nachzugehen, so wird man mit dem indogermanischen urdho, dem altpersischen wurdo und dem iranischen urdi konfrontiert, dessen rhodische Form das lateinische rosa ergeben soll, so im rororo Pflanzenlexikon (1969) nachzulesen. Unter solchen Voraussetzungen nimmt es nicht Wunder, wenn man der Bezeichnung „Rose“, von einigen bedeutungslosen Varianten abgesehen, in allen indoeuropäischen Sprachen begegnet.

Der lateinische Name Rosa canina oder das griechische Kynosbatos von kyon = Hund und batos = Strauch sei nach Plinius auf einen Orakelspruch zurückzuführen. Auf der Suche nach einem Mittel gegen Bisse tollwütiger Hunde habe das Orakel auf die stark gerbstoffhaltigen Wespengallen der Wildrosen hingewiesen. So steht Hundsrose auch heute noch vielfach für die Wildrose allgemein.

Die Verwendung der Rose in der Heilkunde dürfte sehr weit in die Vergangenheit zurückreichen, sei es als Rosenöl, als Rosenhonig oder Rosenwasser, sei es als Rosenessig, als Rosensalbe oder als Hagebuttentee, ob zur Kräftigung des Herzens, „zu denn weetagen des hauts, augen, ohren, der därm ...“ oder gegen „rotlauff“ – eine alte Bezeichnung für eine Hauterkrankung, die im Volksmund vielfach auch Rose heißt – und zur Förderung des Schlafs. Gerade weil man heute der Erfahrungsmedizin nicht selten sehr kritisch gegenübersteht, ist es um so interessanter, bei den Ärzten des Mittelalters nachzulesen, daß man die „gelben Saamen“ der Rose gegen „feiicht zanfleysch“ angewendet hat, so Fuchs, und etwas später wird ein aus den Samen bereitetes Zahnpulver zur Stärkung des Zahnfleisches und zur Befestigung der Zähne empfohlen. Und all das, ohne etwas vom Vitamin C selbst gewußt zu haben, oder von der Tatsache, daß es in der Hagebutte und den Samen, den eigentlichen Früchten, in so hohem Maße enthalten ist.

Die Hecken- oder Hundsrose findet man besonders häufig an Feldrainen, Weg- und Waldrändern. Durch unsachgemäße Flurbereinigung ist leider auch sie gefährdet. In den Gebirgen kann sie bis fast an die Baumgrenze ansteigen. Als ihre Heimat gilt Eurasien, sie wächst aber auch in Nordafrika.

Wildrosen bilden zusammen mit anderen Sträuchern wertvolle Lebensräume für Tiere und andere Pflanzen.

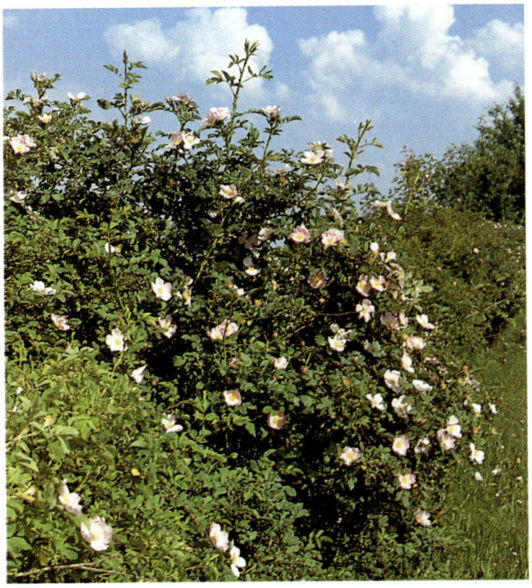

An den meist weit überhängenden, mit rückwärts gebogenen Stacheln besetzten Zweigen mit unpaarigen, scharf gezähnten und bisweilen doppelt gesägten Fiederblättchen erscheinen im Juni zartrosa, seltener weiße Blüten mit je fünf Kelch- und Blütenblättern, sowie einer großen Zahl gelber Staubblätter. Aus den nach der Blüte fleischig gewordenen Achsen entwickeln sich zum Herbst rote Scheinfrüchte, die Hagebutten, in deren Innerem sich die eigentlichen steinharten, einsamigen Schließfrüchte oder Nüßchen, Semen Cynosbati genannt, inmitten feiner, Juckreiz auslösender Härchen befinden.

Besonders in Süddeutschland werden die entkernten Hagebutten zu Marmelade, dem Hegemark, verarbeitet. Während des Zweiten Weltkriegs erinnerte man sich in Deutschland wieder an die Hagebutte als Nahrungsmittel einerseits und als Lieferant von Vitamin C andererseits. Mit Bulgarien, dem wohl größten Rosenanbauer der Welt, wurde deshalb eine Hagebuttensammelaktion vereinbart: 1200 t oder 240 Güterwagen mit Hagebutten wurden geerntet und nach Deutschland gebracht.

Für den Edelrosenfreund sei noch vermerkt, daß die Hunds- oder Heckenrose sich sehr gut zum Aufpfropfen von Edelreisern eignet. Doch auch die Wildrose, möglichst auf einem Platz gepflanzt, der ihr genügend Raum zur Entfaltung bietet, wird das Auge und – da die Rose auch das Sinnbild der Liebe ist – das Herz erfreuen.

Holunder

Schwarzer Holunder, Holler, Flieder, Holder, Elderbaum, Husholder, Schwarzholder

Sambucus nigra

Familie: Geißblattgewächse (Caprifoliaceae)

Handelsware: Holunderblüten (Sambuci flos, Flores Sambuci).

Herkunft: Der Schwarze Holunder ist in ganz Europa heimisch. Hauptlieferländer der Droge sind Rußland, Bulgarien, Ungarn und Rumänien.

Anpflanzung im Naturgarten: Ein Holunderstrauch ist zur Blütezeit eine Zierde jeder Wildsträucherhecke. Er war schon immer als Kulturbegleiter bei Bauernhäusern anzutreffen und läßt sich bei genügend Platz leicht im Garten kultivieren.

Inhaltsstoffe: Ätherisches Öl, Flavonoide, Triterpene, Chlorogensäure, Schleime, Gerbstoffe.

Heilwirkung und Anwendung: Holunderblüten wirken schweißtreibend und vermehren die Bronchialsekretion. Sie werden als schweißtreibendes Mittel bei der Behandlung fieberhafter Erkältungskrankheiten angewendet. In der Volksheilkunde wird Holunder auch als Gurgelwasser bei Mandel- und Rachenentzündungen genutzt. Holundersaft ist bei Erkältungskrankheiten und als mildes Abführmittel geschätzt.

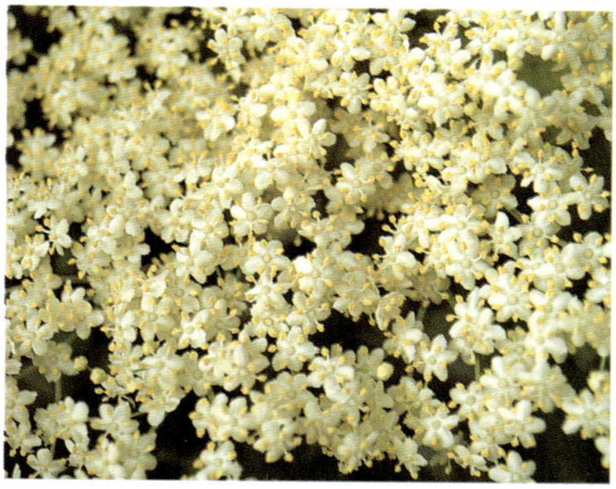

„Weißt Du wieviel Blüten stehen, in der schönen Holler-Dolde?"

Holunderblüten und -Früchte in der Küche: Holunderblüten können in Bierteig eingetaucht und in Öl zu Küchle ausgebacken werden. Sie eignen sich auch zur Herstellung erfrischender Getränke. Aus Holunderbeeren lassen sich wohlschmeckende Wildfruchtmarmeladen, Saft und Wein bereiten.

Holunderblüten-Tee: Etwa 2 Teelöffel voll Holunderblüten werden mit 1 Tasse (etwa 150 ml) kochend heißem Wasser übergossen und nach 10 Minuten durch ein Teesieb gegeben.
Zum Schwitzen trinkt man mehrmals täglich 2 Tassen frisch bereiteten Tee so heiß wie möglich.

Zum Mittagessen sollte es als Nachtisch eine Holunderbeerensuppe mit Klößchen geben. Doch die Geister des Holunders meinten es nicht gut mit der Hausfrau. Beim Öffnen der Flasche ging der Inhalt im wahrsten Sinne des Wortes in die Luft, an die Decke und an die Wände. Endlich konnte der Maler, quasi guten Gewissens, ins Haus, das heißt in die

Küche kommen. Wäre es statt dessen eine Flasche des köstlich erfrischenden Holundersekts gewesen, dann hätte zwar ähnliches passieren können, aber die Folgen wären weniger spektakulär und die Kosten nicht so hoch geworden. Doch der Hollerbusch bietet noch mehr. Während der Blüte, meist im Juni, erfüllt er an lauen Abenden die Luft mit einem nahezu betäubenden Wohlgeruch, wobei – das sei zugegeben – man sich auch über Gerüche durchaus streiten kann. Die Blüten bieten, in Teig getaucht, eine weitere Nachtischvariante, Mus oder Gelee aus Beeren sind ein beliebter Brotaufstrich, und nicht zuletzt sei der Fliedertee erwähnt, der besonders bei fiebrigen Erkrankungen so wohltuend ist.

Die Heilwirkung der Holunderblüten oder des Holunders überhaupt war möglicherweise schon den Steinzeitmenschen, so auch den Bewohnern der Pfahlbauten, bekannt. Die Griechen, die Römer, die Germanen wußten jedenfalls ob dieser Wirkung ebenso, wie andere Völker des euroasiatischen Raums. Viel wesentlicher war für sie aber wohl die Vorstellung, daß im Holunder gute Geister innewohnen. Die Germanen glaubten sogar daran, daß Freya, die Beschützerin von Haus und Hof, sich den Busch zum Wohnsitz auserwählt hatte. Schon allein deshalb war es Sitte, einen Holderbusch in die nächste Nähe des Hauses zu pflanzen. Auch wenn heute kaum jemandem diese damalige Denkweise noch bewußt ist, stehen wohl aus gewisser Tradition heraus in vielen Bauerngärten Holunderbüsche. Und dort, wo der Fortschritt noch nicht alles überdeckt hat, wird auch geerntet: Im Sommer die Blüten, im Herbst die Beeren. So wird das Heilkräftige mit dem Wohlgeschmack verbunden.

Der Holunder kann als Strauch oder

Auch ein Stadtgraben, hier in Überlingen, bietet einen wüchsigen Standort für Freyas Wohnsitz.

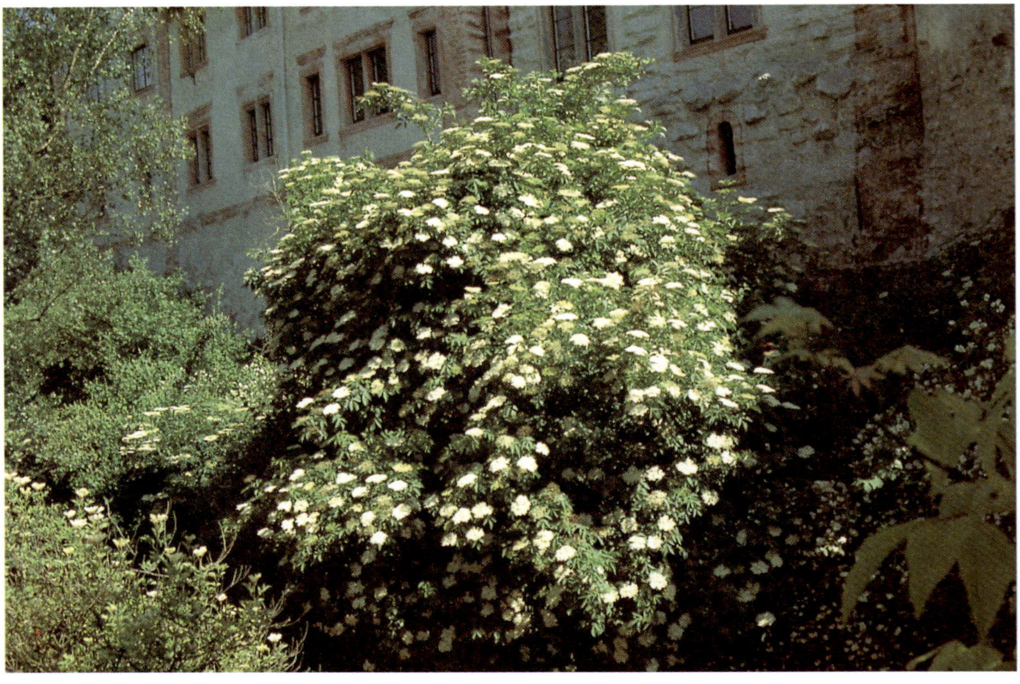

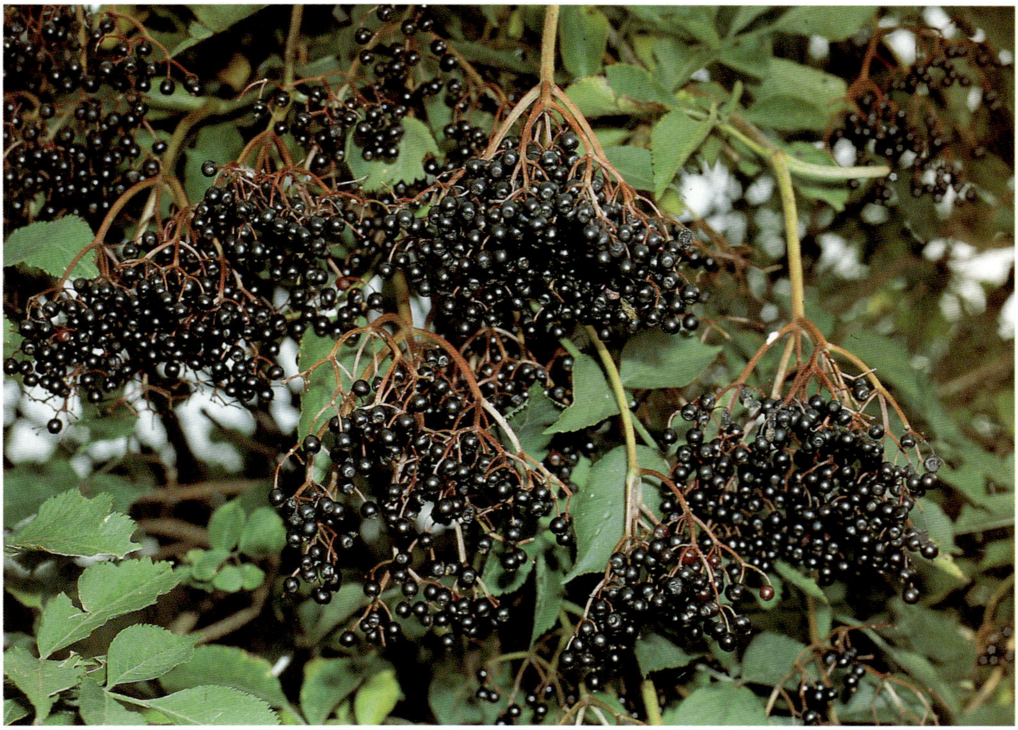

Holunderbeeren – eine Köstlichkeit für Kenner und Liebhaber von Wildfrüchten.

Baum 3 bis 10 m hoch werden. Seine Rinde ist anfangs grün und voller Lentizellen, später wird sie grau-braun rissig. Geradezu ein Merkmal des Hollers ist das weiße Mark in den jüngeren Zweigen. Kinder fertigen aus solch jungen Zweigen Pusterohre, denn das Mark läßt sich leicht herausstoßen. Die Laubblätter stehen gegenständig, sind unpaarig gefiedert und am Rand gesägt. Mit je 5 Kelch-, Kron- und Staubblättern bilden die kleinen, gelblich-weißen Blüten Trugdolden, die einen Durchmesser bis zu 20 cm haben.

Man findet den Holunder an Waldrändern, in feuchten Auen, an steinigen Bach- und Flußufern, in Tobeln und Schluchten. Sein Verbreitungsgebiet ist ganz Europa, ausgenommen der hohe Norden. Auch in Kleinasien, in den Kaukasusländern und im westlichen Sibirien ist er zu Hause.

Ob Holunder mit Frau Holle, also mit Freya, etwas zu tun hat, wird zwar vermutet, es ist aber nicht erwiesen. Die althochdeutsche Bezeichnung lautet holuntar, dabei steht tar für Baum. Das griechische acte für Holunder findet sich heute noch als Attich im Namen des kleinen krautigen Holunders (Sambucus ebulus). Der Gattungsname Sambucus soll zwar römischen Ursprungs sein, doch dürfte er wohl vom griechischen Sambux abstammen. So wurde der rote Farbstoff in den Holunder- und Attichbeeren genannt. Auch heute noch werden Rotweine nicht selten geschönt, man bedient sich hierbei allerdings eher der Beeren einer aus Nordamerika eingebürgerten Pflanze, der Amerikanischen Kermesbeere (Phytolacca americana).

Hopfen

Hopf, Bierhopfen, Hupfen, Hoppen

Humulus lupulus

Familie: Hanfgewächse (Cannabaceae)

Handelsware: Hopfenzapfen (Lupuli strobulus, Strobuli Lupuli) sind die ganzen Fruchtstände mit vielen Einzelfrüchten, die jeweils hinter einer großen, trokkenhäutigen Fruchtschuppe stehen. Diese Fruchtschuppen decken sich dachziegelartig und bilden so den bekannten Hopfenzapfen. Alle Fruchtschuppen, auch die Deckblättchen der Blüten und die Achse der Zapfen, sind dicht mit kleinen, gelben Hopfendrüsen besetzt: Lupuli glandula, Glandulae Lupuli. Diese enthalten die Wirkstoffe.

Herkunft: Die Droge stammt aus den Hopfenanbaugebieten in Deutschland. Es gibt auch Importe aus USA und China.

Inhaltsstoffe: Bitterstoffe, ätherisches Öl, Gerbstoffe, Flavonoide.

Heilwirkung und Anwendung: Hopfen wirkt beruhigend und schlaffördernd. Anwendung bei Unruhe, Übererregbarkeit, Schlafstörungen und Spannungszuständen – oft in Kombination mit anderen, sedativ wirkenden Heilpflanzen.
In der Volksheilkunde werden Hopfenzapfen auch zur Appetitanregung und Steigerung der Magensaftsekretion gebraucht. Außerdem zur Behandlung von Geschwüren und Hautverletzungen. Schließlich sagt man dem Hopfen eine anregende Wirkung auf den Periodenzyklus nach.

Hopfenzapfen-Tee: 1 bis 2 Teelöffel voll Hopfenzapfen werden mit 1 Tasse (etwa 150 ml) heißem Wasser übergossen und nach 10 bis 15 Minuten durch ein Teesieb gegeben.
2–3mal täglich und vor dem Schlafengehen eine Tasse frisch bereiteten Tee trinken.

Hopfenanbau hat es in Mitteleuropa schon im 8. Jahrhundert gegeben, wie einer Schenkungsurkunde Pippins des Kleinen zu entnehmen ist. Es ist also durchaus möglich, daß Hopfen bereits damals zur Haltbarmachung und vielleicht auch zur Geschmacksverbesserung von Bier verwendet wurde, doch einen eindeutigen Hinweis darauf findet man erst im 11. Jahrhundert bei Hildegard von Bingen. Um so interessanter ist es festzustellen, daß die russische Bezeichnung für Hopfen „chmelj" identisch ist mit Rausch. Dieser sprachliche Zusammenhang bestärkt die häufig geäußerte Annahme, das Wissen um die Anwendung des Hopfens in der Bierbrauerei sei aus dem Kaukasus zu uns gekommen. Bevor sich aber die Verwendung von Hopfen in Europa wirklich durchsetzen konnte, mußten fast unendlich viele obrigkeitliche Widerstände überwunden werden. So wurde in England sogar noch 1530 von Heinrich VIII. erneut verboten, dem Bier Hopfen zuzusetzen. Doch schließlich war der Siegeszug des Hopfens nicht mehr aufzuhalten.

Die arzneiliche Anwendung des Hopfens, richtiger der Hopfendrüsen, als mildes Beruhigungs- oder Einschlafmittel, kam erst

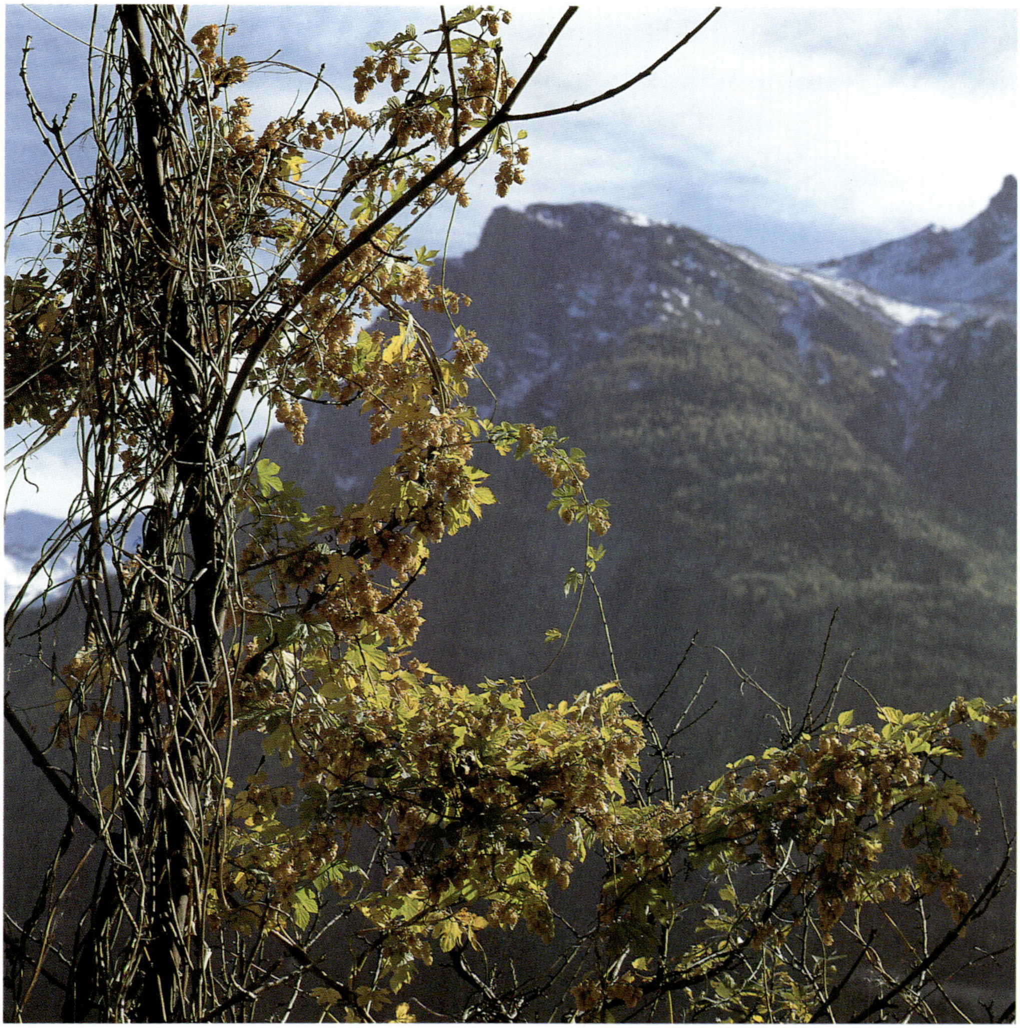

Die Walliser Sonne hat diesen Hopfen reifen lassen.

vor gut 150 Jahren auf. Das mag überraschen, denn fast jeder kennt die Aussage, Bier mache müde. Mit der Isolierung der Bitterstoffe beschäftigte man sich aber erst Anfang des vorigen Jahrhunderts. Eine weitere Eigenschaft des Hopfens, die diuretische, also wassertreibende Wirkung, die in der mittelalterlichen Medizin eine nicht zu unterschätzende Bedeutung hatte, wird heutzutage kaum noch erwähnt, obwohl der Bierliebhaber sie im wahrsten Sinne des Wortes am eigenen Leib verspürt. Und es ist noch gar nicht so lange her, daß in so mancher urologischen Klinik Bier als Alternative zu dem nicht immer so gut schmeckenden Blasen- und Nierentee angeboten wurde.

Von der Gattung Humulus gibt es weltweit zwei beziehungsweise drei Arten, den

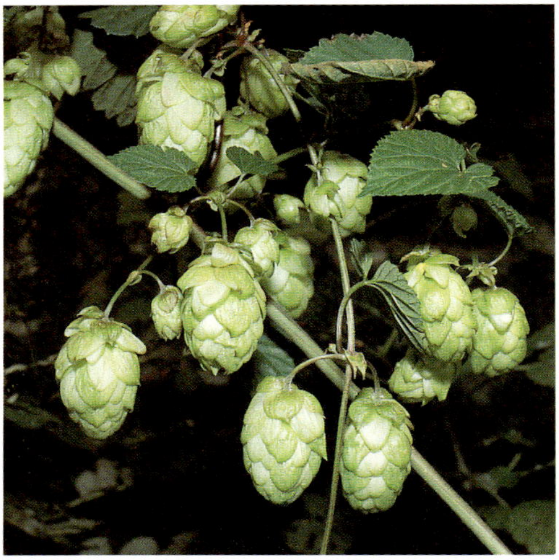

Was wäre Bier ohne Hopfen? Nur gut, daß selbst königliche Verbote es nicht verhindern konnten, ihn in die Braukunst einzuführen.

im Fernen Osten beheimateten Humulus japonicus und Humulus lupulus, der in Europa und in den gemäßigten Zonen Asiens wächst, sowie den Humulus americanus, der aber dem H. lupulus entsprechen soll.

Als Standort bevorzugt die zweihäusige Pflanze feuchtere Gebüsche und Hecken, Waldränder und Flußufer. Das ausdauernde, jedes Jahr frisch austreibende Schlinggewächs kann bis zu 7 m lang werden, rechtswindend rankt es sich an benachbarten Büschen oder Bäumen empor. Die gegenständigen, rundlichen, oder auch eiförmigen, drei- bis fünfspaltigen Blätter ähneln stark dem Weinlaub. Während die männlichen Blütenstände mit ihren weißlichen Blüten Trugdolden bilden, ergeben die weiblichen Blüten dichtblütige mit Lupulindrüsen besetzte Scheinähren, aus denen sich zum Herbst die bekannten Hopfendolden entwickeln. In unseren Hopfenkulturen werden nur weibliche Pflanzen angebaut. Die Vermehrung erfolgt über Teilung der Wurzelstöcke.

Wie der Hopfen zu seinem Namen kommt, ist unbekannt. Man begegnet dieser Bezeichnung erst in der Literatur des 11. Jahrhunderts. Humulus ist von humus = Erdboden abgeleitet, vielleicht weil der Hopfen sich auch am Erdboden entlang windet, oder auch, weil er eher besseren Boden bevorzugt. Lupulus bedeutet kleiner Wolf, was nach Ludwig Kroeber auf die pflanzenwürgende Eigenschaft des Hopfens zurückzuführen sei. Nach Leonhart Fuchs hieß der Hopfen bei den Griechen Bryon und „zu Latein Lupus salictarius".

Nicht unerwähnt bleiben sollten die Hopfenschößlinge, die vielfach auch Hopfenspargel genannt werden. In den klassischen Hopfengegenden haben sich viele Restaurants darauf eingestellt, den Gourmets diese Spezialität in vielen Variationen anzubieten.

Huflattich

Brandlattich, Brustlattich, Pferdefuß, Märzblume, Roßhub

Tussilago farfara

Familie: Korbblütengewächse (Asteraceae)

Handelsware: Huflattichblätter (Farfarae folium, Folia Farfarae).

Herkunft: Die Droge wird von wildwachsenden Pflanzen gesammelt. Importe kommen aus Italien, dem Balkan und aus osteuropäischen Ländern.

Inhaltsstoffe: Schleimstoffe und Inulin, Gerbstoffe, Flavonoide, verschiedene Pflanzensäuren, Triterpene und Sterole.

Heilwirkung und Anwendung: Die Schleimstoffe der Droge wirken einhüllend und reizmindernd. Anwendung in der Volksmedizin bei katarrhalischen Entzündungen, trockenem Reizhusten, chronischer Bronchitis und bei Staublunge. Als Gurgelmittel bei akuten und chronischen Reizzuständen im Mund und Rachenraum.
Er wird außerdem zur Behandlung von Wunden und Entzündungen, Hautaus-

Die goldgelben Blütenköpfe des Huflattichs, die an Strohhüte der goldenen Zwanziger erinnern, zeigen sich schon im zeitigen Frühjahr.

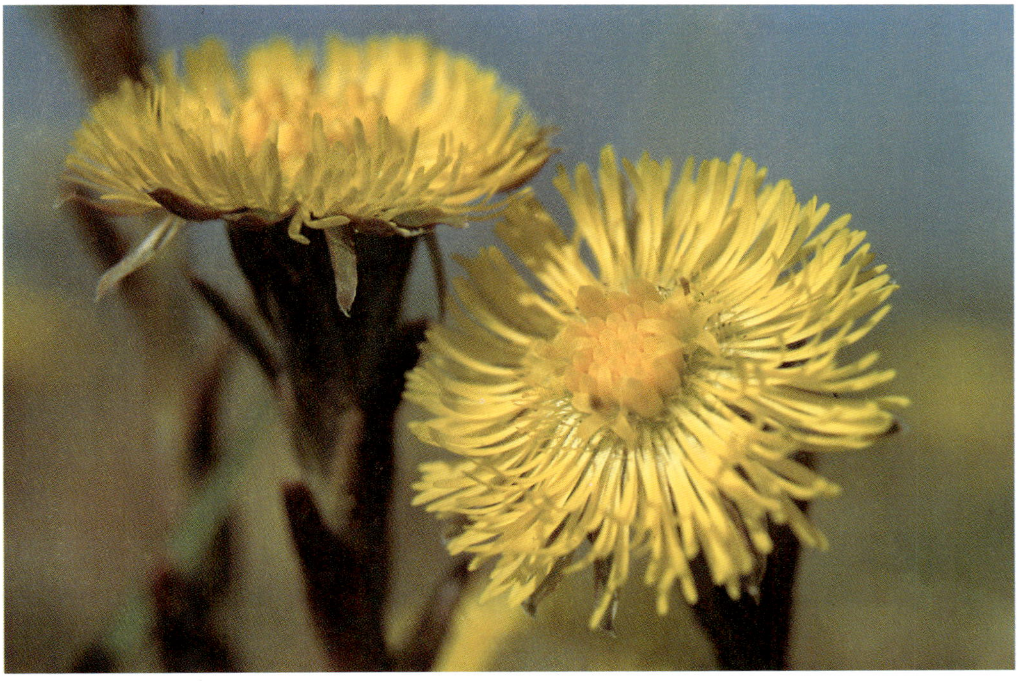

schlägen und zu sogenannten „Blutreinigungskuren" verwandt.

Huflattichblätter-Tee: 1 Eßlöffel voll geschnittener Droge wird mit 1 Tasse (etwa 150 ml) kochendem Wasser übergossen und nach 10 Minuten durch ein Teesieb gegeben.
3mal täglich 1 Tasse frisch bereiteten Tee trinken. Von einer Anwendung des Huflattichblätter-Tees über lange Zeiträume wird abgeraten.

Wenn im Februar die ersten Sonnenstrahlen die geschützte Seite eines Bahndammes erwärmen, kann man fast sicher sein, daß dort in Bälde goldgelbe, sich tagsüber voll öffnende und dann an einen Strohhut der „Goldenen Zwanziger" erinnernde zarte Blüten des Huflattichs erscheinen. Für die einen ist der Huflattich ein kaum zu bekämpfendes Unkraut, für die anderen dagegen eine beliebte und vielfältig anwendbare Heilpflanze und darüber hinaus auch noch eine in dieser frühen Jahreszeit so wichtige Futterpflanze für Bienen und andere Insekten. Und die erst nach der Blüte austreibenden Blätter werden von Kennern gerne dem Wildspinat, Salaten, Suppen oder Eintöpfen zugesetzt. Erwünschtes und Unerwünschtes liegen auch hier wieder dicht beieinander.

Schon in Anbetracht der großen Verbreitung des Huflattichs kann man davon ausgehen, daß dessen heilsame Wirkung nicht nur den Hochkulturen des Mittelmeerraums bekannt war, sondern bereits wesentlich früher genutzt wurde.

Tee von Huflattichblüten, besonders aber von Blättern, oder auch Rauchinhalationen mit Huflattich haben Dioskurides, Plinius, Galenos bei Erkrankungen der Atemwege ebenso empfohlen, wie die heilige Hildegard von Bingen und die späteren Ärzte und Botaniker der beginnenden Neuzeit. Bei Leonhart Fuchs findet man noch eine besondere Indikation für diese Droge: „Die bletter so sie noch grün zerstossen und übergelegt werden, leschen allerley hitz und heylen das rotlauff", also wohl die Wundrose? Doch auch in der Tiermedizin spielte der „Roßhub", die in früheren Jahrhunderten meist gebrauchte Bezeichnung für diese Heilpflanze, eine nicht unwesentliche Rolle. So berichtet Adelbert von Chamisso, man habe Huflattich mit Reis und Milch gekocht und Schafen gegen die Fäule verabreicht.

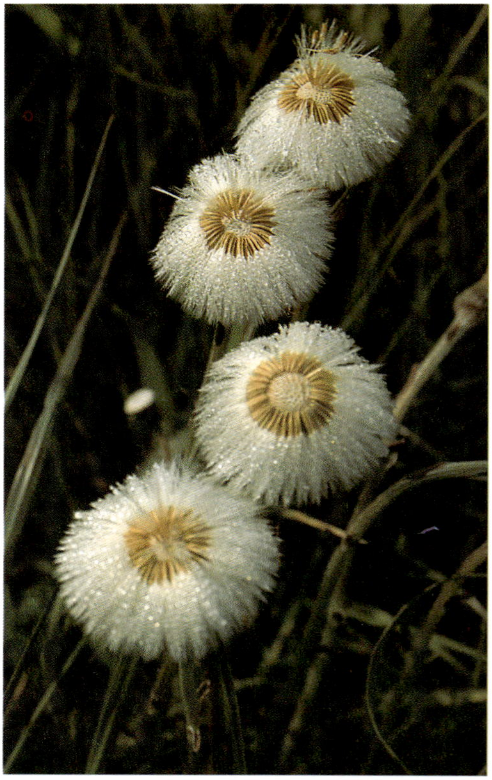

Filigranes Silber des fruchtenden Huflattichs.

Als Standort bevorzugt der Huflattich vor allem tonig-merglige Böden. Man findet ihn in ganz Europa, in den westlichen und nördlichen Regionen Asiens und inzwischen auch als Einwanderer in Nordamerika.

Die aus weiblichen Zungen- und männlichen Scheibenblüten zusammengesetzten Blütenköpfchen der ausdauernden Pflanze sitzen auf bräunlich geschuppten, bis zu 10 cm hoch werdenden Stielen, die anscheinend während ihrer Vegetationsperiode ohne Chlorophyll auskommen. Die Photosynthese erfolgt erst in den hufeisenförmigen, an der Unterseite stark weißfilzigen Blättern, die nach der Blüte austreiben. Dieser Besonderheit begegnet man übrigens noch bei einigen Schachtelhalmarten. Die kleinen Früchte haben eine Federkrone, die ihrer Verbreitung durch den Wind dient.

Die erste Silbe von Huflattich geht – ebenso wie Roßhub auch – auf die äußere Form des Blattes zurück. Die zweite Silbe dürfte von lapatium oder lapatica – für großblättrige Pflanze stehend – abgeleitet sein.

Der Gattungsname Tussilago ergibt sich vom lateinischen tussis für Husten sowie agere für vertreiben und der Artname sehr wahrscheinlich von far für Mehl und ferre für tragen, was wohl mit der so auffälligen weiß-filzigen Behaarung der Blattunterseite zusammenhängt.

Festzuhalten ist noch, daß der Huflattich der einzige Vertreter seiner Gattung ist.

Selbst harter Fels in 2000 m Höhe ist für diese Pionierpflanze kein Hindernis zu wachsen und zu gedeihen.

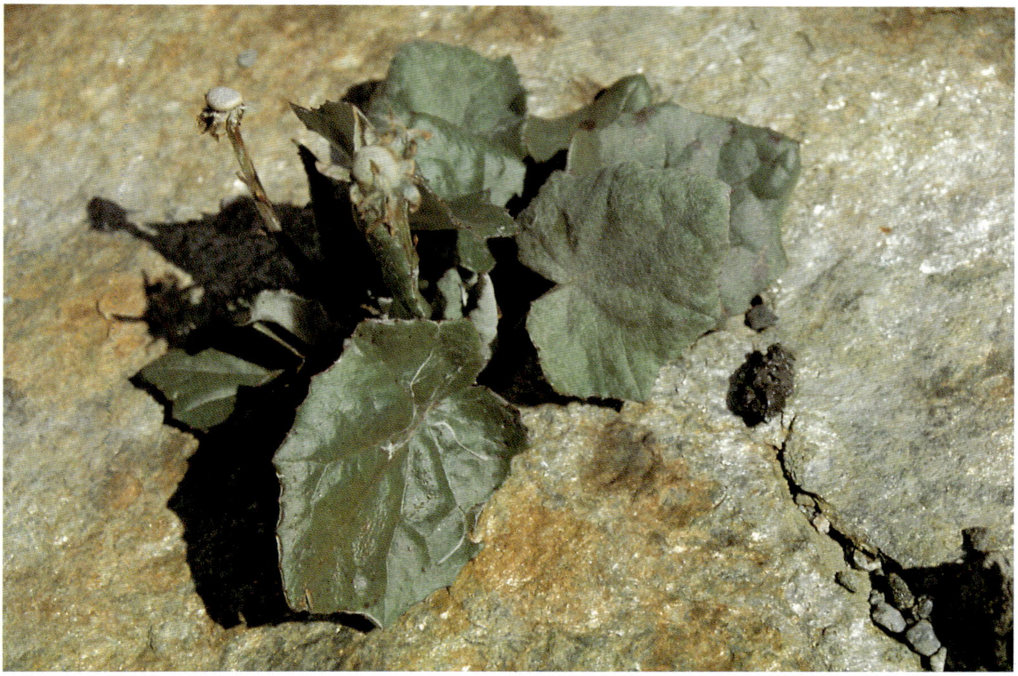

Johanniskraut

Johannisblut, Sonnwendkraut, Tüpfelhartheu, Blutkraut, Herrgottsblut, Mannsteufel, Hexenkraut

Hypericum perforatum

Familie: Hartheugewächse (Hypericaceae).

Handelsware: Johanniskraut (Hyperici herba, Herba Hyperici).

Herkunft: Die Droge stammt aus Wildvorkommen in Europa.

Anpflanzung im Kräutergarten: Johanniskraut ist anspruchslos. Es bevorzugt trockene Böden. Vermehrung durch Aussaat. Wildpflanzen lassen sich leicht im Garten kultivieren.

Inhaltsstoffe: Hypericin und ähnliche Stoffe, ätherisches Öl, Flavonoide, Gerbstoffe. Auch antibiotisch wirkende Substanzen wurden nachgewiesen.

Heilwirkung und Anwendung: Johanniskraut wirkt bei leichteren neurotischen Depressionen angstlösend und nervenberuhigend. Die Wirkung tritt jedoch erst nach längerer Behandlung ein. In der Volksmedizin wird es auch gegen Durchfall, bei Bettnässen, Rheumatismus und Gicht angewendet.
Johanniskraut-Öl (Oleum Hyperici) fördert die Wundheilung. Man gebraucht es auch als Einreibung bei Rheuma, Hexenschuß und zur Schmerzlinderung nach Verstauchungen und Prellungen.

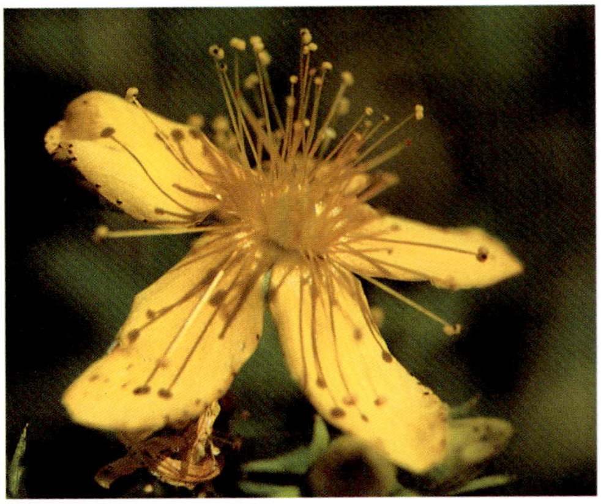

Zu Johanni öffnen sich die güldenen Blüten des „Sanct Johanniskrauts".

Johanniskraut-Tee: 1–2 Teelöffel getrocknetes, fein geschnittenes Kraut mit 1 Tasse (etwa 150 ml) siedendem Wasser übergießen, ca. 10 Minuten ziehen lassen. Abseihen. Morgens und abends 1–2 Tassen trinken.
Bei empfindlichen Personen kann eine Photosensibilisierung auftreten. Wer eine Johanniskrautkur macht, sollte starke Sonneneinwirkung, Höhensonne und Solarium meiden.

Es blüht um Johanni, sondert beim Zerreiben einen (blut-)roten Saft ab und hat dazu auch noch perforiert scheinende Blätter – alles Gründe, dem Hypericum perforatum, dem Johanniskraut, nicht nur viele Namen zu geben, ihm zahllose Heilwirkungen zuzuordnen, sondern auch an innewohnende magische Kräfte zu glauben.

Hält man ein Blättchen des Krautes gegen das Licht, so sieht man die namensgebenden Öldrüsen, die „Löcher", durchscheinen. Der Legende nach hat der Teufel die Blätter aus Wut perforiert, weil sich eine arme Sünderin, die vor ihm Schutz suchte, aufs Johanniskraut gesetzt hatte. In einer Sammlung abergläubischer Sprüche heißt es dazu: „Sanct Johanniskraut ist von so großer Krafft, den Teufel und die Hexen zu vertreiben, dahero auch der Teufel aus Boßheit dieses Krautes Blätter mit Nadeln durchsticht." War es die Nähe zu den Hexen und zum Teufel – man nannte das Johanniskraut zu dieser Zeit u. a. auch Fuga daemonum –, daß die Autoren des 16. Jahrhunderts sich hinsichtlich der Heilkräfte dieser Pflanze so kurz fassen? Man möchte es fast meinen.

Doch davon, daß das Johanniskraut bei rheumatischen Beschwerden gut sei, berichten sowohl Leonhart Fuchs: „Sein sam gesotten und vierzig (!) tag an einander getruncken, heylet das hüfftwee", als auch Lonicerus, der allerdings die mystischen 40 Tage nicht vorschreibt. Aber auch bei Gicht, Blasensteinen, Leberbeschwerden, Glieder-

Ein Hang voller Gesundheit.

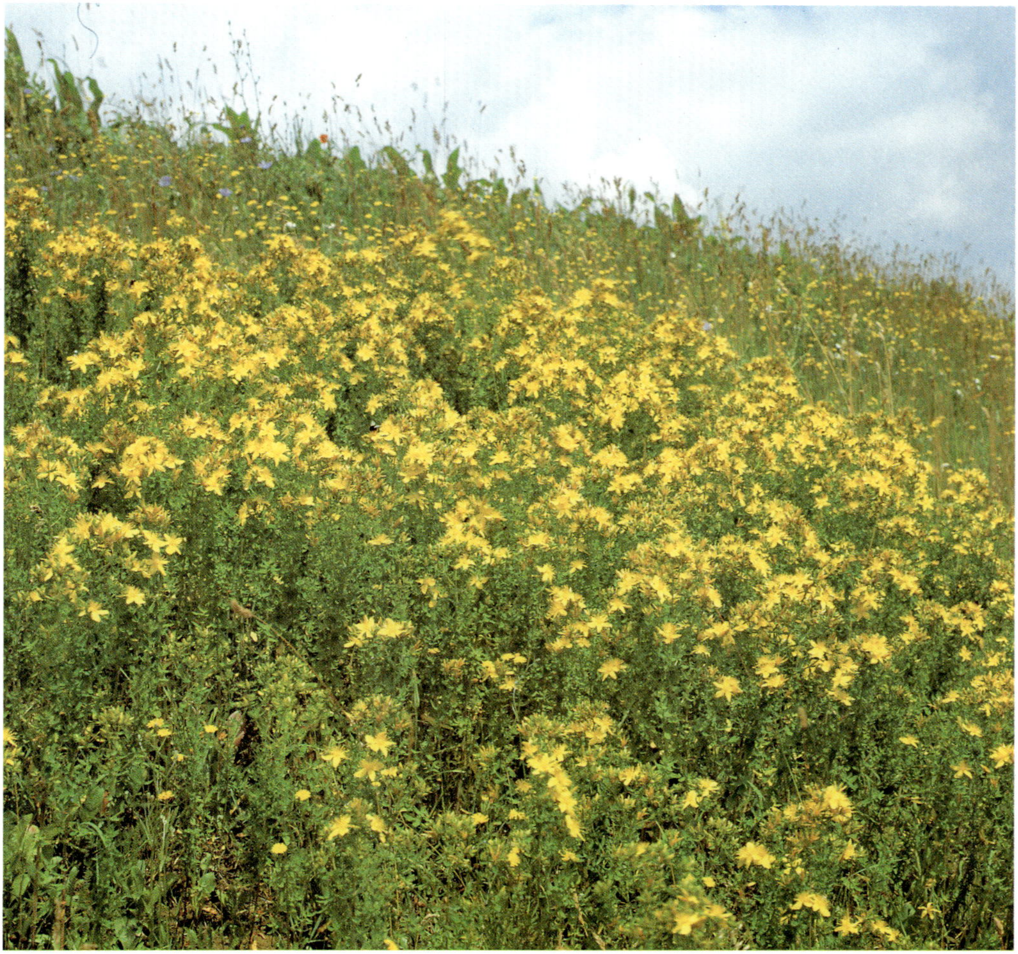

brand, Viertagefieber wird Hypericum empfohlen. Und ganz besonders das Balsamöl – aus den Blüten gewonnen – wurde gerne als Mittel zur Wundbehandlung genommen.

Von der Wirkung auf das Gemüt und die Psyche wußte man zu der Zeit anscheinend noch nichts. Zu diesem Wissen ist es wohl erst in diesem Jahrhundert gekommen, es sei denn, man kann eine Aussage von Paracelsus in diese Richtung deuten: „... das got ein groß arcanum in das kraut gelegt hat, alein von wegen der geisten und dollen fantaseien, die den menschen in verzweiflung bringen und nicht durch den teufel, sondern von natur." Den Abstand zum Teufel stellt auch Paracelsus wohl bewußt her.

Das Johanniskraut ist ursprünglich nahezu in ganz Europa, in Teilen Asiens und Nordafrikas zu Hause gewesen. Inzwischen hat es sich jedoch über alle Kontinente verbreitet. Als Standort bevorzugt es trockene Böden, Wald- und Straßenränder, Brachen und Bahndämme.

Im Frühjahr treiben aus den weitverzweigten Wurzelstöcken einzelne oder büschelbildende, kantige, bis zu 60 cm hoch werdende Stengel, die sich oben verzweigen. Die elliptischen bis eiförmigen, durchscheinend punktierten Blätter sind gegenständig und sitzen praktisch direkt am Stengel. Auf den endständigen, reichblühenden Trugdolden stehen die gelben fünfblättrigen Blüten mit ihren herausragenden 50–60 Staubblättern, die so geradezu als ein weiteres Kennzeichen dieses Krautes gesehen werden dürfen. Dem Pflanzenphotographen bietet diese Blütenstruktur ein ausgesprochen reizvolles Motiv.

Die botanische Bezeichnung Hypericum ist sehr wahrscheinlich vom griechischen hyper eikona, was soviel wie „gegen Spuk und Geister" bedeuten soll, abgeleitet. Ludwig Kroeber erwähnt eine weitere Deutung, danach soll aus hyper = über und eikon = Bild der Zusammenhang zur altbekannten, sehr geschätzten und über alle Vorstellungen hinausgehenden Heilkraft der Pflanze hergestellt worden sein. Die verschiedenen volkstümlichen Bezeichnungen ergeben sich entweder aus den äußeren Merkmalen, so Hartheu wegen der harten Stengel, Blutkraut wegen des roten Saftes, oder aus dem Aberglauben, also etwa Mannsteufel, Hexenkraut oder Teufelsflucht.

Wer sich einen Naturgarten anlegen will, sollte durchaus auch ans Hartheu denken. Nicht nur, weil diese Staude kaum Pflege erfordert, sondern vor allem wegen ihrer wirklich schönen, strahlend gelben Blüten und ihrer Beliebtheit bei Bienen.

Kalmus

Magenwurz, Kolmes, Deutscher Ingwer, Chalmis, Zehrwurz, Deutscher Zitwer

Acorus calamus

Familie: Aronstabgewächse (Araceae)

Handelsware: Kalmuswurzel (Calami rhizoma, Rhizoma Calami).

Herkunft: Drogenimporte aus Rußland, Indien und Nordamerika.

Inhaltsstoffe: Ätherisches Öl, Bitterstoffe, Gerbstoffe, Schleim, Stärke. Das kanzerogene Asaron fehlt in der amerikanischen Droge.

Heilwirkung und Anwendung: Kalmus gehört zu den aromatischen Bitterstoffdrogen. Er findet als Mittel der Volksmedizin Anwendung bei Magen- und Darmstörungen, Appetitlosigkeit, Völlegefühl und Blähungen. Äußerlich zu Bädern bei allgemeinen Erschöpfungszuständen und zu Waschungen bei Hautausschlägen. Zu Mund- und Gurgelwässern.
Kalmus ist Bestandteil vieler Bitterschnäpse.

Kalmuswurzel-Tee: 1 Teelöffel getrocknete, fein geschnittene Kalmuswurzeln werden mit 1 Tasse (etwa 150 ml) kochendem Wasser übergossen. 10 Minuten ziehen lassen. Abseihen. Täglich je 1 Tasse zu den Mahlzeiten. Vor Daueranwendung wird abgeraten.

Kalmus-Bad: 100 g Kalmuswurzeln werden 10 Minuten lang in 1 Liter Wasser gekocht, abgeseiht und dem Vollbad zugegeben. Für das Kalmus-Bad verwendet man die billigere, ungeschälte Droge. Dieses Bad wirkt leicht anregend. Es sollte nicht unbedingt am Abend genommen werden.

Um auf ihren langen Ritten, ob durch die Länder Asiens oder Europas, stets über einwandfreies Trinkwasser zu verfügen, sollen die Tataren es mit Kalmuswurzeln frisch gehalten haben, so berichtet Caroline Rivolier in „Geheimnisse und Heilkräfte der Pflanzen" (Secrets et vertus des plantes medicina-

Die Tataren sollen es gewesen sein, die den Kalmus mit seinen Heilkräften nach Europa brachten.

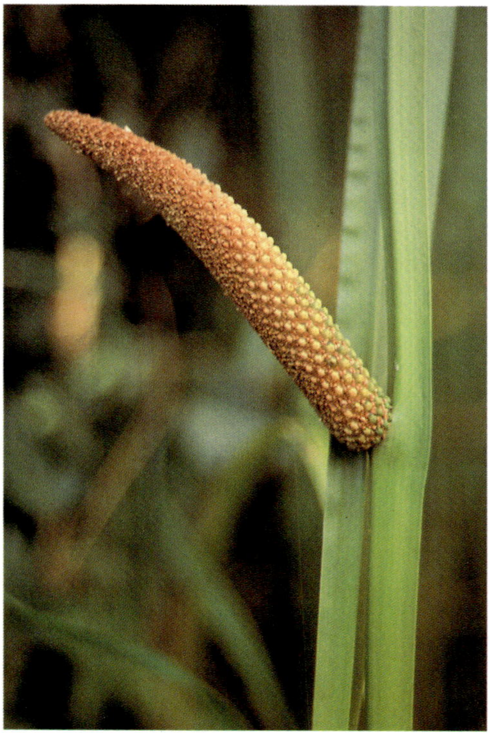

les). Dieses Reitervolk soll den Kalmus, der ursprünglich wohl nur in den subtropischen Regionen Asiens zu Hause war, so auch nach Osteuropa gebracht haben. Obwohl die Früchte in dieser um einiges kühleren Region nicht ausreifen, hat der Kalmus den neuen Lebensraum doch sehr bald erobert. Im Baltikum und in Ostpreußen, ebenso auch in den angrenzenden Ländern bildet der Kalmus vielfach so dichte Bestände, daß sein Kraut nicht selten von den Fischern und Bauern gemäht und als Viehfutter verwendet wird. Etwa um 1570 soll Charles de Lecluse, genannt Clusius, den Kalmus von Konstantinopel nach Wien gebracht haben, von wo er sich dann auch in Mitteleuropa verbreitete.

Als Bestandteil des geheiligten Salböls wird Kalmus bei Moses in der Bibel erwähnt. Aus verschiedenen hieroglyphischen Texten ergibt sich, daß der Kalmus ebenso den Ägyptern wohlbekannt war. Auch die Griechen und Römer haben die aromatische Wurzel verwendet, allerdings vorwiegend wohl äußerlich. Anzunehmen ist, daß Indien der Lieferant der Droge war. Im 16. Jahrhundert werden Zubereitungen aus Kalmuswurzeln gegen Magenbeschwerden verschiedenster Art empfohlen, aber auch zu Sitzbädern bei Frauenleiden und als Aphrodisiakum.

Kandiert wird der Wurzelstock des Kalmus auch als Naschwerk genossen.

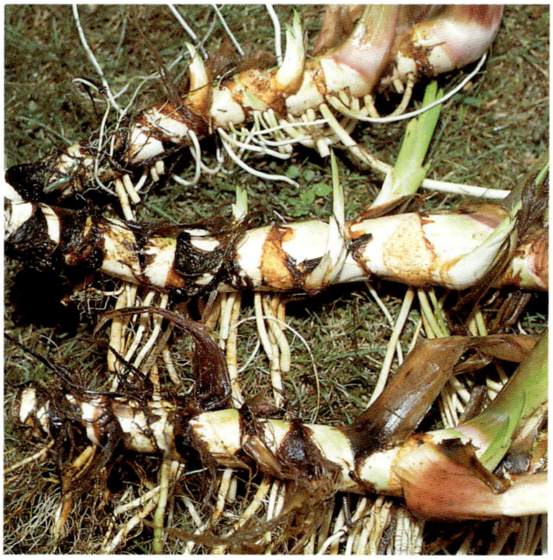

Bei uns findet man den Kalmus im Uferschlamm von Seen und Weihern. Für den bis zu einen Meter langen und meist verzweigten Wurzelstock sind die deutlich sichtbaren, relativ großen Blattnarben nahezu ein typisches Merkmal. Die am Ende des Rhizoms austreibenden schwertförmigen Blätter umfassen den dreikantigen Stengel mit dem endständigen Blütenkolben, der aus zahlreichen kleinen gelblich-grünen Blüten gebildet wird. Der Frucht, einer rötlich eingefärbten Beere, begegnet man in unseren Breiten aus klimatischen Gründen kaum, in Europa erfolgt die Verbreitung deshalb nur vegetativ.

Kalmus oder calamus ist vom griechischen calamos für Rohr abgeleitet. Der Gattungsname Acorus konnte bisher nicht ausgedeutet werden.

Die aromatische Kalmuswurzel wird mancherorts kandiert als Naschwerk genossen. Vielfach wurde die Wurzel auch an Stelle von Ingwer in der Küche verwendet. Als Aromaticum wird Kalmuswurzel in großem Umfang in der Likörindustrie eingesetzt, hier allerdings vorwiegend die amerikanische Spezies, die dort Sweet Flag genannt wird.

In Ländern, wo man sich noch mit Flöhen herumschlagen muß, wird, um der Plagegeister Herr zu werden, frisches Kalmuskraut auf die Holzdielen gestreut. Es helfe tatsächlich, wird von einem seinerzeit direkt Betroffenen berichtet.

Kamille

Echte Kamille, Deutsche Kamille, Mutterchrut, Feldkamille, Garmille, Kummerblume

Chamomilla recutita

Familie: Korbblütengewächse (Asteraceae)

Handelsware: Kamillenblüten (Matricariae flos, Flores Chamomillae).

Herkunft: Kamille wird in zahlreichen Ländern angebaut. Die Handelsware stammt überwiegend aus Kulturen in Ungarn, Spanien, Ägypten, Argentinien und Deutschland.

Anbau im Kräutergarten: Kamille bevorzugt sonnige Standorte. Aussaat im Frühjahr in Reihen. Das Saatgut darf nicht mit Erde bedeckt werden. Ernte der Blütenköpfchen kurz nach dem Aufblühen.

Inhaltsstoffe: Ätherisches Öl, Flavonoide, Sesquiterpenlactone, Cumarine, Schleimstoffe.

Heilwirkung und Anwendung: Kamille wirkt entzündungshemmend, wundheilungsfördernd, antibakteriell, krampfstillend und karminativ.
Hauptanwendungsgebiete sind akute Erkrankungen des Magen-Darm-Kanals, Entzündungen der Magenschleimhäute und Magengeschwüre. Äußerlich wird sie bei Haut- und Schleimhautentzündungen einschließlich der Mundhöhle und des Zahnfleisches, bei Hautausschlägen und schlecht heilenden Wunden angewendet. Bei entzündlichen Erkrankungen und Reizzuständen der Luftwege werden Kamille-Inhalationen empfohlen.
Kamille wird in der Kosmetik zur Pflege empfindlicher Haut verwandt.

Kamillenblüten-Tee: 1 Eßlöffel voll Kamillenblüten mit 1 Tasse (etwa 150 ml) heißem Wasser übergießen und nach etwa 10 Minuten abseihen.
Bei Erkrankungen im Magen-Darmbereich 3- bis 4mal täglich 1 Tasse frisch bereiteten Tee schluckweise zwischen den Mahlzeiten trinken.
Bei Entzündungen in Mund und Rachen wird mehrmals täglich mit dem Aufguß gespült oder gegurgelt.

Es ist schon etwas erstaunlich, daß sich für eine so häufig und so vielfältig angewandte Heilpflanze wie die Kamille kein volkstümlicher, also deutscher Name, wie etwa Mutterkraut, durchgesetzt hat. Dies auch besonders im Hinblick darauf, daß die Kamille, obwohl ursprünglich im Südosten des Eurasiatischen Kontinents beheimatet, von den nordischen Völkern als dem Sonnengott Baldur zugehörig angesehen wurde und sie ihnen deshalb sogar heilig war. „Diß kraut so wir Teütschen Chamillen heissen, ist in Griechischer und Lateinischer spraach genent Chameleum, derhalben das sie ein lieblichen geschmack hat, wie ein öpffel", so Leonhart Fuchs. Die heutzutage gebrauchte botanische Bezeichnung Chamomilla bedeutet soviel wie „am Boden wachsender Apfel (chamai = niedrig, melon = Apfel), während der Gattungsname Matricaria

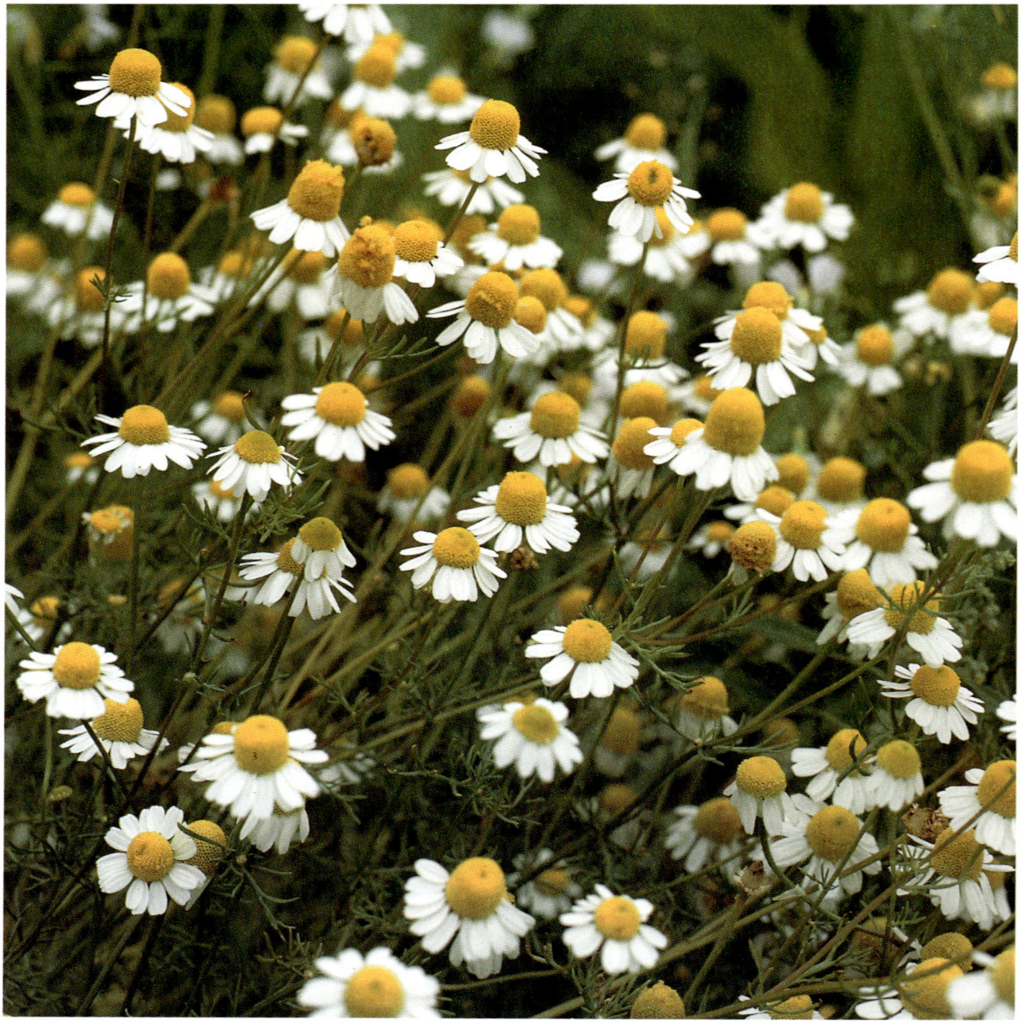

„Diß kraut so wir Teütschen Chamillen heissen, ist in Griechischer und Lateinischer sprach genennt Chameleum, derhalben das sie ein lieblichen geschmack hat, wie öpffel."

(mater = Mutter) auf die früher wohl besonders häufige Anwendung dieser Heilpflanze bei Erkrankungen im Wochenbett zurückgeht. Deshalb eben auch Mutterkraut. Offensichtlich hat sich der humanistische Brauch, Namen möglichst zu latinisieren, letztlich auch bei der Kamille durchgesetzt.

Als Heilpflanze dürfte die Kamille schon in der Antike Verwendung gefunden haben, schriftliche Hinweise finden sich aber erst im 1. Jahrhundert nach Christus bei Dioskurides und Plinius. Die arabischen Ärzte benutzten ein aus Kamille hergestelltes Öl für äußerliche Zwecke, sehr wahrscheinlich bei Hautschäden oder zur Wundbehandlung allgemein. Die im 16. Jahrhundert beschriebenen Anwendungsbereiche dekken sich nicht mehr ganz mit den heutigen Erkenntnissen, so wird selbst in der Volksmedizin die Kamille kaum noch als wasser- und steintreibend angesehen. Die entzündungswidrige und damit die Heilung fördernde Wirkung hat sich dagegen nicht nur gehalten, sie gilt ebenso wie die krampflösende Wirkung heute als erwiesen.

Als Pionierpflanze bevorzugt die Kamille Brachen, Wegränder, Raine oder auch Erdaufschüttungen, wie sie beim Straßenbau entstehen oder bei Flurbereinigungen. Sie wächst auf sandigen ebenso wie auf lehmhaltigen Böden. Und gerade diese Standorte sind es, die die Kamille immer seltener werden lassen. Es ist zu befürchten, daß der aromatische Kamillenduft, den wir an warmen Sommertagen im wahrsten Sinne des Wortes in uns aufnehmen können, dank unseres übermäßigen Ordnungssinnes bald der Vergangenheit angehören wird.

Die Echte Kamille läßt sich von den vielen anderen Kamillenarten sehr gut durch das hohle Blütenköpfchen unterscheiden. Darüber hinaus stellen sich die weißen Zungenblüten gegen Ende der Blütezeit nach unten. Die einjährige Pflanze steht mit ihrem runden, verzweigten Stengel auf einer leicht aus dem Boden zu ziehenden Pfahlwurzel. Die Enden der zwei- bis dreifach gefiederten, filigranen Blätter sind mit einer Stachelspitze besetzt. Die an den Enden der Stengel und der Seitentriebe stehenden Blütenkörbchen mit ihren weißen weiblichen Zungenblüten und den gelben zwittrigen Scheibenblüten werden von verschiedenen Insekten von Mai bis September besucht. Die Verbreitung besorgen unter anderem auch Tiere, die den unverdauten Samen wieder ausscheiden.

Obwohl die Kamille nicht unbedingt den üblichen Schönheitsidealen einer Blume entspricht, hat Karl Heinrich Waggerl zumindest dem Nutzen dieser Heilpflanze einige Verse gewidmet:

„Die Kraft, das Weh im Leib zu stillen,
verlieh der Schöpfer den Kamillen.
Sie blühn und warten unverzagt
auf jemand, den das Bauchweh plagt.
Der Mensch jedoch in seiner Pein
glaubt nicht an das, was allgemein
zu haben ist. Er schreit nach Pillen.
Verschont mich, sagt er, mit Kamillen,
um Gotteswillen!"

Knoblauch

Knofel, Gruserich, Knobl

Allium sativum

Familie: Liliengewächse (Liliaceae)

Handelsware: Knoblauchzwiebel (Allii sativi bulbus, Bulbus Allii sativi).

Herkunft: Die Heimat des Knoblauchs ist vermutlich Zentral-Asien. Über den Orient kam diese uralte Heil- und Gewürzpflanze nach Europa; sie wird heute weltweit angebaut.

Anbau im Kräutergarten: Im März–April werden die Knoblauchzehen im Abstand von 15 x 15 cm etwa 5 cm tief in den Boden gesteckt. Der Knoblauch bevorzugt sonnigen Standort und nährstoffreichen Boden. Wenn im Spätsommer die Blätter welken, gräbt man die Zwiebeln aus und hängt sie zum Trocknen an einem luftigen Platz auf.

Inhaltsstoffe: Der wichtigste Inhaltsstoff des Knoblauchs ist Alliin, das fermentativ zu dem antibakteriell wirksamen Allicin abgebaut wird. Dieser Stoff wird wiederum zu verschiedenen Polysulfiden abgebaut. Darüber hinaus enthalten die Zwiebeln Vitamine, Hormone, Fermente, Cholin, Saponin und andere Stoffe.

Heilwirkung und Anwendung: Knoblauch wirkt antibakteriell, antimykotisch, lipidsenkend, hemmt die Thrombozytenaggregation, verlängert die Blutungs- und Gerinnungszeit und steigert die fibrinolytische Aktivität. Er findet Anwendung bei infektiösen Darmerkrankungen und eignet sich zur Vorbeugung und Behandlung arteriosklerotischer Prozesse und zur Behandlung allgemeiner Schwächezustände.
In der Volksheilkunde wird Knoblauchsirup bei Husten, Erkältungskrankheiten und Bronchitis angewendet. Außerdem wird Knoblauch eine blutdrucksenkende Wirkung zugeschrieben. Allgemein gilt er als Mittel zur Erhaltung der körperlichen und geistigen Leistungsfähigkeit.

Knoblauch als Gewürz: In der Küche sind die Zehen und das frische Kraut zu Salaten, Suppen, Soßen, Eintopfgerichten, Fleisch und Fisch geschätzt. Knoblauch sollte als Gewürz immer sparsam verwendet werden.

Wie dosiert man Knoblauch richtig? Hierüber gehen die Meinungen weit aus-

Man glaubte, Knoblauchzehen seien der beste Schutz vor blutsaugenden Vampiren.

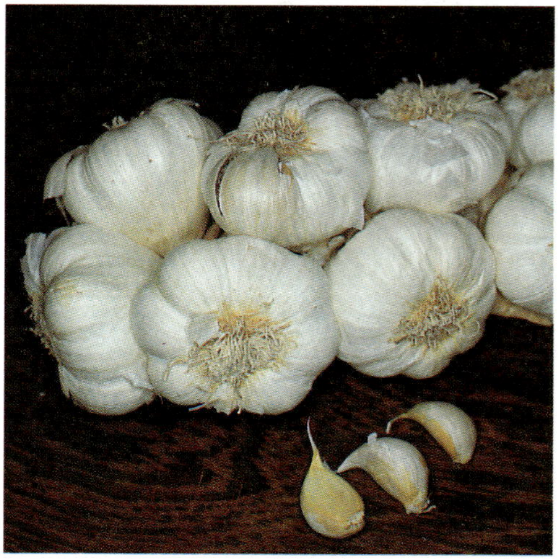

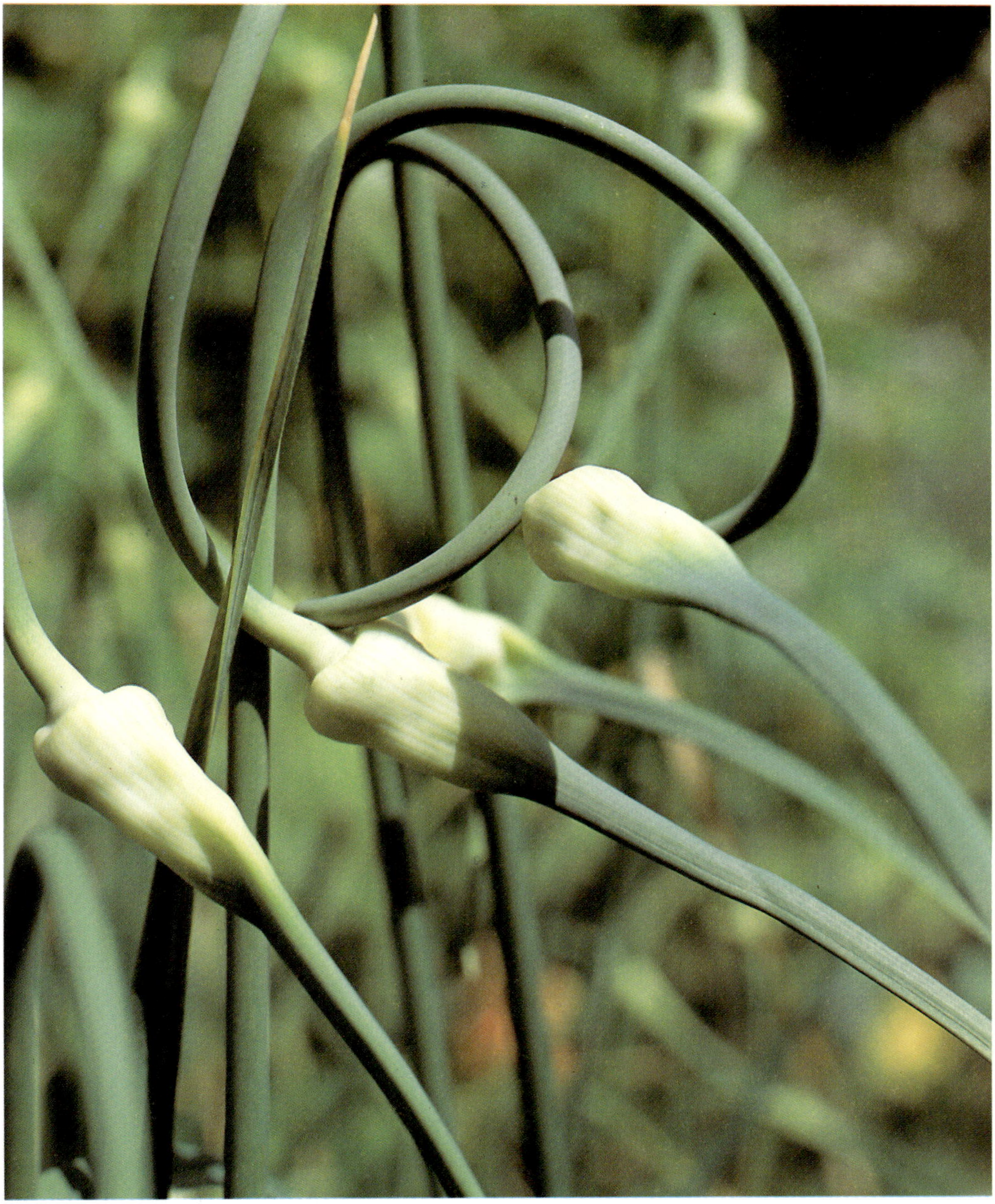

Die „Notenschlüssel" der Knoblauchblüten.

einander. Bei schwereren Krankheitszuständen sind 3–5 Gramm frische Knoblauchzehen pro Tag die richtige Dosis. Geringere Mengen oder auch nur zeitweiliger Genuß mögen bei leichteren Erkrankungen ausreichend sein. Eine Knoblauchkur sollte 6–8 Wochen durchgeführt werden.

Verdankt die Welt dem Knoblauch die Pyramiden Ägyptens? Immer wieder wird die Ansicht vertreten, daß die heute kaum vorstellbaren körperlichen Anstrengungen, die beim Bau der Pyramiden von jedem einzelnen abgefordert wurden, nur dank Knoblauch erbracht werden konnten. Zutreffend ist wohl, daß diese Lauchart neben der Küchenzwiebel (Allium cepa) zu damaliger Zeit vor allem im Orient ein ausgesprochenes Volksnahrungsmittel war. Berücksichtigt man dann noch die vielen teilweise empirischen, teilweise inzwischen auch erwiesenen Heilanzeigen des Knoblauchs, so kann man schon davon ausgehen, daß der Knoblauch zumindest sehr viel zur Gesunderhaltung der Pyramidenbauer beigetragen hat. Man denke nur an die hygienischen Probleme, die sich allein aus einer derartigen Zusammenballung von Schwerstarbeitern ergeben. Hier mag das sich rasch verflüchtigende „antiseptisch" wirkende Allicin seinen Beitrag geleistet haben.

Die Urheimat des Knoblauchs kann nicht eindeutig lokalisiert werden, es dürften aber die wärmeren Zonen Zentralasiens sein. Als Nahrungsmittel und zu Heilzwekken diente dieses Liliengewächs sehr wahrscheinlich schon den Jägern und Sammlern und gehört damit wohl auch zu den ersten Kulturpflanzen überhaupt. Vom Orient aus drang der Knoblauch in den europäischen Raum vor. Es können aber ebenso gut asiati-

„Essen Sie Knoblauch so oft es der Anstand zuläßt!"

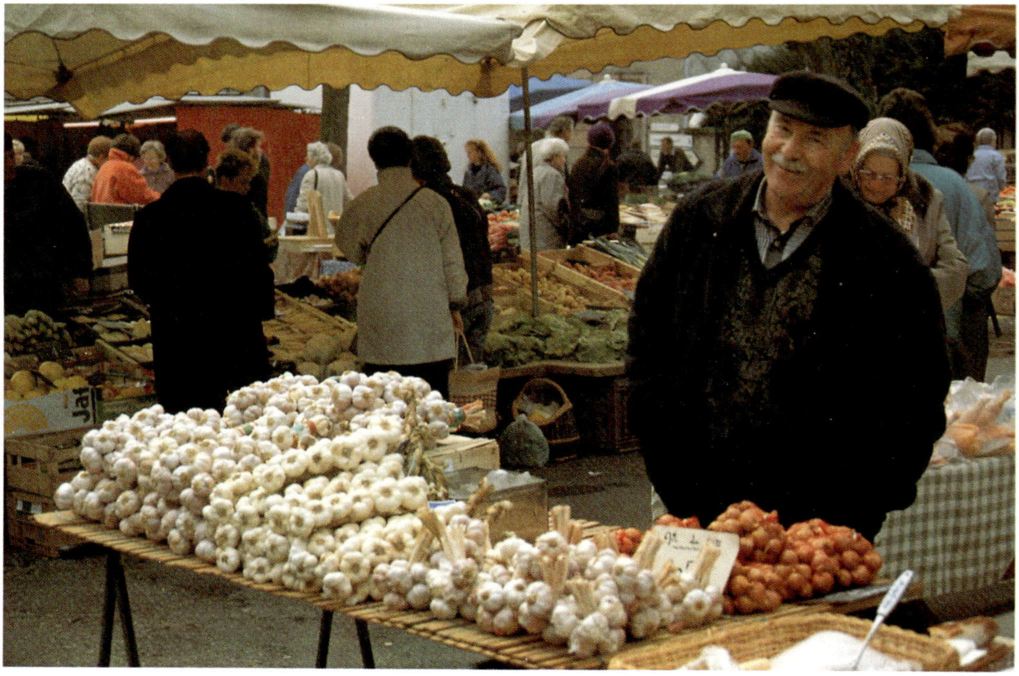

sche Reitervölker gewesen sein, die dem Westen auch diese Kulturpflanze bescherten.

In der Vorstellung mancher indogermanischer Völker galt der Knoblauch (und gilt nicht selten auch heute noch) als eine vor dem Bösen, dem Zauber schützende Pflanze. Man denke nur an die blutsaugenden Vampire, die man durch das Tragen von Knoblauchzehen angeblich abwehren kann.

Als Heilpflanze hat der Knoblauch bis heute seine große Bedeutung beibehalten. Gewiß, viele der alten Empfehlungen, etwa die Anwendung bei Tollwut, gegen die Pest oder bei Augenleiden, haben heute keine Aktualität mehr, aber es ist noch nicht so lange her, da wurden z. B. Knoblauchabkochungen mit Erfolg als Einläufe gegen Maden- und Spulwürmer eingesetzt.

Die heutzutage im Vordergrund stehenden Indikationen, vor allem die Arteriosklerose und andere dem Älterwerden zuzuschreibenden Krankheitserscheinungen, konnten in früheren Jahrhunderten doch wohl nicht so eindeutig definiert und zugeordnet werden. Deshalb sind sie auch nicht ohne weiteres aus den entsprechenden „Krafft-und-würckung"-Aufzählungen in den alten Büchern herauszulesen. Geht man jedoch von der schon im 14. Jahrhundert für den Knoblauch geläufigen Bezeichnung „Theriak der Bauern" aus, einem der Historie nach von König Mithridates von Pontus (124–62 v. Chr.) entwickelten Allheilmittel, so dürfte damit auch die Vielfalt der geriatrischen Beschwerden abgedeckt worden sein.

Je nach Standort kann die aus einer Haupt- und zahlreichen Tochterzwiebeln, den Knoblauchzehen, bestehende Gesamtzwiebel faustgroß werden. Der bis zu einem Meter hoch werdende Blütenschaft treibt im Frühjahr aus. Er bildet endständig eine von einer geschnäbelten Hülle, die später abgeworfen wird, umgebene Scheindolde mit zwischen Brutzwiebeln stehenden langgestielten Blüten. Die den Schaft umfassenden Blätter sind breit-lineal und an den Enden zugespitzt. Alle Teile der Pflanze haben den typischen stark aromatischen Knoblauchgeruch, den übrigens auch die Götter Griechenlands nicht vertragen haben sollen, so durften Tempel nach dem Genuß von Knoblauch nicht betreten werden.

Die Bezeichnung Knoblauch ist praktisch mit dem althochdeutschen clofolauh bzw. dem späteren chlobilouch identisch, wobei clobo für spalten, Kloben, Klaue steht und soviel wie gespaltener Lauch bedeutet. Der botanische Gattungsname Allium soll aus dem Griechischen kommen und sich aus dem kugeligen Blütenstand ergeben haben. Andere Deutungen verweisen auf das keltische „all" für brennend und somit auf die Schärfe der Zwiebeln.

Diese Schärfe und sicher auch die Schärfe des Geruchs soll die lästigen Wühlmäuse aus dem Garten vertreiben. Sollte es aber nicht der Fall sein, so kann man zumindest sehr bald Knoblauch ernten und auch genießen.

Königskerze

Großblumige Königskerze, Großblumige Wollblume

Verbascum densiflorum (V. thapsiforme)

Gemeine Königskerze, Filzige Wollblume

Verbascum phlomoides

Familie: Rachenblütler (Scrophulariaceae)

Handelsware: Königskerzenblüten (Verbasci flos, Flores Verbasci).

Herkunft: Beide Arten sind heimisch in Mittel-, Ost- und Südeuropa.
Die Droge stammt aus Kulturen in Ägypten, Bulgarien und anderen osteuropäischen Ländern.

Inhaltsstoffe: Flavonoide, Saponine, Sterole, phenolische Säuren, Carotinoide, Bitterstoff, Schleimstoffe und Invertzukker.

Heilwirkung und Anwendung: Die Droge wirkt schwach expektorierend und reizlindernd. Sie findet Anwendung als mildes Expektorans bei Erkältungskrankheiten und Husten. In der Volksheilkunde werden Blüten der Königskerze darüber hinaus als Diuretikum, Antirheumatikum, gegen Durchfall und Bettnässen, äußerlich bei Rachenentzündungen, zur Wundbehandlung, gegen Hämorrhoiden und Afterjucken angewendet.
Die gelben Blüten sind als Schmuckdroge Bestandteil vieler Teemischungen.

Tee von Königskerzenblüten: 2 Teelöffel fein geschnittener Droge mit 1 Tasse (etwa 150 ml) kochendem Wasser übergießen und nach ca. 10 Minuten abseihen. 2- bis 3mal täglich eine Tasse trinken.

Thapsus, eine Stadt in der Nähe von Karthago, allgemein bekannt geworden durch den Sieg Cäsars über die Anhänger des Pompejus am 6. April 46 v. Chr., soll Namensgeberin für das in den Mittelmeerländern beheimatete, einen gelben Farbstoff liefernde Umbelliferengewächs Thapsia oder Böskraut gewesen sein. Diese Thapsia wiederum hat anscheinend die Römer beeinflußt, eine gelb blühende und stark filzige Verbascumart Thapsus barbatus zu nennen.

In Lauge getan, sollen die herrlich gelben Blätter der Königskerze das Haar schön machen.

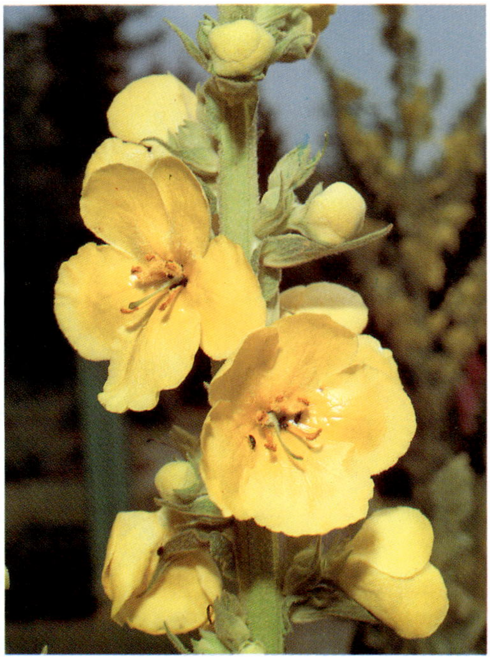

Und auch heute führen Königskerzenarten, oder Wollblumen, wie sie vielfach ebenfalls genannt werden, in ihren botanischen Bezeichnungen den Namen dieser längst untergegangenen Stadt, nämlich Verbascum thapsiforme für eine großblütige – und Verbascum thapsus für eine kleinblütige Art. Die Gattungsbezeichnung Verbascum dürfte sich aus der Abwandlung von barbatus = der bärtige ergeben haben.

Naheliegend ist es, die Bezeichnung Königskerze oder Candela regium vom stattlichen, hochstrebenden Wuchs dieser Pflanze und von der „goldenen" Blütenfarbe her abzuleiten. In diesem Sinne galt die Königskerze auch als Symbol der Königswürde, wie man es auf einem Glasfenster des Germanischen Nationalmuseums in Nürnberg sehen kann. Folgt man aber Berichten, wonach die Griechen die filzigen Stengel der verschiedenen Verbascumarten mit Wachs oder auch Pech behandelt als Dochte oder auch als Fackeln benutzt haben, so scheint es nicht unwahrscheinlich zu sein, einen Teil des Ursprungs des Namens hier zu suchen.

Während man heutzutage nur noch die Blüten der verschiedenen Königskerzenarten verwendet, vorwiegend für Hustentees, begegnet man in alten Schriften auch Wurzel- und Blattabkochungen in Wein oder Wasser zur äußerlichen Anwendung bei Geschwüren, bei „bauchfluß" sowie bei „denen so ettwas im leib zerrissen oder zerknütschet", aber ebenso bei chronischem Husten. Doch auch der Schönheit haben Königskerzen gedient. Die gelben Blüten, in Lauge getan, sollten das Haar schön machen, vermutlich blondieren. Adelbert von Chamisso erwähnt ebenso wie Ludwig Kröber eine schwach narkotische Wirkung der Verbascum-Arten. Man benutzte sie deshalb, ähnlich wie Alpenveilchenknollen, für den Fischfang. In einigen Gegenden soll dieser Brauch heute noch ausgeübt werden.

Als Marienröslein hat die Königskerze für die christliche Mythologie eine gewisse Bedeutung, so ist sie zum Beispiel in einigen Gegenden Bestandteil der zu Mariä Himmelfahrt geweihten Kräuterbüschel. Aber auch der Aberglaube hatte sich dieser so auffälligen Pflanze angenommen. Wuchs sie etwa auf einem Grab, so hieß es, der Verstorbene sei dem ewigen Fegefeuer ausgeliefert.

Die zweijährige Königskerze mit ihrer Pfahlwurzel gedeiht in den milderen Gebieten der nördlichen Halbkugel, auch in Nordamerika, wobei unbekannt ist, ob sie dort ursprünglich war.

Als Standort bevorzugt sie steinige, sonnige Plätze. Nicht selten genügt ihr sogar eine Ritze, etwa in einer alten Stadtmauer, um sich, hoch in der Luft hängend, in voller Pracht zu entfalten.

Aus der im ersten Jahr erscheinenden Rosette treibt im zweiten Jahr ein bis zu 1,50 m hoher, runder, meist dicht behaarter, filziger Stengel. Die bei einigen Arten herablaufenden, auf einem kurzen Stiel sitzenden, beiderseits ebenfalls stark filzigen Blätter sind im unteren Bereich der Pflanze breit elliptisch, nach oben zu mehr herzförmig. Die hellgelben fünflappigen Blüten stehen auf einem ährenartigen Stand und sind in zwei- bis fünfblütigen Büscheln zusammengefaßt. Obwohl die Rachenform an den Blüten kaum zu erkennen ist, stellen die verschiedenen Verbascum-Arten doch die Grundform der Rachenblütler dar. Blütezeit ist von Juli bis September. Die vielsamige Frucht entwickelt sich zu einer nach der Reife aufspringenden Kapsel mit zwei Klappen.

Wer einen Garten und in ihm einen nicht zu kleinen sonnigen Platz frei hat, sollte es mal mit Königskerzen versuchen. Sie werden einen sicher erfreuen, und man könnte ja auch eine Handvoll Blüten für den Hausgebrauch ernten.

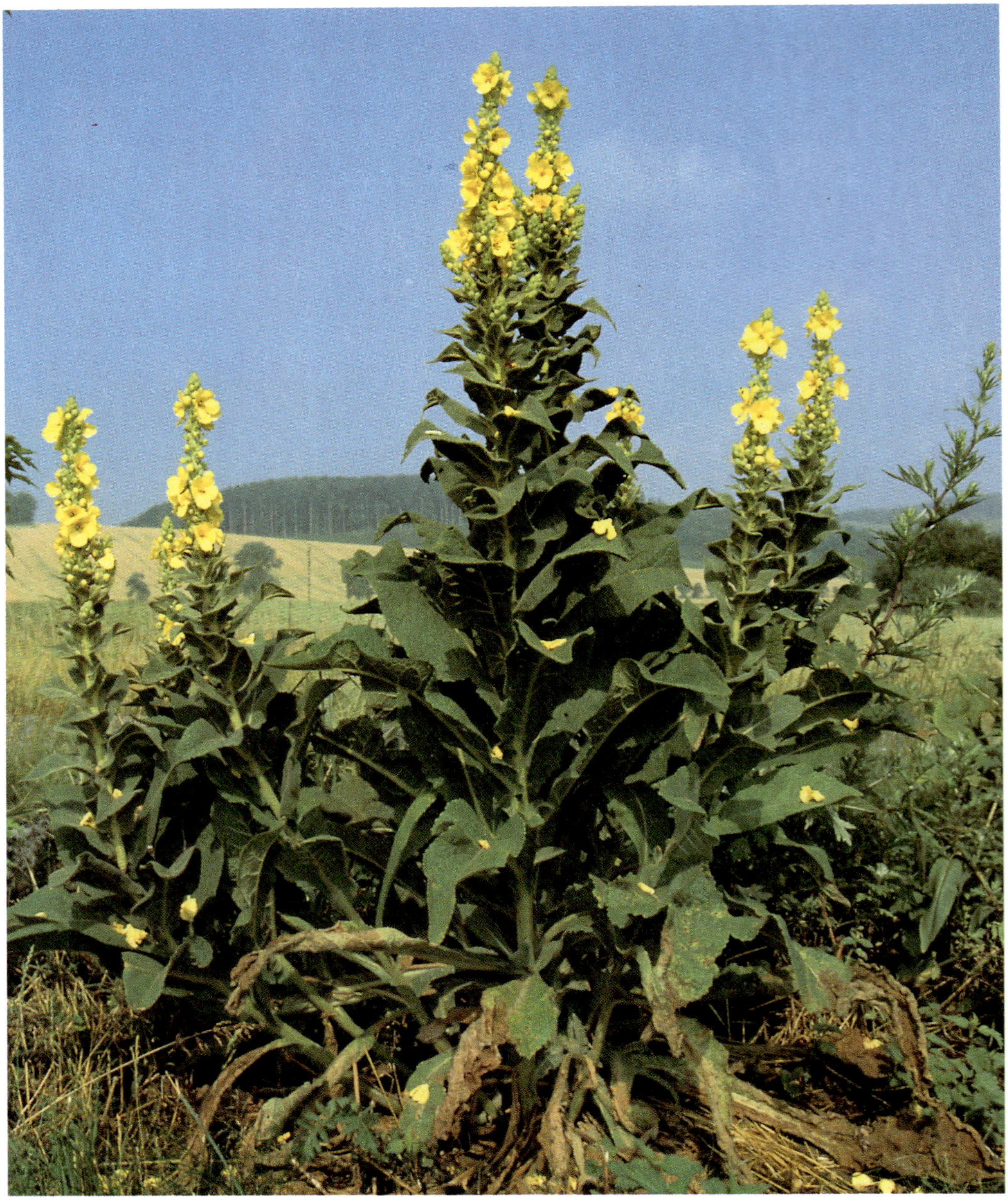

Wahrhaftig königliche Königskerze am Straßenrand in der Nähe des Schlosses Salem.

Kümmel

Echter Kümmel, Kümmich, Wiesenkümmel, Brotkümmel, Feldkümmel

Carum carvi

Familie: Doldenblütengewächse (Apiaceae)

Handelsware: Kümmelfrüchte (Carvi fructus, Fructus Carvi).

Anbau im Kräutergarten: Kümmel bevorzugt tiefgründige, feuchte Böden. Die Aussaat erfolgt im April oder im Spätsommer. Er gehört zu den Lichtkeimern – das Saatgut wird also nicht mit Erde bedeckt. Sämlinge auf 30 cm Abstand ausdünnen. Die Früchte werden von Juni bis Juli geerntet.

Herkunft: Die Handelsware stammt aus Kulturen in Holland, Polen, Deutschland, Spanien, Ägypten, Rußland und Argentinien.

Inhaltsstoffe: 3–7 % ätherisches Öl, fettes Öl, Proteine, Kohlenhydrate, Flavonoide.

Heilwirkung und Anwendung: Kümmel wirkt spasmolytisch und karminativ. Er regt die Magensaftsekretion an und fördert den Appetit. Man verwendet ihn bei Völlegefühl, Blähungen, leichten krampfartigen Magen-Darm-Störungen, Verdauungsbeschwerden bei Säuglingen sowie bei nervösen Herz- und Magenbeschwerden.
Kümmelöl (Oleum Carvi) wird zu Einreibemitteln bei Rheumatismus und in der Kosmetikindustrie gebraucht.

Kümmel als Gewürz: In der Küche wird neben den Früchten auch das frische Kraut verwendet. Kümmel paßt gut zu Fleisch und Fisch, zu schweren Gerichten wie Eintöpfen, Sauerkraut, Bratkartoffeln, Käse, Quark und Salaten. Ganze Früchte im Brot sind etwas für Kümmelliebhaber.
Die Früchte werden in großen Mengen zur Likör- und Branntweinherstellung verwendet.

Kümmel-Tee: 1 gehäufter Teelöffel frisch zerstoßener oder gequetschter Kümmelfrüchte wird mit 1 Tasse (etwa 150 ml) kochend heißem Wasser übergossen und nach 10 bis 15 Minuten abgeseiht. 2–4mal täglich eine Tasse frisch bereiteten Tee zwischen den Mahlzeiten trinken.
Säuglinge und Kleinkinder erhalten 1 Teelöffel voll dieses Tees, evtl. in der Flasche.

Kümmel in der Flasche zum Abschluß eines opulenten Mahls. Kümmel im Brot, im Kuchen, im Wirsing, im Sauerkraut, mit Blumenkohl, mit Quark, im Eintopf, im Käse, in der Soße und und und – doch was hat das alles mit Kümmel als Heilpflanze zu tun?

Nun, es sind bekanntlich nicht immer die leichtesten Gerichte, denen Kümmel zugesetzt wurde und wird. Ob wissend, ob intuitiv, die Ur-Hausfrauen, die Ur-Köche haben schwerverdaulichen Speisen Kümmelkörner beigefügt, wodurch sie nicht nur schmackhafter, sondern beileibe auch verträglicher wurden. So wollte man eben durch die Beigabe von Kümmel möglichen „Verdauungsbeschwerden" vorbeugen. Und damit wa-

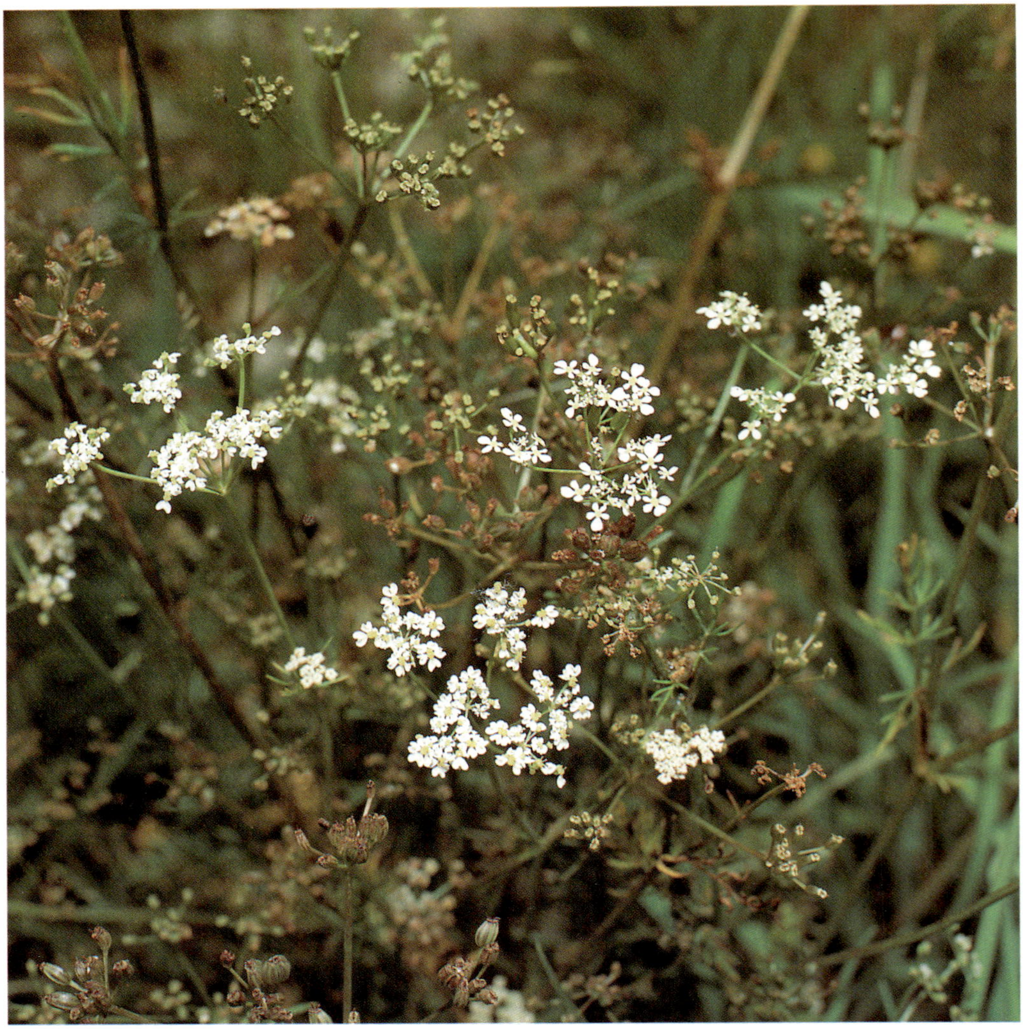

Die „Dauung stärckender" Kümmel. Das gilt sicher auch heute noch.

ren letztlich auch die Anwendungsgebiete des Kümmels vorgeprägt.

Als eine in nördlichen Regionen beheimatete Pflanze war der Kümmel den Ärzten der Antike nicht geläufig. Wohl deshalb räumen ihre „Erben" – die Botaniker und Ärzte des Mittelalters und der beginnenden Neuzeit – dem Kümmel nur wenig Raum in ihren Schriften ein. Und dies, obwohl viel dafür spricht, daß es sich bei dem von Karl dem Großen in seinem „Capitulare", also seiner Kulturanweisung, aufgenommenen Careium um unseren Kümmel – Carum carvi – gehandelt hat. Immerhin empfehlen Fuchs ebenso wie Mattioli und Lonicerus den Kümmel als Mittel bei Magenbeschwerden und gegen Blähungen: „Kümmel in der Kost gessen, und davon getruncken, stärckt die Dauung im Magen." Das hat auch heute seine volle Gültigkeit.

Den zweijährigen Kümmel findet man auf mageren Wiesen, auf Weiden, aber auch an Wegrändern bis hin zu Bahndämmen. Als seine Heimat ist der nördliche Bereich des eurasiatischen Raums anzunehmen.

Aus der möhrenartigen und auch danach riechenden Wurzel treibt die Pflanze im zweiten Jahr einen bis zu 75 cm hohen, aufrechten, kantigen Stengel, der sich nach oben hin verästelt. Die doppelt bis dreifach fiederteiligen Blätter des Kümmels unterscheiden sich von anderen Doldenblütlern besonders durch die am Grunde stehenden Nebenblätter. Bei den hüllblätterlosen Dolden, was auch für die Döldchen zutrifft, überragen die äußeren Strahlen die inneren. Die Blüte fällt in die Zeit von Mai bis Juli. Die Früchte bestehen aus zwei sichelförmigen, bräunlichen, aromatisch scharf schmeckenden Teilfrüchtchen mit den typischen weißlichen Streifen.

Die Annahme, der Gattungsname Carum lasse sich von der kleinasiatischen Landschaft Karien ableiten, dürfte irrig sein, denn der Kümmel komme dort überhaupt nicht vor, so Ludwig Kroeber in „Das neuzeitliche Kräuterbuch" von 1947. Wahrscheinlicher ist der Zusammenhang mit dem griechischen kara für Kopf, was eine verständliche Beziehung zur Dolde herstellen könnte. Ein in Griechenland heimisches Doldengewächs, dem ähnliche Eigenschaften nachgesagt werden, wie sie dem Kümmel innewohnen, wurde dort karon genannt. Fuchs übernimmt diese Bezeichnung in leicht abgewandelter Form – Caros – für Kümmel. Ob karon mit unserem Carum carvi tatsächlich identisch ist, bleibt aber offen. Das althochdeutsche kumin oder kumil für Kümmel hat sich aus dem griechischen kyminon für Kreuzkümmel (Cuminum cyminum), der auch Römischer Kümmel genannt wurde, ergeben.

Bemerkenswert ist, daß Kümmel nicht nur von Menschen geschätzt wird. Das Vieh soll sich den Kümmel auf den Weiden geradezu heraussuchen. Um die Milchsekretion bei Kühen und Schafen zu fördern und die Mast zu beschleunigen, wurde Kümmel in manchen Gegenden dem Futter beigegeben. Kümmel regt den Appetit eben auch beim lieben Vieh an.

Noch ist er trocken, der Kümmel, doch bald schon könnte er Bestandteil eines „Köm" werden.

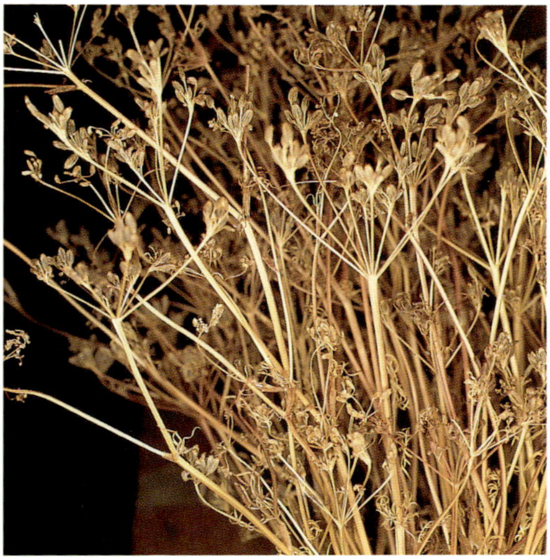

Lein

Flachs, Flachslinsen, Leinwanzen, Flas, Flachshere

Linum usitatissimum

Familie: Leingewächse (Linaceae)

Handelsware: Leinsamen (Lini semen, Semen Lini).

Herkunft: Lein ist eine der ältesten Kulturpflanzen, welche heute weltweit angebaut wird. Hauptanbauländer sind die USA, Argentinien, Marokko und die Türkei.

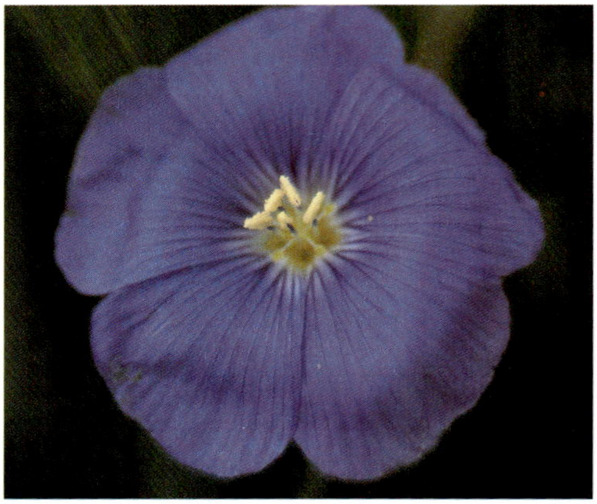

Wunderbar blau ist die Blüte des schon seit bald 7000 Jahren kultivierten Leins.

Anbau im Kräutergarten: Aussaat ins Freiland ab März. Von Juli bis August erscheinen die prächtig blau gefärbten Blüten. Die Samen reifen Ende Sommer in gefächerten Kapseln.

Inhaltsstoffe: 3–6 % Schleimstoffe, 30–45 % fettes Öl, Proteine, Phosphatide, Sterole und Triterpene.

Heilwirkung und Anwendung: Leinsamen sind ganz oder geschrotet ein mild wirksames Abführmittel (Quell- und Gleitwirkung).
In der Volksheilkunde werden Leinsamen als dünne Schleimabkochung auch bei Entzündungen in Mund und Rachen, bei Reizhusten, Heiserkeit und bei Magenschleimhautentzündungen angewendet.
Äußerlich zu Umschlägen bei Furunkeln, Geschwüren und anderen Hautleiden.
Heiß aufgelegte Leinsäckchen sind zur Linderung der Schmerzen bei Ischias, Rheuma, Zahnschmerzen, Gesichtsneuralgien, Gallenkoliken, Blasen- und Nierenleiden beliebt.

Dosierungsanleitung: Bei Verstopfung 2- bis 3mal täglich 1 Eßlöffel voll Leinsamen unzerkleinert oder frisch geschrotet mit reichlich Flüssigkeit zu den Mahlzeiten einnehmen. Die Wirkung tritt nach 12 bis 24 Stunden ein.
Zur äußerlichen Anwendung als Kompresse werden 30–50 g frisch zerquetschte Leinsamen in ein Mull- oder Leinensäckchen gefüllt, 10 Minuten in heißes Wasser gehängt und heiß auf die erkrankte Stelle aufgelegt.

Linum usitatissimum: der gebräuchlichste, oder der überaus nützliche Lein bedeutet die botanische Bezeichnung dieser wohl um die 7000 Jahre alten Kulturpflanze. Die einen sind der Meinung, der Lein sei eine indogermanische nordische Pflanze, die anderen verlegen die Urheimat eher in den Mit-

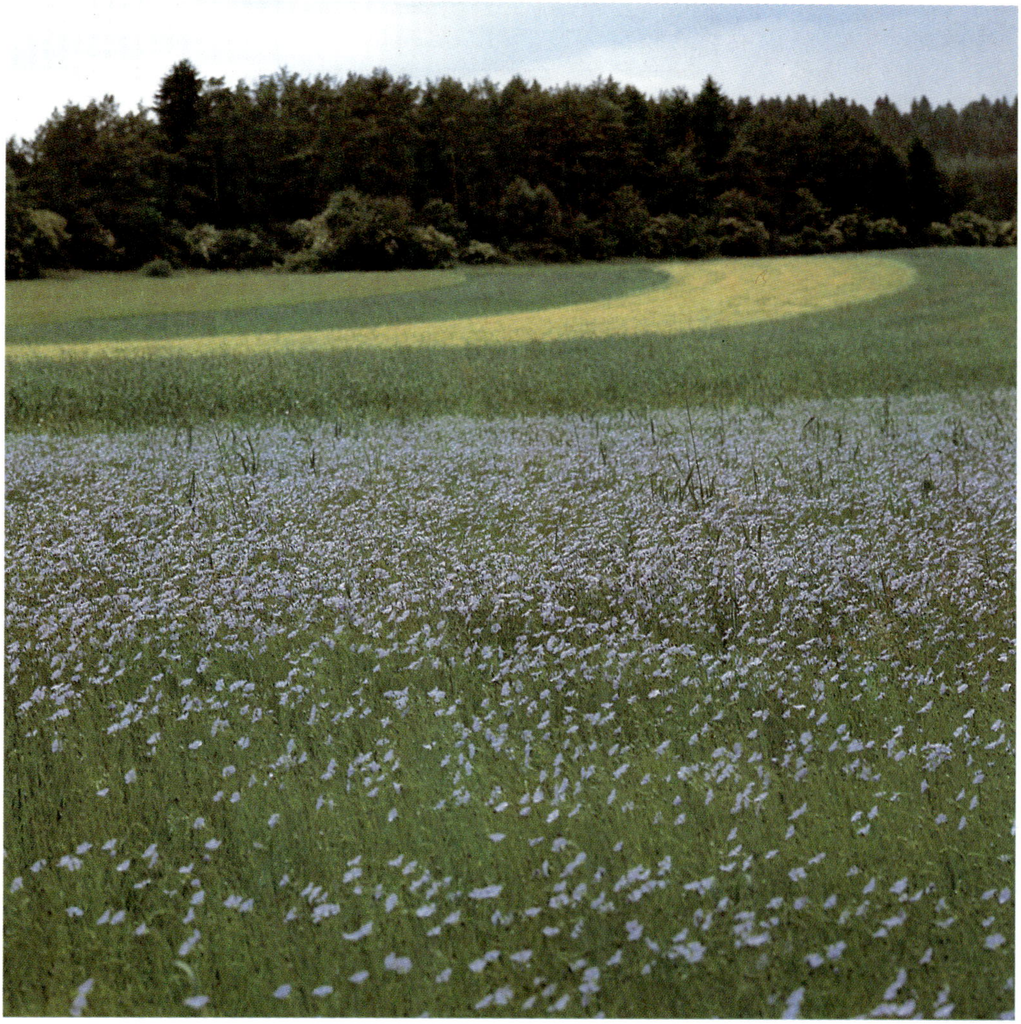

Ob die Sieben Schwaben solch ein Feld mit dem Bodensee verwechselten?

telmeerraum, weil dort Linum angustifolium, der Schmalblättrige Lein, vorkommt, und von ihm könnte unser Lein abstammen. Jedenfalls soll nach Strabo die babylonische Stadt Borsippa Sitz einer bedeutenden Leinwandindustrie gewesen sein.

In Ägypten baute man den Lein zunächst wohl vorwiegend als Nahrungsmittel schon während der Thinitenzeit (3000–2778 v. Chr.) an. Die Kunst der Leinweberei setzt dann etwa 1000 Jahre später im Mittleren Reich ein.

Nach ägyptischen Vorstellungen soll die Menschheit den Lein der Erneuerin allen Lebens, der Göttin Isis, verdanken, sie wurde deshalb auch Linigera genannt.

Ausgrabungen in Mitteleuropa deuten darauf hin, daß der Lein in diesem Raum ebenfalls schon sehr frühzeitig kultiviert und verarbeitet wurde. In Pfahlbauten am Oberrhein, die aus der jüngeren Steinzeit (3000–4000 v. Chr.) stammen, fand man neben Leinsamen auch Flachsgewebe.

Die Herkunft des Wortes Lein ist nicht eindeutig abgeklärt, doch nicht nur der bereits erwähnte Name der Isis „Linigera", sondern ebenso die Tatsache der praktisch wortgleichen Bezeichnung für diese Kulturpflanze in den indoeuropäischen Sprachen, lassen an Gemeinsamkeiten und Verbindungen der sonst so verschiedenen Völkergruppen denken.

Die medizinische Verwendung der Leinsamen setzte verhältnismäßig spät ein. Die Hippokratiker erwähnen im 5. und 4. Jahrhundert den Lein als Hilfe bei Entzündungen der Atmungsorgane, bei Magen- und Darm-Erkrankungen. Bei Dioskurides und Plinius wird die Anwendung auf die Schwindsucht ausgedehnt. Später kommt neben der Wundbehandlung besonders die geschwulstaufweichende Wirkung heißer Leinsamenbeutel dazu. Heutzutage steht Leinsamen als Diätetikum und als mild wirkendes Abführmittel im Vordergrund.

Bei der Betrachtung der Blüten läßt sich die Verwandtschaft des Leins mit Geranien- oder Storchschnabelgewächsen durchaus erahnen.

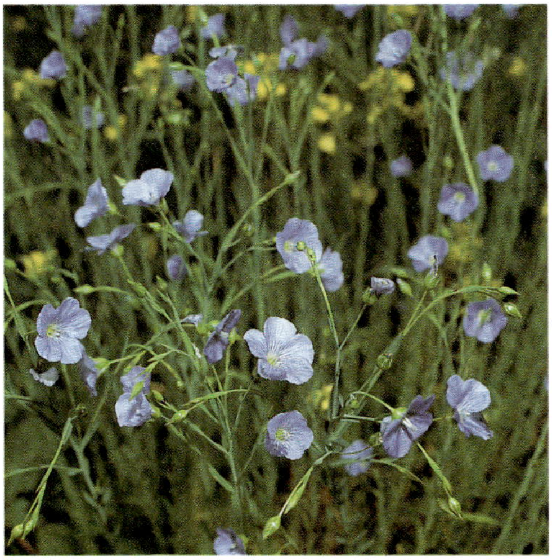

Nicht vergessen werden darf die Verwendung des Leinöls für technische Zwecke, man denke nur an Leinölfirnis, der noch bis vor kurzem das klassische Bindemittel für Lacke und Farben überhaupt war.

Die Leingewächse stehen den Geranien- oder Storchschnabelgewächsen sehr nahe, was besonders bei der Betrachtung der Blüte erkennbar wird. Sie unterscheiden sich von ihnen durch die in der Knospe gedrehte Blüte und dadurch, daß die Griffel keinen Schnabel ausbilden. Die wechselständig auf sich nach oben verzweigenden Stengeln sitzenden Blätter sind lanzett- bis lineal-lanzettförmig zugespitzt. Die entständigen himmelblauen Blüten mit ihren je 5 Kelch- und Kronenblättern sowie 10 Staubblättern und 5 Griffeln öffnen sich von Juli bis August. In der Kapsel entwickeln sich bis zu 10 glänzende, bräunliche, glatte, ölhaltige Samen.

Nachdem die Leinenweberei durch Baumwolle und Kunstfasern nahezu völlig verdrängt worden war und auch die Nachfrage nach Leinöl massiv zurückging, sah es so aus, als ob diese Kulturpflanze in Vergessenheit geraten würde. In letzter Zeit ist aber glücklicherweise eine gewisse Renaissance zu beobachten. Es sind nicht nur die Leinsamen, die sich großer Beliebtheit erfreuen, es ist auch die Faser, die wieder häufiger verarbeitet wird. Wir haben also durchaus die Chance, wieder blauen Flachsfeldern zu begegnen, in denen man bei etwas Einfühlungsvermögen und Phantasie eine Wasserfläche, einen See oder gar ein Meer sehen kann. Sicher wird es uns dabei nicht so wie den Sieben Schwaben gehen, die solch ein blühendes Feld mit dem Bodensee verwechselt haben sollen.

Linde

Winter-Linde

Tilia cordata

Sommer-Linde

Tilia platyphyllos

Familie: Lindengewächse (Tiliaceae)

Handelsware: Lindenblüten (Tiliae flos, Flores Tiliae).

Herkunft: Beide Bäume sind in Europa heimisch. Drogenimporte kommen aus Bulgarien, Rumänien, Polen und Rußland.

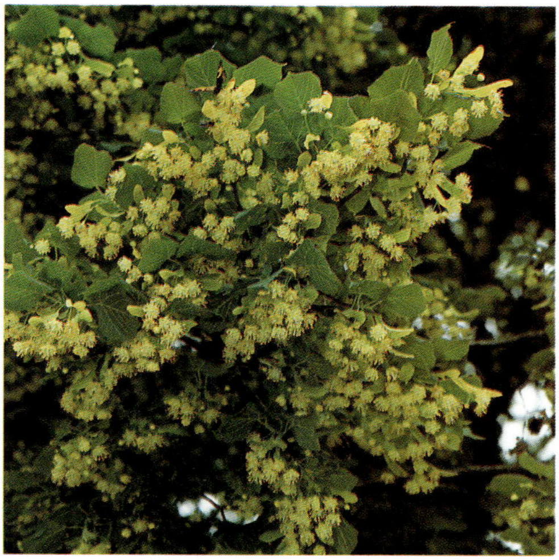

Nicht die Blüten allein machen die Linde so wertvoll.

Inhaltsstoffe: Ätherisches Öl, Gerbstoff, Flavonoide, Zucker, Schleimstoffe.

Heilwirkung und Anwendung: Lindenblüten wirken schweißtreibend. Ihre Wirkung kann jedoch aufgrund der Inhaltsstoffe nicht erklärt werden. Sie finden Anwendung bei fieberhaften Erkältungen, bei denen eine Schwitzkur erwünscht ist, und zur Milderung des Hustenreizes bei Katarrhen der Atemwege. In der Volksheilkunde außerdem bei Blasen- und Nierenleiden, als mildes Beruhigungs- und krampflösendes Mittel, zu Mund- und Gurgelwässern.

Lindenblüten-Tee: 3 Teelöffel voll Lindenblüten mit ¼ Liter (etwa 2 Tassen) kochend heißem Wasser übergießen, 10 Minuten ziehen lassen, abseihen.
Zum Schwitzen bei Erkältungskrankheiten 2 Tassen möglichst heiß trinken.

Auf die Frage, wie alt sie sei, meinte die Kleine aus Hohenbodmann, einem Ort im Linzgau, östlich von Überlingen, sie sei gerade zehn geworden. Und die Linde? „So 800 bis 1200 Jahre alt, hat der Lehrer gesagt." Für den meist zur Untertreibung neigenden Realisten wird dieser Methusalem eher etwas jünger sein, für den Romantiker sind es dagegen mindestens 1000 oder mehr Jahre. Doch – ob diese Linde schon zu Zeiten Karls des Großen als Dorflinde gesetzt wurde oder 400 Jahre später, etwa als Barbarossa zum Kreuzzug aufbrach, scheint vor der Tatsache, daß dieser Baum heute noch lebt, grünt und blüht, letztlich bedeutungslos. Noch heute bietet er einen unvorstellbaren Lebensbereich für Vögel, Insekten und anderes Getier und darüber hinaus auch so manchem „Homo sapiens-oeconomicus" vielleicht Anlaß zur Nachdenklichkeit und Besinnung.

Nach Hartwig Goers ist die Linde von Ho-

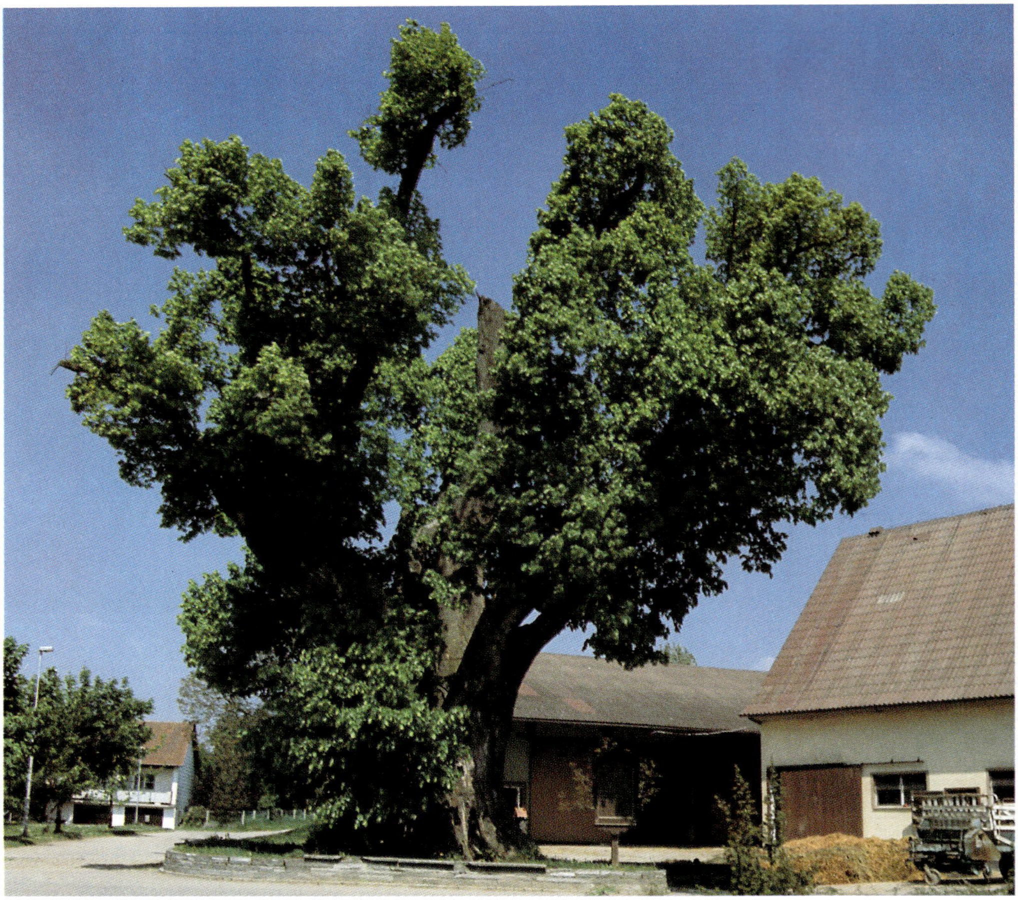

Als Kaiser Barbarossa zum Kreuzzug aufbrach, grünte diese Linde in Hohenbodman schon.

henbodmann nicht die älteste und nicht die größte der etwa noch 40 lebenden Lindenveteranen unseres Landes, sie steht auch nicht am Brunnen oder vor dem Tore, sondern direkt an einer Straßengablung vor dem Dorf. Sie ist aber mit ihrer Höhe von etwa 25 Metern und einem Umfang von mehr als 10 Metern und mit ihrer ungebrochenen Vitalität mehr als nur ein Naturdenkmal. Man kann ruhig von einem Naturwunder sprechen. Steht man vor solch einem Baum, dann wird es verständlich, daß nicht nur die „Liedermacher" der Vergangenheit sich angeregt fühlten, den Linden einen besonderen Platz in ihrer Poesie einzuräumen, sondern daß die Linde auch ein heiliger Baum war und unter ihrem grünen Dach Recht gesprochen wurde. Außerdem bot und bietet gerade die Linde den Menschen vielfachen Nutzen, sei es Honig, sei es Bast für Gewebe, Seile oder Körbe, sei es Laub als Futter für Schafe, Rinde zum Dachdecken, Holz für Schnitzwerk oder Möbel, Kohle für den Kunstmaler oder zur Herstellung von Schießpulver, Öl aus Samen und Holz sowie zu guter Letzt auch noch einiges für das gesundheitliche Wohlergehen.

Im Mittelalter und wahrscheinlich auch in der Zeit davor wurden für Heilzwecke die Blätter, der Saft „von der innern rinden angestrichen" oder „das Wasser von Linden gebrant" und die in Essig gelöschte Kohle verwendet; nur die Blüten werden nicht erwähnt. So ist davon auszugehen, daß Lindenblüten wohl erst zu Anfang des 17. Jahrhunderts in die Heilkunde eingeführt wurden. Heutzutage sind es nur die Kohle als Carbo ligni Tiliae und speziell die Blüten als Erkältungstee, die in breiterem Umfang eingesetzt werden. Viele Autoren vertreten die Auffassung, es sei eher der heiße Trank, der den Schweißausbruch auslöse und nicht die Wirkstoffe der Lindenblüten. Die Erfahrungsmedizin geht aber immer mehr davon aus, daß es nicht so sehr auf eine schweißtreibende, als viel mehr auf eine die Widerstandskraft belebende und damit auch prophylaktische Wirkung ankäme, und die vermutet man in den Lindenblüten. Vielfach wird deshalb empfohlen, in Zeiten mit erhöhtem Erkältungsrisiko regelmäßig Lindenblütentee zu trinken und sich so die Chance aufzubauen, gut „über die Runden zu kommen".

Bei uns sind zwei der etwa 30 Lindenarten heimisch: Die Winterlinde (Tilia cordata) und die Sommerlinde (Tilia platyphyllos). Beide Arten bastardieren gerne, so daß man den Urformen recht selten begegnet. Die Blätter der Winterlinde sind in den Aderwinkeln der Unterseite braunbärtig, die Blütenstände 5- bis 11blütig. Die Aderwinkel der Blätter der Sommerlinde haben dagegen einen hellen Flaum und die Blütenrispen sind 2- bis 5blütig. Außerdem sind die Früchte der T. platyphyllos dickwandiger, holzig und deutlich kantig gerippt.

In der „freien Natur" findet man Linden als Solitärbäume. Entweder handelt es sich dabei um Relikte eines Waldes oder sie wurden bewußt angepflanzt, etwa neben einem Wegkreuz. Außerdem findet man Linden in Laubmischwäldern, besonders auf kalkhaltigeren Böden. In Polen und Rußland soll es auch noch in größerem Umfang reine Lindenwälder geben.

Ungeklärt bleibt wohl, ob der Name Linde von lind, also Lindigkeit, oder von Lein, und damit vom althochdeutschen lin-tar für Lein-Baum abzuleiten ist. Einiges spricht für die zweite Version, denkt man an den Lindenbast und seine Verarbeitung zu Geweben. Die Gattungsbezeichnung Tilia soll vom griechischen Ptilon für das Flügelchen an der Blütendolde abstammen.

Wer die Absicht und die Möglichkeit hat, sich einen Lindenbaum in den Garten zu setzen, sollte sich unbedingt für eine der heimischen Arten entscheiden. Der Nektar einiger eingeführten Arten ist für unsere Bienenrassen tödlich.

Löwenzahn

Butterblume, Pusteblume, Pfaffenröhrlein, Kuhblume, Mönchkopf, Lichterblume, Pißblume, Milchstock

Taraxacum officinale

Familie: Korbblütengewächse (Cichoriaceae)

Handelsware: Löwenzahnkraut (Taraxaci radix cum herba, Radix Taraxaci cum herba).

Herkunft: Löwenzahn ist eine in den gemäßigten Zonen der nördlichen Halbkugel verbreitete Sammelart. Hauptlieferländer sind Bulgarien, Polen, Ungarn, Rumänien und Rußland.

Inhaltsstoffe: Bitterstoffe, Triterpene, Sterole, Flavonoide, Kaffeesäure, Kohlenhydrate, Schleime, Fructose, Kaliumsalze.

Heilwirkung und Anwendung: Löwenzahn fördert die Galle- und Harnausscheidung und wirkt appetitanregend. Anwendung bei Störungen im Bereich des Galleabflusses, bei Völlegefühl, Blähungen und Verdauungsbeschwerden; zur Anregung der Diurese.
In der Volksheilkunde wird Löwenzahn als „Blutreinigungsmittel" zu Frühjahrskuren, bei rheumatischen Erkrankungen, Gicht, Ekzemen und anderen Hauterkrankungen genutzt.
Die Anwendung erfolgt als Tee oder Frischsaft. Junge Löwenzahnblätter sind beliebt zu Salaten.

Gelb, gelb, gelb sind alle unsre Wiesen, gelb, gelb, gelb ist alles was wir sehn . . .

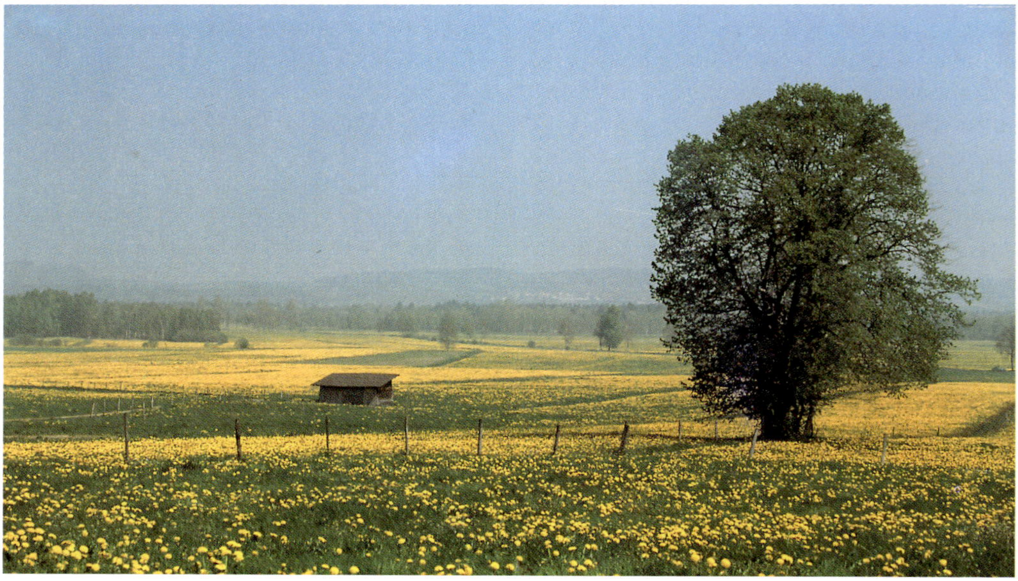

Löwenzahn-Tee: 1 Eßlöffel voll fein geschnittener Droge mit 1 Tasse (etwa 150 ml) kaltem Wasser ansetzen, kurz aufkochen und ca. 10 Minuten ziehen lassen. Täglich 2 Tassen kurmäßig 4 bis 6 Wochen trinken.

Löwenzahn – der Name kommt von den scharfgezähnten Blättern – gehört wohl mit zu den anpassungsfähigsten und damit vitalsten Vertretern der Flora. Wer hat nicht schon im Frühjahr das dominierende Gelb des Löwenzahns auf den fetten, weil stickstoffhaltigen Wiesen erlebt und sich sogar über die „Monokultur" gefreut. Und nicht selten begegnet man Salatfreunden beim Sammeln des frischen Krautes. Mit Öl und Essig oder einer säuerlichen Sahnesoße zubereitet, ist Löwenzahnsalat eine wahre Gaumenfreude.

Die mehrjährige Pflanze kann bis zu einem halben Meter hoch werden. Die Blätter haben die typische Schrotsägeform und bilden am Boden eine Rosette, die wie ein Trichter das Wasser zur Pfahlwurzel leitet. Das Blütenkörbchen, das im Gegensatz zu vielen anderen Korbblütlern nur aus Zungenblütchen, bis zu 200 Stück an der Zahl, besteht, wird von einem doppelten Hüllkelch umschlossen. Die Blattstiele sind hohl und enthalten den bei Cichoriengewächsen vorkommenden Milchsaft. Die Früchte reifen schnell und werden als Schirmchen vom Wind fortgetragen.

Mit der Schönheit der Butterblume haben sich Dichter, so zum Beispiel Löns in „Die schöne Blume" oder Waggerl in seinem „Heiteren Herbarium" und natürlich auch der Volksmund beschäftigt. Die reifen Federkronen wurden von Verliebten auch als eine Art Orakel benutzt. Man muß sich was wünschen und dann blasen. Die Zahl der auf der Platte zurückbleibenden Samen bedeutet Tage oder Wochen bis zur Erfüllung des Wunsches. Auf solch einen Wunsch bezieht sich wohl auch dieses schweizerische Versrätsel:

„Hübsch gel isch
Hübsch buseliert isch
Selig is der Ma
Der's buseliere ka."

Es geht hier um den Doppelsinn des Wortes buselieren. Es bedeutet sowohl buschelig als auch küssen – busseln.

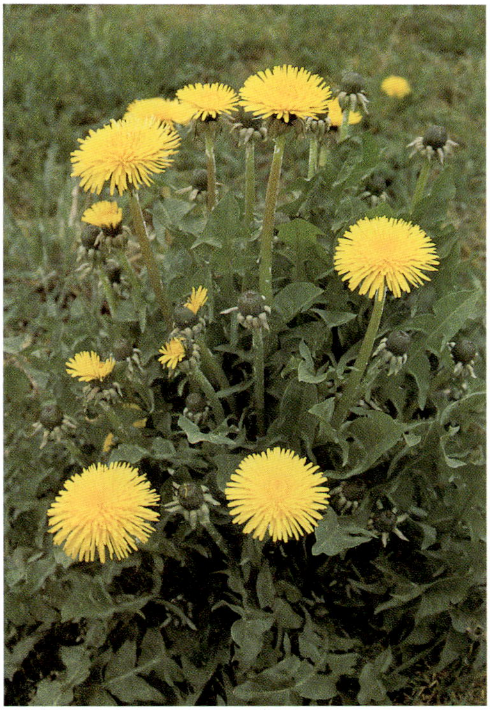

Seiner wassertreibender Wirkung wegen hat der Löwenzahn viele treffende volkstümliche Namen erhalten, so auch Pißblume.

Als Heilpflanze soll der Löwenzahn zwar schon von arabischen Ärzten angewandt worden sein. In Mitteleuropa ist er aber erst im 16. Jahrhundert zu Ehren gekommen. Leonhart Fuchs führt den Löwenzahn in seinem „Kreutterbuch" unter den Wegwarten als Pfaffenröhrlin, Dents leonis und Taraxacon auf. Damit ist bereits auf den heutigen wissenschaftlichen Namen des Löwenzahns vorgegriffen worden – Taraxacum officinalis.

Diese Bezeichnung wird abgeleitet vom griechischen taraxis = Augenentzündung und akeomai = ich heile, weil der Milchsaft früher Verwendung fand zur Behandlung von Augenerkrankungen.

Adelbert von Chamisso schreibt über den Löwenzahn in seinem Werk „Übersicht der nutzbaren und der schädlichsten Gewächse, welche wild oder angebaut in Norddeutschland vorkommen" unter anderem: „... die Wurzel wird im Frühling vor der Blüte für die Apotheken gesammelt; getrocknet verliert sie eigentlich ihre Wirksamkeit, die auf dem bittern Milchsaft der Pflanze beruht; dieser Saft ist, so wie der Extrakt, ein bittres, gelind reizendes, die Verdauung beförderndes Mittel."

„Hübsch gel isch – Hübsch buseliert isch – Selig is der Ma der's buseliere ka."

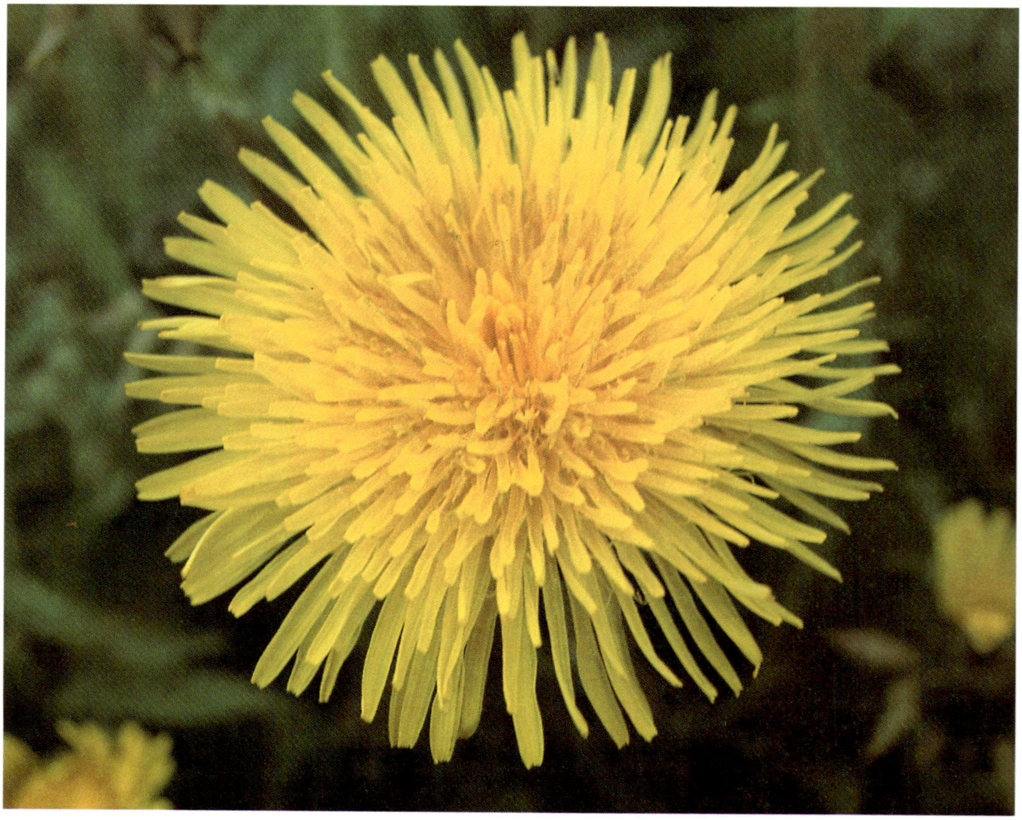

Mädesüß

Spierstrauch, Rüsterstaude, Wiesengeißbart, Wiesenkönigin, Geißleiterle, St. Johanniswedel

Filipendula ulmaria

Familie: Rosengewächse (Rosaceae)

Handelsware: Mädesüßkraut (Spireae ulmariae herba, Herba Spireae ulmariae).

Herkunft: Eurasiatische Pflanze. Die Droge kommt aus Deutschland, Rußland und den Balkanländern.

Inhaltsstoffe: Ätherisches Öl, Vanillin, Flavon- und Phenolglykoside, Gerbstoffe, Schleim und Salicylsäureverbindungen.

Heilwirkung und Anwendung: Mädesüß wirkt adstringierend, entzündungshemmend, schweiß- und harntreibend. Anwendung als Schwitztee bei fiebrigen Erkältungen. In der Volksmedizin bei Blasenbeschwerden, Gicht und rheumatischen Erkrankungen. Auch zu sogenannten „Blutreinigungskuren".

Mädesüß-Tee: 1–2 Teelöffel voll geschnittener Droge werden mit 1 Tasse (etwa 150 ml) kochend heißem Wasser übergossen und nach ca. 10 Minuten durch ein Teesieb gegeben.
2mal täglich eine Tasse frisch bereiteten Tee trinken.

Das Mädesüß, eine ausdauernde Pflanze mit kräftigem Wurzelstock, kann bis zu 2 m hoch werden und überragt so die meisten Gräser und Stauden des Standortes. Es bevorzugt feuchte Wiesen, Grabenränder, Flußniederungen.

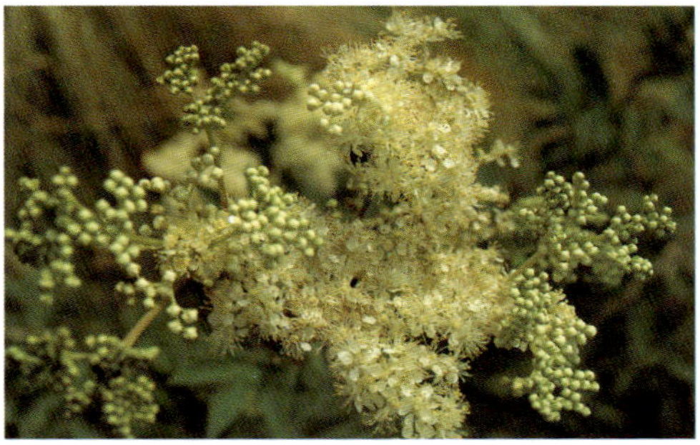

Sie erinnert etwas an Zuckerwatte, diese fein-seidige, süßlich nach Mandeln riechende Mädesüßblütendolde.

In Gebieten mit intensiver Landwirtschaft und damit einhergehender Trokkenlegung der Wiesen ist dieses Rosengewächs inzwischen relativ selten geworden.

Die stark süß duftenden creme-weißen Blüten mit 10–20 Staubblättern, die die Kronblätter weit überragen, bilden fein-seidig aussehende Trugdolden. Die wechselständigen Blätter sind unterbrochen gefiedert, große und kleine Blätter wechseln sich ab. Sie sind auf der Unterseite oft weißfilzig. Die Stengel sind kantig und recht zäh.

Die Botaniker des Mittelalters kannten das Mädesüß bereits. Als Heilpflanze wurde es aber erst während der Renaissance entdeckt und wieder vergessen, worauf unter anderem auch Chamisso hinweist. Im 19. Jahrhundert erinnerte man sich wieder an Mädesüß als Heilpflanze. Besonders auf der Iberischen Halbinsel, in Italien und Belgien soll Mädesüß noch eine recht häufig gebrauchte Heilpflanze sein, meist als Tee zum Schwitzen bei fiebrigen Erkrankungen. Mädesüß wird darüber hinaus auch in Salben verarbeitet zur Anwendung bei rheumatischen Beschwerden.

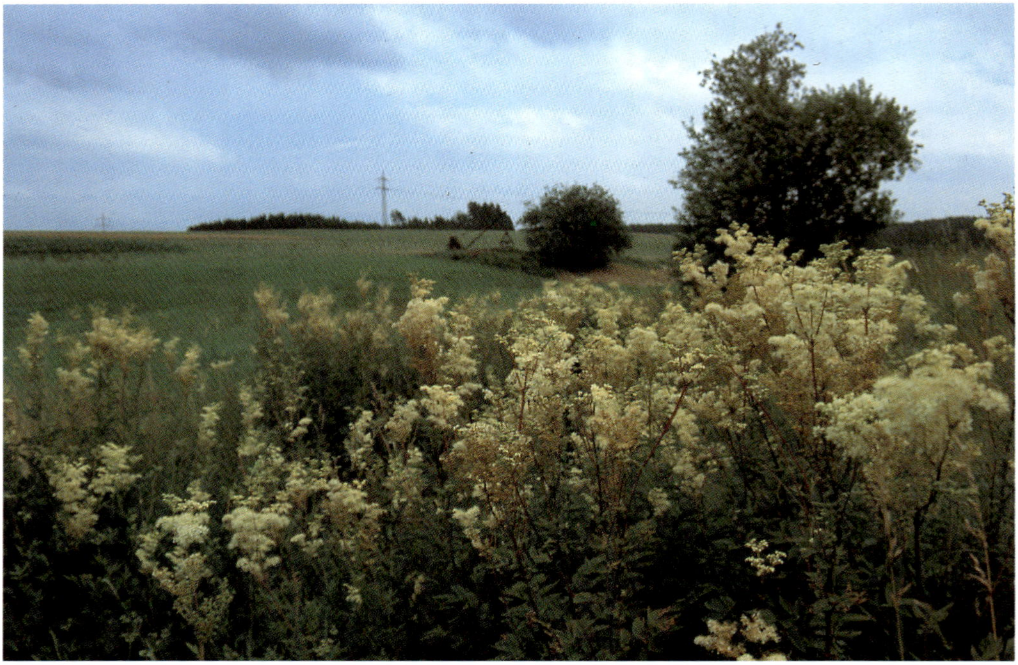

In Sibirien ist die „Filipendula" ein beliebtes Nahrungsmittel. Zusammen mit Süßholzwurzeln bereiten die Kirgisen ein Getränk für den täglichen Gebrauch.

Aus Sibirien wird berichtet, daß die „Filipendula" dort ein beliebtes Nahrungsmittel sei. Man bereitet aus der Wurzel eine Art Grütze. Bei den Kirgisen soll darüber hinaus aus Mädesüß und Süßholzwurzeln ein Getränk für den täglichen Gebrauch bereitet werden.

Die wissenschaftliche Bezeichnung Filipendula ergibt sich aus filum für Faden und pendulus für herabhängend, weil an den Wurzeln kleine Knöllchen wie an Fädchen hängen. Ulmaria bedeutet ulmenähnlich und bezieht sich auf die Blattform. Daraus resultiert auch der Name Rüsterstaude. Mädesüß oder auch Mädelsüß soll sich von Wiesenmatte und dem süßen Duft der Blüten ableiten. Andere Deutungen weisen auf die frühere Verwendung der Blüten zur Aromatisierung von Met, Wein und Bier hin. Man geht davon aus, daß im Mädesüß sich das dänische miodurt sowie das altnordische mjöd-r, also Met, verbergen. Und mjod bedeutet auf Russisch Honig. Damit schließt sich der Kreis.

Melisse

Zitronenmelisse, Bienenkraut, Zitronenkraut, Herzkraut, Frauenkraut

Melissa officinalis

Familie: Lippenblütengewächse (Lamiaceae)

Handelsware: Melissenblätter (Folia Melissae, Melissae folium).

Herkunft: Die Heimat der Melisse sind die östlichen Mittelmeerländer und Westasien. Sie wird in Deutschland, Italien, Spanien, Bulgarien, Rumänien, Brasilien und Nordamerika angebaut.

Anpflanzung im Kräutergarten: Melisse wird im Frühjahr ausgesät oder durch Teilung älterer Stöcke vermehrt. Frische Blätter können schon ab Mai geerntet werden.

Inhaltsstoffe: Melissenblätter enthalten ätherisches Öl, Sesquiterpenkohlenwasserstoffe, Rosmarinsäure, Chlorogen- und Kaffeesäure, Triterpene, Flavonoide, Gerbstoffe, Bitterstoffe.

Heilwirkung und Anwendung: Melisse wirkt leicht beruhigend und karminativ. Sie findet Anwendung bei nervös bedingten Einschlafstörungen, nervösen Magen- und Darmbeschwerden und bei Appetitlosigkeit.
In der Volksmedizin wird Melisse auch bei Erkältungskrankheiten, Migräne, Hysterie, psychovegetativen Herzbeschwerden und Melancholie empfohlen.

Melisse als Gewürz: Melissenkraut paßt gut zu Obst- und Milchspeisen, zu Salaten, Gemüse, Fisch, Soßen und Kräutermixgetränken. In der Spirituosenindustrie wird Melisse zur Herstellung von Kräuterlikören verwendet.

Melissen-Tee: 2 Teelöffel voll Melissenblätter werden mit 1 Tasse (etwa 150 ml) kochend heißem Wasser übergossen und nach ca. 10 Minuten abgeseiht.
Mehrmals täglich 1 Tasse frisch bereiteten Tee trinken.

Melisse – die Droge für den „Heiltrank" der Barfüßigen Karmeliter, den Karmelitergeist. Seit 1611 bis zum heutigen Tag gerne und vielfach angewendet.

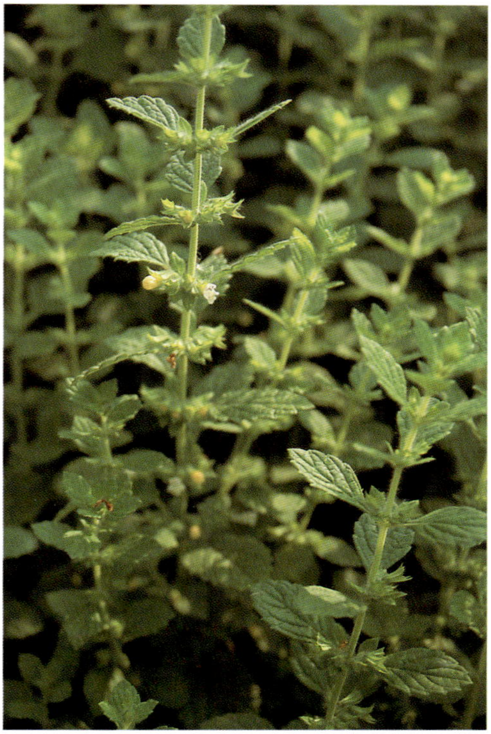

Als 1611, also vor nahezu 380 Jahren, die Barfüßigen Karmeliter der Rue de Vaugurard in Paris aus Melisse, Zitronenschalen, Muskatnuß, Kassiazimt und Gewürznelken wahrscheinlich das erste Geheimmittel – so nannte man noch bis vor kurzem Arzneimittel, deren Rezepturen nicht jedem zugänglich waren – komponierten, konnten sie trotz ihrer Überzeugung, ein wirksames Mittel gegen verschiedene Erkrankungen und Beschwerden entwickelt zu haben, kaum davon ausgehen, daß es den Karmelitergeist in der Originalrezeptur und in zahlreichen Abwandlungen noch Ende des 20. Jahrhunderts geben würde. Auch nicht, daß er etwas vereinfacht als Spiritus Melissae comp. in so viele Arzneibücher aufgenommen werden würde, daß sich zahlreiche kleinere und größere Unternehmen mit seiner Herstellung befassen würden. Vor allem aber ahnten die Mönche nicht, daß der Melissengeist, wie er heute meistens genannt wird, sich eines Tages solch einer Beliebtheit erfreuen würde.

In den Kräuterbüchern des 16. Jahrhunderts findet man einen Vorläufer dieser Darreichungsform, einen Sud in Weißwein – er tue bei katarrhalischen Beschwerden der Atemwege gut, stärke das Herz und vertreibe die Melancholie. Für diese Zwecke sollen arabische Ärzte die Melisse bereits im 10. Jahrhundert empfohlen haben.

Auch heute wird die Melisse zur Verbesserung der körpereigenen Abwehr bei fiebrigen Erkältungen, bei nervösen Herzbeschwerden, zur Förderung der Schlafbereitschaft und bei Verdauungsstörungen angewendet. In jüngster Zeit wird der aus Melissenblättern gewonnene Trockenextrakt äußerlich als Virustatikum, also als ein die Vermehrung (Reproduktion) von Viren hemmendes Arzneimittel, bei den so unangenehmen Lippen- oder Fieberbläschen (Herpes simplex) erfolgreich eingesetzt.

Die Heimat der Melisse dürfte Vorderasien und der östliche Mittelmeerraum gewesen sein. Es waren wohl die Araber, die auf ihren Zügen gen Westen diesen Lippenblütler nach Nordafrika und dann nach Spanien brachten. Die Benediktiner, die bekanntlich etwas für gute Tröpfchen übrig hatten, sollen dies würzige Kraut in ihren Kräutergärten angepflanzt haben, sicher nicht nur für Heilzwecke, sondern vermutlich auch als Gewürz für Küche und Keller. Den Klostergärten folgten die Bauerngärten und bald dann auch die freie Natur. Heute findet man die Melisse gelegentlich an Waldrändern, Hecken, Zäunen oder Mauern.

Die bis zu einem Meter hoch werdende Melisse sieht der Taubnessel ein wenig ähnlich. Ausgestattet mit einem ausdauernden Wurzelstock treibt sie im Frühjahr zahlreiche verästelte Stengel. Die eiförmigen Blätter sind gegenständig, kurz gestielt und gleichmäßig grob gesägt. In den Blattachseln sitzen die in Scheinquirlen zu 3 bis 6 zusammengefaßten bläulichen oder gelblich-weißen typischen Lippenblüten mit einer flachen Ober- und einer dreilappigen Unterlippe. Blütezeit ist von Juni bis September. Das beste Erkennungsmittel ist wohl der zitronenartige Geruch der Pflanze, der beim Zerreiben der Blätter besonders stark zur Geltung kommt.

Wie das Immenblatt (Melittis melisophyllum), so gehört auch die Melisse zu den Nektarspendern, die von Bienen bevorzugt werden. Deshalb wird sie von Leonhart Fuchs auch als Hönigblüm bezeichnet. Im Altertum soll die Melisse aus diesem Grund sogar als Bienenweide angebaut worden sein. So überrascht es kaum, daß der Gattungsname, ebenso wie die übliche deutsche Bezeichnung Melisse vom griechischen melissa für Honigbiene abgeleitet wurde. Melissa hieß in der griechischen Mythologie

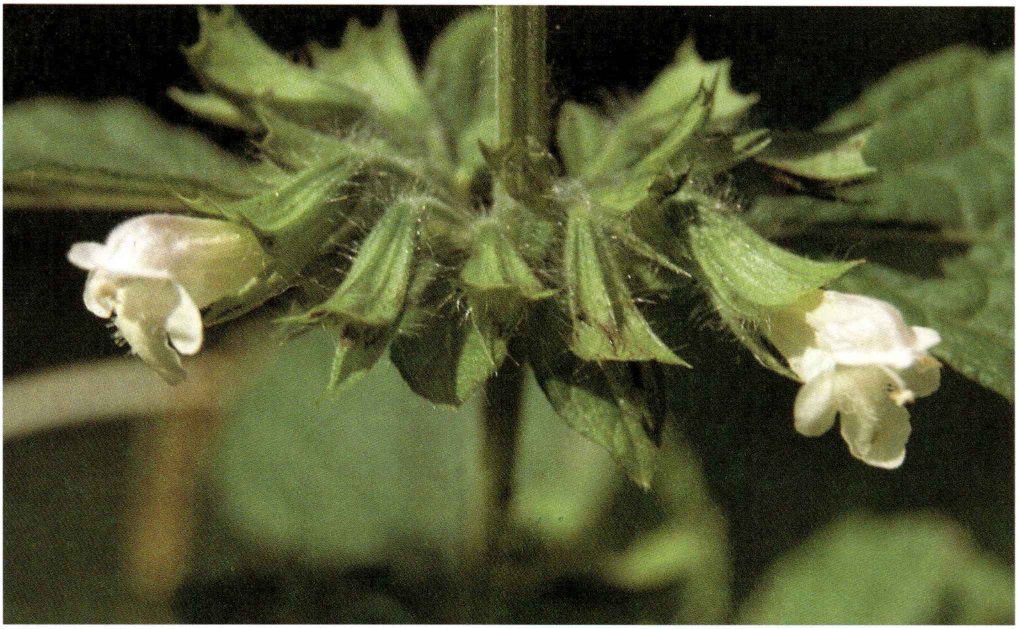

So winzig die Melissenblüten sind, so reizvoll und schön sind sie gebaut.

aber auch eine Nymphe, der die Menschen das Wissen und die Gewinnung und Verwendung des Honigs verdanken sollen. Und die Priesterinnen des vom König Melissaeus auf Kreta gestifteten Bienenkults wurden Melissai genannt, womit sich die Frage stellt, ob der legendäre König der Namensgeber für die Biene und den Honig = mel war oder umgekehrt.

Mistel

Leimmistel, Vogelmistel, Hexenbesen, Drudenfuß, Donarbesen, Wintersamen

Viscum album

Familie: Mistelgewächse (Loranthaceae)

Handelsware: Mistelkraut (Visci herba, Herba Visci),

Herkunft: In Europa und Asien heimischer Halbschmarotzer auf nahezu allen Baumarten. Drogenimporte aus den Balkanländern, der Türkei, Rußland, Bulgarien und Italien.

Inhaltsstoffe: Flavonoide, Viskotoxine, Phenylpropane, Lignane, Alkaloide, Polysaccharide, Lektine.

Heilwirkung und Anwendung: Pharmazeutisch hergestellte Mistelpräparate zeigen bei parenteraler Applikation deutlich blutdrucksenkende Effekte. Sie werden auch in der Tumortherapie genutzt. In der Volksheilkunde wird Misteltee bei Bluthochdruck, Schwindelgefühl, Arteriosklerose, bei Keuchhusten, Asthma, Gelenkerkrankungen und zur Stärkung der Abwehrkräfte angewandt.
Die Wirksamkeit des Misteltees bei Bluthochdruck bleibt offen.

Mistel-Tee: Mistelkraut darf weder gekocht noch überbrüht werden. Zur Bereitung des Tees wird 1 gehäufter Eßlöffel geschnittener Droge mit ¼ Liter kaltem Wasser übergossen. Über Nacht stehenlassen. Täglich 2 Tassen trinken.

Der kleine, bis zu einem Meter im Durchmesser werdende, buschförmige, immergrüne, zweihäusige Mistelstrauch wächst als Halbschmarotzer auf Bäumen. Sein Stamm ist kurz und dick. Die grünbraunen, gabeligen Zweige brechen leicht in den Gelenken; sie tragen ledrige, ganzrandige, schmal bis breit zungenförmige Blätter. Die unscheinbaren, gelbgrünen Blüten erscheinen von März bis Mai. Die Bestäubung erfolgt durch Insekten und den Wind. Die beerenartigen, gelblich-weißen Scheinfrüchte werden durch Vögel verbreitet. Von Viscum album gibt es drei Unterarten: Die Laubholzmistel (ssp. album), die Tannenmistel (ssp. abietis) und die Föhrenmistel (ssp. austriacum). Die Laubholzmistel kommt auf vielen Laubbäumen vor, selten findet man sie allerdings auf Eichen, Hainbuchen und Erlen, auf Rotbuchen (Fagus sylvaticus) fehlt sie ganz.

Die Verwendung der Mistel als Heilpflanze soll bereits durch die Hippokratiker erfolgt sein. Bei Plinius werden als Anwendungsgebiete der Mistel die Fallsucht und der Schwindel genannt. Aber auch bei „allerley geschwulst", wie man bei Hieronymus Bock oder Leonhart Fuchs nachlesen kann, wurde die Mistel eingesetzt.

In der antiken Mythologie spielte Viscum eine große Rolle, so galt sie auch als die „goldne Zauberrute", mit der Aeneas sich Zugang zur Unterwelt verschafft hat. Nach der Edda versenkt Odin, die Winterrute, also die Mistel, in der Hand haltend, Brunhilde und die gesamte Natur in den Todesschlaf. Bei seiner Wiederkehr zerschneidet dann Siegfried, der als Symbol der Frühlingssonne gilt, den Eispanzer und weckt die Schlafenden zu neuem Leben.

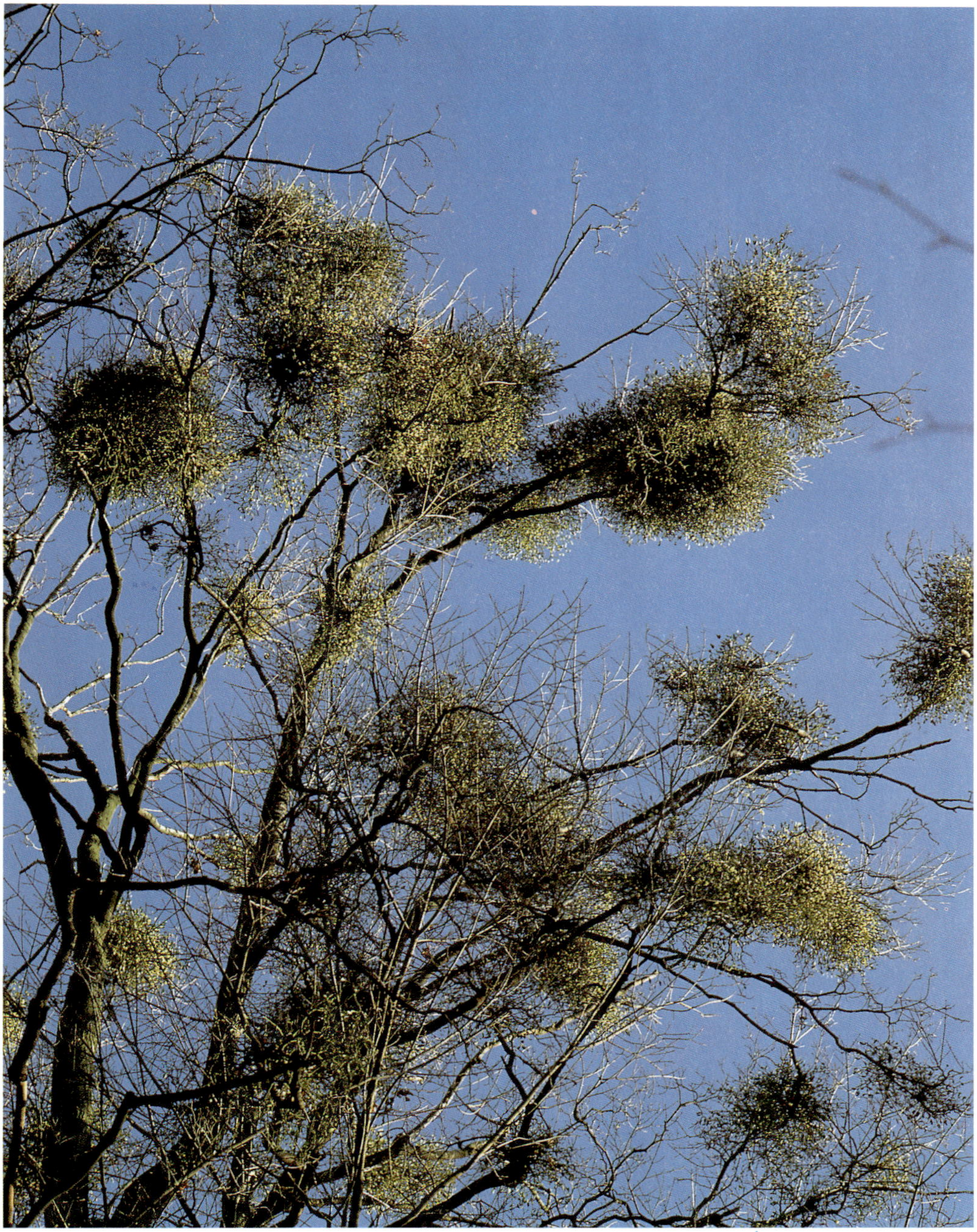

Ein Baum voller „goldner Zauberruten" des Aeneas. Er verschaffte sich mit ihnen den Zugang zur Unterwelt.

Die keltischen Priester, die Druiden, betrachteten die auf Eichen wachsende Mistel als Himmelsgabe, die mit großer Feierlichkeit und mit einer goldenen Sichel eingeholt wurde. Bei vielen Völkern war die Vorstellung verbreitet, die Mistel sei eine gute Hilfe, Dämonen und andere böse Geister abzuwehren. So wird unter anderem aus Schweden berichtet, daß man dort Mistelbüsche über dem Dachfirst befestigte, um dadurch Haus, Mensch und Vieh vor Blitzschlägen, Feuer und Krankheit zu schützen.

Heutzutage gebraucht man die Mistel vielfach als Weihnachtsschmuck.

Das hat inzwischen dazu geführt, daß in einigen Gegenden Norddeutschlands die Mistel bereits eine Rarität geworden ist.

Die Bezeichnung „Viscum" geht auf die Römer zurück, die aus den Beeren mit ihrem zähen, schleimigen Fleisch Leim für Vogelruten kochten, was übrigens auch heute noch vielfach Brauch ist. Die Herkunft des deutschen Namens „Mistel" konnte bisher nicht eindeutig geklärt werden. Vermutlich besteht eine Beziehung zum althochdeutschen mist, das wiederum von dem nicht mehr gebräuchlichen Verb migen für harnen abgeleitet sein könnte. Wenn diese Annahme zuträfe, dann dürfte die Bezeichnung wohl mit der Verbreitung der Mistelsamen durch Vogelkot zusammenhängen. Und – nomen est omen – es ist vor allem die Misteldrossel, die hier aktiv ist.

Der klebrige Schleim der Mistelfrüchte ist es, aus dem sich der Gattungsname „Viscum", was soviel wie klebrig bedeutet, ergab.

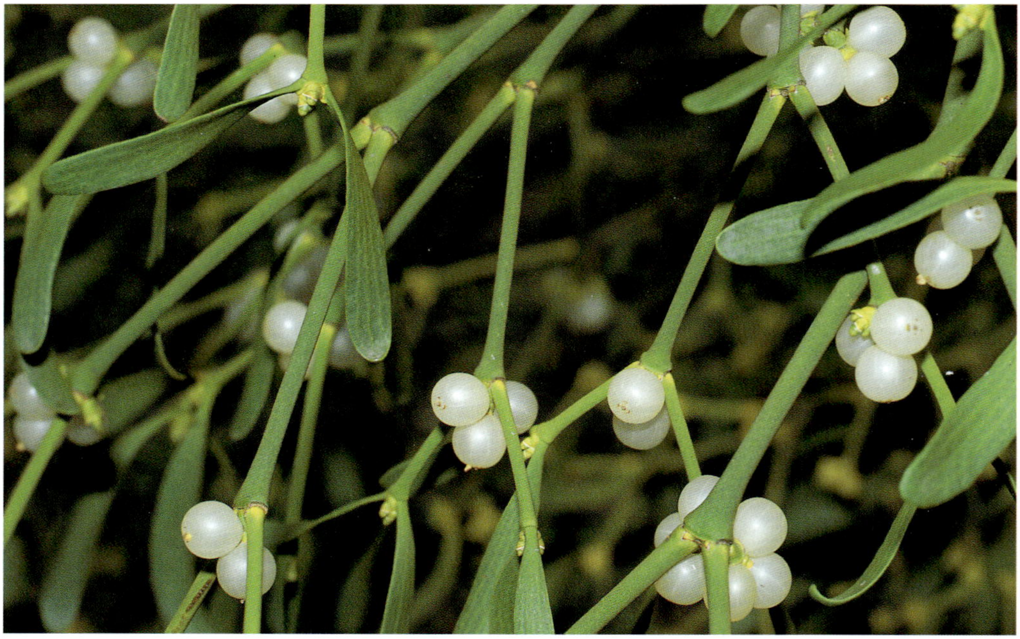

Pfefferminze

Edelminze, Katzenkraut, Mutterkraut, Gartenminze

Mentha x piperita

Familie: Lippenblütengewächse (Lamiaceae)

Handelsware: Pfefferminzblätter (Menthae piperitae folium, Folia Menthae piperitae).

Herkunft: Pfefferminze wird im größten Teil Europas kultiviert. Hauptlieferländer der Droge sind Bulgarien, Griechenland, Spanien, England.

Anpflanzung im Kräutergarten: Mentha x piperita wird durch Wurzelstecklinge vermehrt. Dazu pflanzt man im Frühjahr ca. 10 cm lange Wurzelstücke etwa 5 cm tief in den Boden. Pfefferminze erfordert keine besondere Pflege. Nach 2–3 Jahren sollten die Pflanzen umgepflanzt werden. Sie lassen sich auch gut in Containern auf dem Balkon ziehen. Die Haupternte erfolgt vor der Blüte, Ende August ist ein zweiter Schnitt möglich.

Inhaltsstoffe: Ätherisches Öl, Gerbstoffe, Flavonoide, Triterpene.

Heilwirkung und Anwendung: Pfefferminze wirkt antiemetisch, desinfizierend, spasmolytisch, choleretisch und karminativ. Sie findet Anwendung bei Magen-, Darm- und Gallenbeschwerden, bei Übelkeit und Erbrechen sowie bei abnormen Gärungsprozessen im Magen. Zahlreiche Teemischungen enthalten Pfefferminzblätter zur Verbesserung des Geschmacks.

Pfefferminze als Gewürz: Salate, Suppen, Saucen und Eintöpfe können vor dem Servieren mit feingehackter Pfefferminze verfeinert werden. Wegen der hohen Würzkraft sollte sie immer sparsam verwendet werden.
Die Bestandteile des ätherischen Öles werden als Geschmacksstoff in der Süßwaren- und Likörherstellung verwendet.

Pfefferminz-Tee: 1 Eßlöffel voll Pfefferminzblätter wird mit 1 Tasse (ca. 150 ml) kochend heißem Wasser übergossen und nach 5 bis 10 Minuten durch ein Teesieb gegeben.
3- bis 4mal täglich eine Tasse frisch bereiteten Tee zwischen den Mahlzeiten trinken.

Die Eltern der Pfefferminze sind Mentha spicata und Mentha aquatica.

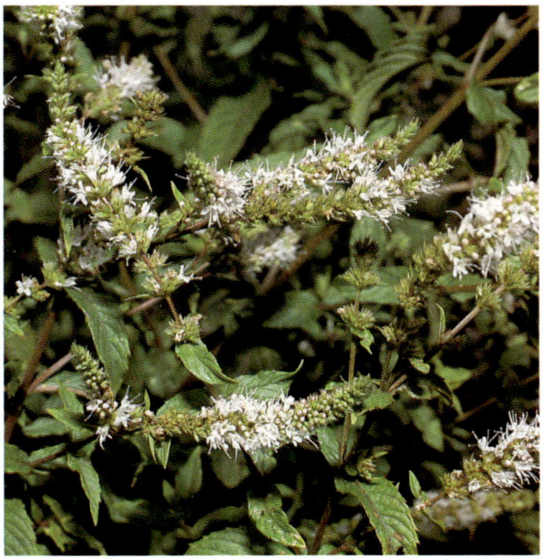

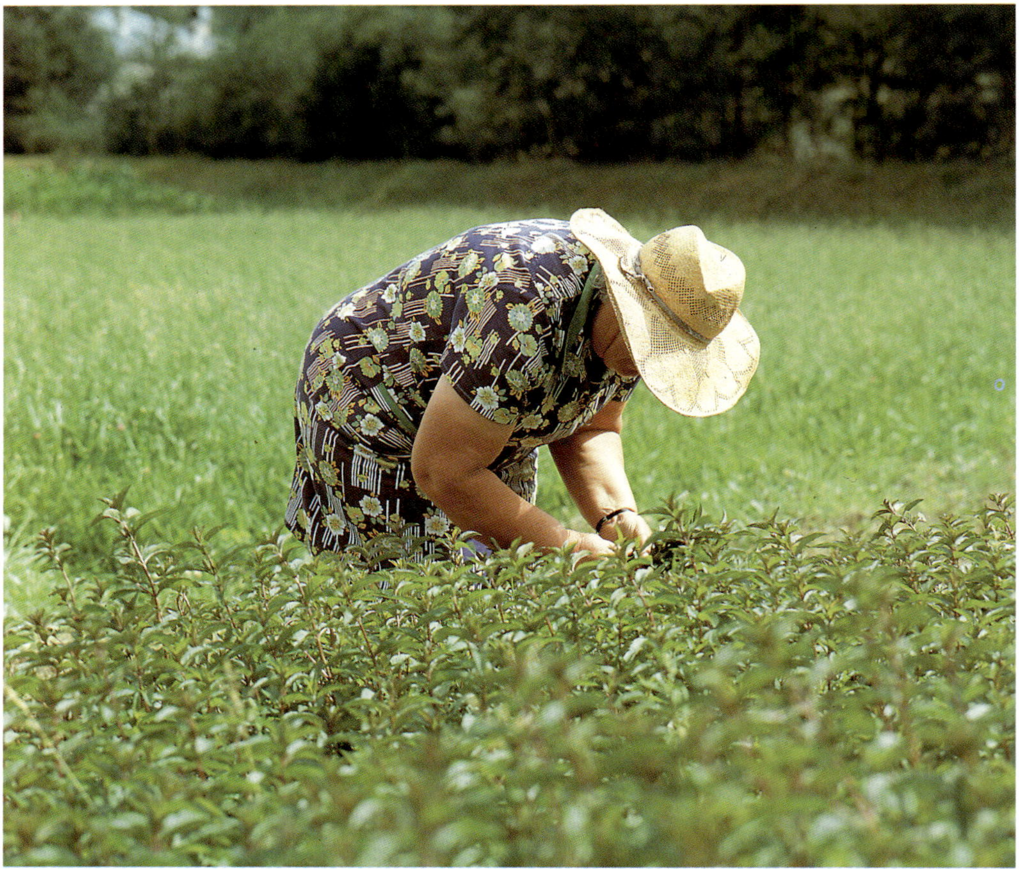

Ob sie gut gedeiht? – Heilpflanzenkulturen erfordern sorgfältige Pflege.

Eifersucht gilt allgemein als eine nicht gerade lobenswerte Eigenschaft, und der Ausdruck Bastard wird meist als Beleidigung verstanden. Daß solche Vorstellungen auch mal irrig sein können, beziehungsweise sich daraus auch mal etwas Positives ergeben kann, bestätigt uns die Pfefferminze.

Persephone, von Pluto geraubt und zur Beherrscherin der Unterwelt, des Hades, gekürt, hat der griechischen Mythologie zufolge in einem Anfall von Eifersucht die schöne Nymphe Minthe getötet und aus ihrem Leib die Minze sprießen lassen. Welche Minze es war, ob es gar schon der aus einer natürlichen Kreuzung zwischen Wasserminze (Mentha aquatica) und Krauseminze (Mentha spicata) entstandene Bastard, die Pfefferminze, war, berichtet die Sage leider nicht. Bei den noch recht vielfältigen Beziehungen der griechischen Götter und Göttinnen untereinander wäre ein derartiges Geschehen schließlich nicht ganz so überraschend gewesen. Einiges spricht jedenfalls dafür, daß die Pfefferminze schon zu Zeiten der Entstehung der griechischen Göttersagen nicht unbekannt war, zumindest im fernen Osten. Ob sie von dort aus über die Seidenstraße oder auf anderen Wegen zu uns kam, wird kaum jemals geklärt werden können. Möglich ist aber auch, daß die Vorgänger unserer Pfefferminzkulturen in Ägypten zu suchen sind. In Blumengebinden, die aus ägyptischen Gräbern der XX. und XXI. Dynastie (1200–600 v. Chr.) stammen, will man die „Echte" Pfefferminze eindeutig erkannt haben.

Nach bisherigen Erkenntnissen erfolgt der Anbau der Pfefferminze in Europa in größerem Umfang erst seit Mitte bis Ende des 17. Jahrhunderts, und zwar zunächst in England in der Gegend von Mitcham in Surrey. Welche Minzenart davor medizinisch verwendet wurde, kann nur vermutet werden. Vieles spricht für die Krauseminze. Leonhart Fuchs erwähnt in seinem Kräuterbuch vier kultivierte Arten, den „Kraußdeyment" mit runden Blättern und „das ander ist der bletter halben dem ersten gleich un würt Krauser balsam geheiyssen", dann den „Balsammüntz" oder „Unser frawen müntz" und das Herzkraut. Bei Adamus Lonicerus heißt es: „Die krause Müntzen werden vor den andern erwehlet. In Summa die Müntz ist zu vielen dingen gut."

Eine Vielzahl der in der Antike und im Mittelalter empfohlenen Anwendungsbereiche haben auch heute ihre Gültigkeit. Man denke nur an Magen- und Darmerkrankungen, ungenügende Sekretion der Verdauungsdrüsen, an Leber- und Gallenbeschwerden, an die Anwendung bei Erkältungskrankheiten, bei Juckreiz oder rheumatischen Erkrankungen, wobei hier mehr das Pfefferminzöl oder das aus ihm gewonnene Menthol eingesetzt wird. Aber auch die Spirituosenindustrie, die Süßwaren- und Kosmetikhersteller verwenden die Pfefferminze oder eine andere Minzenart für ihre Erzeugnisse. Ein Leben ohne Pfefferminze oder die Minze überhaupt ist kaum noch vorstellbar. Jedes Hotel, jedes Restaurant bietet heute dem Gast die Möglichkeit, sich für Pfefferminztee zu entscheiden, und in vielen Familien ist er zum täglichen Haustrank geworden, auch wenn es aus medizinischen Gründen durchaus sinnvoll und richtig ist, von Zeit zu Zeit abzuwechseln.

Als Bastard fruchtet die Pfefferminze nur ausnahmsweise, und dann kommt es meist zu einer Rückbildung der besonderen Eigenschaften dieser Heil- und Genußpflanze. Die Vermehrung erfolgt deshalb über Ausläufer, die für Kulturen auch als Stecklinge dienen. Aus dem holzig verdickten Wurzelstock treibt die Pflanze im Frühjahr bis 80 cm hohe, vierkantige, aufrecht stehende Stengel mit länglich ei- bis lanzettförmigen, scharf gesägten, gegenständigen Blättern. Die lila Blüten erscheinen im Hochsommer und bilden Scheinähren, die an den Seitentrieben vielfach kopfig wirken. Schon ein leichtes Verreiben der Blätter oder der Stiele läßt das würzige ätherische Öl austreten.

Pfefferminzkulturen findet man heute weltweit. Wildvorkommen sind infolge der hohen Bastardierungsbereitschaft der Minzen überall und immer möglich, eine eigentliche Heimat kann infolgedessen nicht angegeben werden. Als Standort bevorzugen unsere Minzarten feuchte Wiesen, Bachufer oder Ränder von Gräben.

Die deutsche Bezeichnung Minze, ursprünglich vom althochdeutschen minza abgeleitet, geht auf das griechische Minthe auf den lateinischen Namen Mentha zurück. Der Artname Pfeffer ergibt sich aus dem scharfen, pfefferartigen Geschmack.

Im Hausgarten sollte die Pfefferminze nicht fehlen, allein schon wegen der vielfältigen Möglichkeiten, mit einigen Blättchen so manche Gerichte würziger schmecken zu lassen, etwa Fisch oder Lammbraten, Kompott oder Soßen, oder schließlich auch ein leckeres Vanilleeis mit einem frischen grünen Minzenblatt zu garnieren. Es möge gut schmecken!

Ringelblume

Gartenringelblume, Goldblume, Ringali, Sonnwendblume

Calendula officinalis

Familie: Korbblütengewächse (Asteraceae)

Handelsware: Ringelblumenblüten (Flores Calendulae, Calendulae flos).

Herkunft: Die Ringelblume ist in ganz Europa in den Gärten anzutreffen. Sie wird als Heilpflanze in Deutschland, den Mittelmeerländern, auf dem Balkan, in Ägypten, Polen und Ungarn feldmäßig angebaut.

Anpflanzung im Kräutergarten: Ringelblumensamen werden im Frühjahr ausgesät. Die anspruchslose Art gedeiht auf allen Böden und breitet sich schnell aus. Ringelblumenblüten können vom Juni bis September gesammelt werden.

Inhaltsstoffe: Die Blüten enthalten ätherisches Öl, Flavonoide, Glykoside, Triterpenalkohole, Sterole, Bitterstoffe, Carotine und Xanthophylle.

Heilwirkung und Anwendung: Calendula wirkt entzündungshemmend und fördert die Wundheilung. In der Volksheilkunde findet sie äußerlich Anwendung bei Entzündungen der Haut und der Schleimhäute, bei schlecht heilenden Wunden, Quetschungen, Prellungen, Furunkeln, Ausschlägen und Brandwunden. Außerdem wird sie als schweißtreibendes, wassertreibendes, krampflösendes, wurmtreibendes und menstruationsregulierendes Mittel sowie bei Gallenblasenbeschwerden und Leberleiden verwendet.

Ringelblumen-Tee: 1 bis 2 Teelöffel voll Ringelblumenblüten mit 1 Tasse (etwa 150 ml) heißem Wasser übergießen und nach ca. 10 Minuten abseihen.
3mal täglich 1 Tasse frisch bereiteten Tee trinken.
Bei Entzündungen im Mund- und Rachenraum sollte mehrmals täglich mit diesem Aufguß gespült bzw. gegurgelt werden. Zur Behandlung von Wunden wird ein Leinenläppchen oder ähnliches Material mit dem Aufguß durchtränkt und auf die Wunden gelegt. Die Umschläge mehrmals täglich wechseln.

Sie ist weder aus Bauerngärten noch aus Hausgärten wegzudenken, gleich ob in Schleswig-Holstein, Niedersachsen, Hessen, Baden oder Bayern. Sie wächst in Finnland ebenso wie am Mittelmeer und ist auf den Höhen des Pamir so beliebt wie in den wei-

Goldgelb leuchtet der Strahlenkranz der Ringelblume.

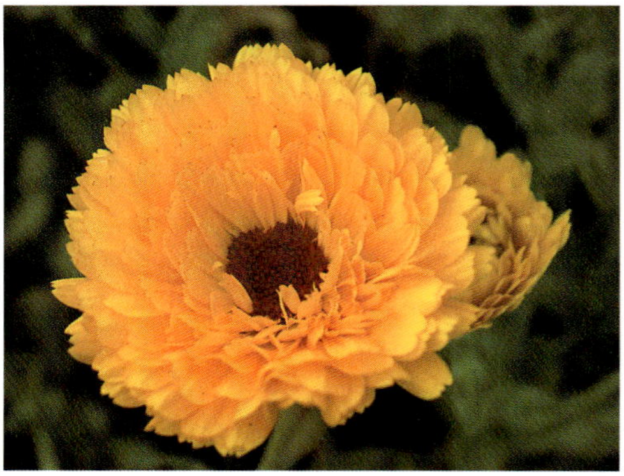

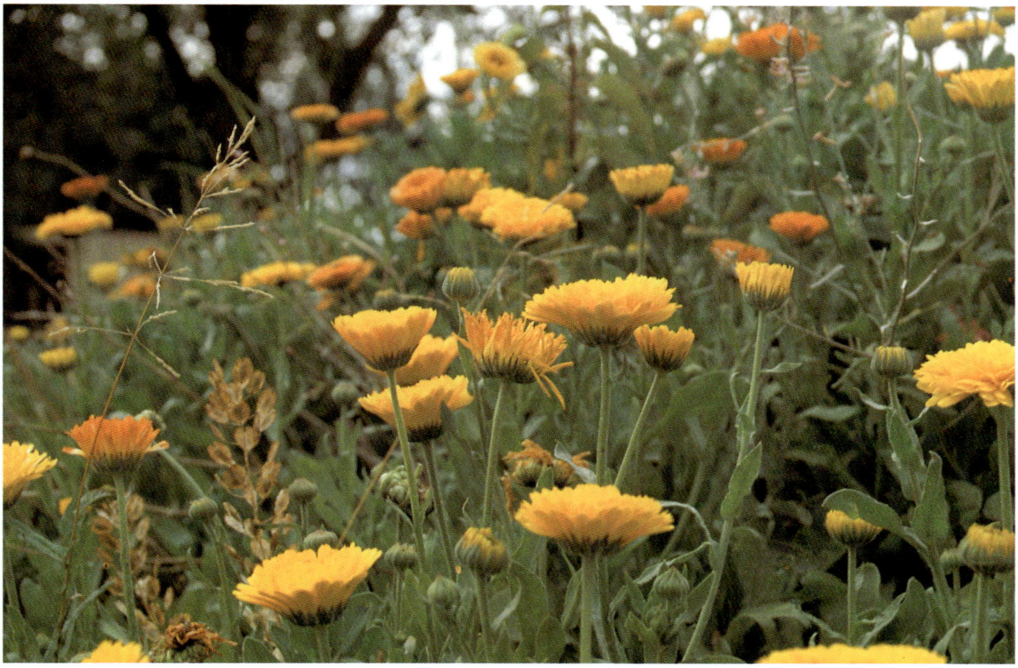

Sie soll auch der „bulschafft gedient haben", die Calendula officinalis.

ten Ebenen Rußlands. Mit ihren Blütenblättern färbte man früher Butter, verschönerte Räucherpulver und fälschte Safran. Man benutzte sie für Wetterprognosen: Blieb die Blüte nach sieben Uhr geschlossen, war mit Regen zu rechnen, öffnete sie sich vorher, blieb der Tag sonnig. Oder man glaubte, sie wecke die Liebe. Dazu Hieronymus Bock: „Etliche weiber treiben superstition damit, brauchen sie zu der bulschafft." Und man machte und macht auch heute noch oder wieder Salben aus ihren Blütenblättern. Doch woher sie wirklich kommt, die Ringelblume, die Calendula officinalis, und ob sie die Urform oder eine Züchtung ist, das ist bis heute unbekannt. Manches spricht dafür, daß sie aus Südeuropa stammt, dort gibt es die Calendula arvensis, die Acker-Ringelblume, sie könnte der Vorfahr unserer Kulturform, der Garten-Ringelblume, sein.

Offen ist auch die Frage, ob die bei den Autoren der Antike erwähnte Heilpflanze „Klymenon" mit unserer Ringelblume identisch ist. Obwohl einiges darauf hindeutet, wurde dies jedoch schon im ausgehenden Mittelalter angezweifelt. Die von Virgil genannte Caltha luteola dürfte dagegen sehr wahrscheinlich die Garten-Ringelblume gewesen sein. Von der heiligen Hildegard von Bingen ist die Anwendung und Wirkung der Ringula oder Ringella, wie die Calendula von ihr benannt wurde, recht umfassend beschrieben worden. Bei Lonicerus und Bock sind es vorwiegend Empfehlungen zur systemischen, inneren Anwendung, während heutzutage doch wohl eher die äußerliche Anwendung im Vordergrund steht, sei es bei Verletzungen, Gliederschmerzen, Schwellungen, Hautschäden oder ähnlichem.

Die ein-, seltener auch zweijährige, etwa 30 cm hoch werdende Pflanze aus der Familie der Astergewächse hat ihren Namen von der höckrigen, eingerollten, im Inneren sogar einen Ring bildenden Frucht. Der Gattungsname soll sich von Calendae, der lateinischen Bezeichnung für den ersten Tag eines jeden Monats, ableiten, wohl weil die Blüte soviele Monate, nämlich von Mai bis in den Herbst hinein, anhält. Die wechselständigen, meist ganzrandigen, lanzettförmigen Blätter stehen an wenig verzweigten und deshalb nicht selten etwas kahl wirkenden, kantigen, flaumig behaarten Stengeln. Die im Durchmesser 2 bis 5 cm großen Blütenkörbchen sind endständig und sitzen in einer schüsselförmigen Hülle. Die Früchte werden nur von den gelben bis orangen weiblichen Strahlenblüten gebildet, weil die sich im Inneren des Körbchens befindenden, zwittrigen, ebenfalls gelben Scheibenblüten unfruchtbar sind. Obwohl die Ringelblume sich üblicherweise im Garten selbst versamt und so, einmal eingebracht, über Jahre ein treuer Begleiter der Gartenflora ist, ist es eigenartigerweise zu keiner nennenswerten Verwilderung gekommen, außer an Gartenzäunen, Wegrändern oder in Weinbergen, und dort auch nur solange noch in größerem Umfang gemulcht wurde.

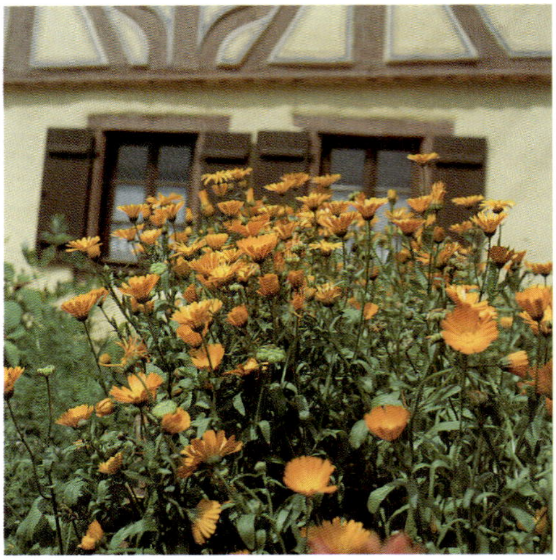

Kaum ein Bauerngarten ohne Ringelblume, die den ganzen Sommer über blühende Zier- und Heilpflanze.

Ein literarisch-musikalisches Denkmal haben Shakespeare und Schubert der Ringelblume gesetzt. Der eine dichtete ein Ständchen, der andere vertonte es. In der ersten Strophe heißt es:

„Der Ringelblume Knospe
schließt die goldnen Äuglein auf,
mit allem, was da reizend ist,
du süße Maid, steh' auf!"

Rosmarin

Kranzenkraut, Hochzeitmaie, Rosemarie, Weihrauchkraut

Rosmarinus officinalis

Familie: Lippenblütengewächse (Lamiaceae)

Handelsware: Rosmarinblätter (Folia Rosmarini, Rosmarini folium).

Herkunft: Rosmarin ist im Mittelmeerraum beheimatet und wird in vielen Ländern angebaut. Drogenimporte kommen aus Spanien, Marokko, Tunesien, Südfrankreich und den Balkanländern.

Anpflanzung im Kräutergarten: Aussaat im März in Töpfe. Jungpflanzen im Mai auspflanzen. Während der Blüte werden die Zweigspitzen abgeschnitten und schonend getrocknet, damit die ätherischen Öle erhalten bleiben. Da Rosmarin nicht winterhart ist, muß er im Haus überwintern.

Inhaltsstoffe: Ätherisches Öl, Gerbstoffe, Bitterstoffe, Triterpensäuren, Triterpenalkohole, Flavonoide.

Heilwirkung und Anwendung: Rosmarin wirkt bei Verdauungsstörungen, Blähungen, Völlegefühl und leichten krampfartigen Magen-Darm-Galle-Störungen.
Äußerlich wird er in Form von Salben, Einreibungen, Ölen und Bädern bei Muskel- und Gelenkrheumatismus genutzt.
In der Volksheilkunde wird Rosmarin zu Umschlägen bei schlecht heilenden Wunden, Ekzemen und bei Rheuma verwendet.

Rosmarinblätter als Gewürz: In der Küche ist Rosmarin zu Geflügel, Eintöpfen, Wild, Suppen und Soßen geschätzt. Damit das Gewürz frisch und aromatisch bleibt, muß es in dicht schließenden Glasgefäßen aufbewahrt werden.

Rosmarin-Tee: 1 Teelöffel voll Rosmarinblätter wird mit 1 Tasse (ca. 150 ml) kochend heißem Wasser übergossen und nach etwa 15 Minuten abgeseiht.
3–4 Tassen pro Tag warm zwischen den Mahlzeiten trinken.

Rosmarin-Wein: Beliebt ist der Rosmarin-Wein (20 g Droge mit 1 Liter Wein 1 Woche ansetzen) als Kreislauftonikum, bei nervöser Erschöpfung, bei Schwächezuständen und zur allgemeinen Kräftigung nach Infektionskrankheiten.
Rosmarin-Zubereitungen sollten während der Schwangerschaft nicht eingenommen werden. Da Rosmarinbäder anregend wirken, sollte man abends darauf verzichten.

Als Elisabeth, die Mutter Ludwigs des Großen von Ungarn (1326–1382), im Alter von etwa 70 Jahren von Gelenkschmerzen geplagt wurde, soll sie erstmalig ein Destillat aus Rosmarin, vermutlich mit einem Zusatz von Lavendel und Poleiminze, mit so großem Erfolg angewendet haben, daß diese Zubereitung als Aqua reginae Hungariae in die Geschichte der Medizin einging. Doch Rosmarin wurde schon im Altertum – er hieß bei den Griechen „Libanotis“ und bei den

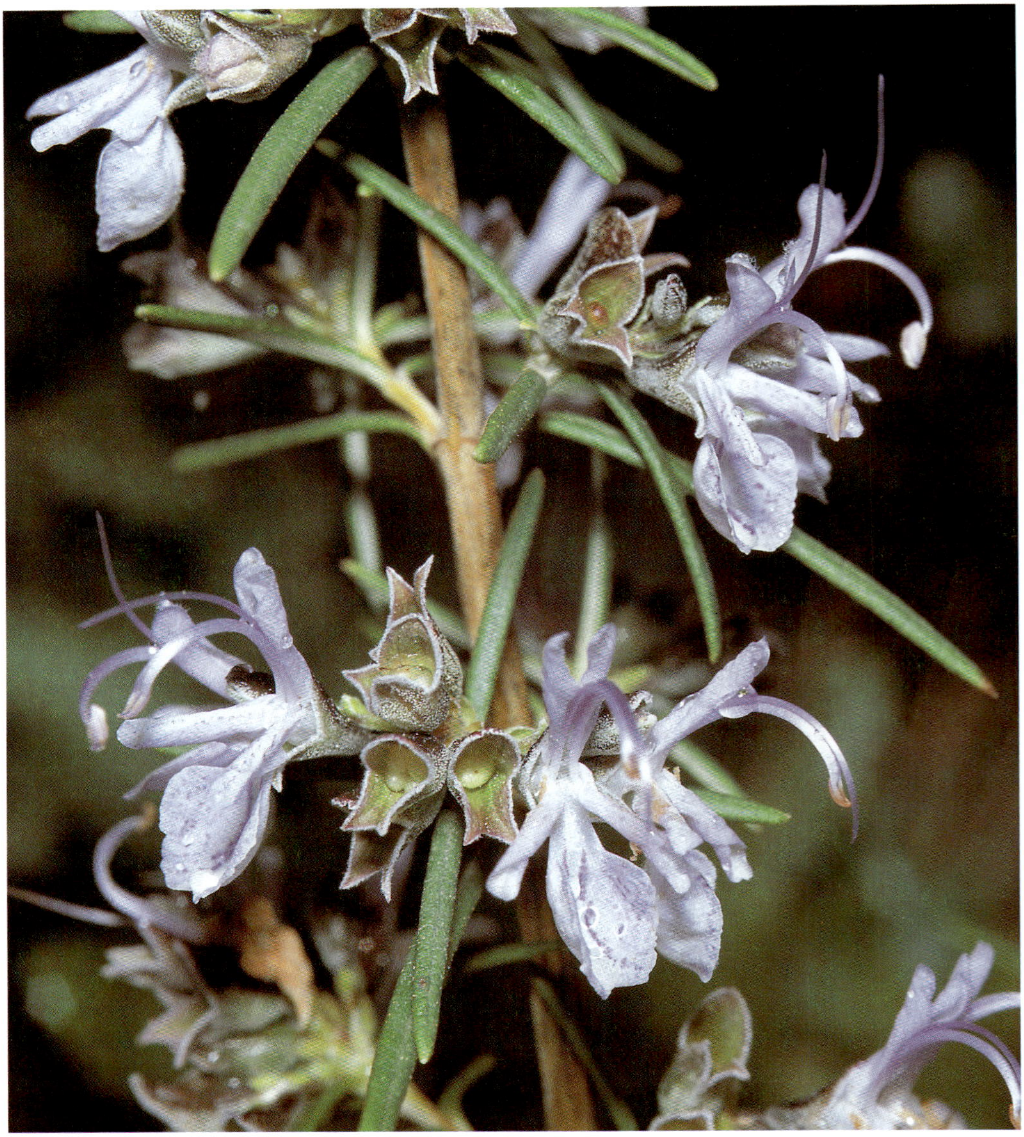

Rosmarinblüten – schwingende Harmonien der Formen und Farben.

Römern „Ros maris" – als Gewürz, als Heil- und als eine der Liebesgöttin Aphrodite zugehörige Kultpflanze geschätzt. Möglicherweise hängt das letztere mit der dem Rosmarin nachgesagten abortiven Wirkung zusammen.

Über die Alpen, also nach Mitteleuropa, soll der Rosmarin schon im ersten nachchristlichen Jahrhundert gekommen sein. Einige Autoren gehen allerdings davon aus, daß der „Transfer" durch die Benediktiner, also frühestens wohl im 6. Jahrhundert, erfolgt ist. Von Karl dem Großen wurde der Anbau des Rosmarins stark gefördert. Das ätherische Öl des Rosmarins, welches unter anderem einen dem Kampfer ähnlichen Wirkstoff enthält, wurde erstmalig von dem Arzt und Alchemisten Arnoldus Villanovanus gewonnen und auch für medizinische Zwecke verwendet.

Von den Ärzten und Kräuterkundigen des 16. Jahrhunderts wurden dem Rosmarin viele neue Indikationsbereiche zugeschrieben. Die cholagoge und choleretische Wirkung, die sich wohl auch aus den in der Pflanze enthaltenen Bitterstoffen ergibt, gewann damals anscheinend besondere Bedeutung. Bei Leonhart Fuchs heißt es hierzu: „Roßmarin in wasser gesotten und zu morgens früe vor der übung getruncken, heylet die geelsucht." Und Mattioli ergänzt einige Jahrhunderte später: „... thuet auff die verstopffte leber und miltz und sterckt sie in jrer schwacheit". Aber auch die tonisierende Wirkung auf den Kreislauf und die Durchblutungsförderung werden angesprochen, so stärke Rosmarin das Gehirn und die Sinne. Von Sebastian Kneipp wird berichtet, der Rosmarin sei seine Lieblingspflanze gewesen. Es trifft zweifellos zu, daß Kneipp erheblich dazu beigetragen hat, diese Heilpflanze und vor allem ihre Anwendungsbereiche breiten Kreisen der Bevölkerung nahezubringen, dabei hatten für ihn nicht nur die die Rekonvaleszenz fördernden Eigenschaften große Bedeutung, sondern ebenso auch die Möglichkeit, die Funktion des sogenannten Altersherzes zu beeinflussen. Rudolf Fritz Weiß berichtet, Kneipp habe allen seinen älteren Patienten zusätzlich zu den anderen Anwendungen einer Kur auch Rosmarin verordnet, und nicht selten wohl in Form des heute noch so sehr beliebten Rosmarin-Weins.

Im Mittelmeergebiet beheimatet und auf trockenen, sonnenbeschienenen Hängen stehend, hat sich der Rosmarin den klimatischen Verhältnissen sehr gut angepaßt. Die gegenständigen, zwei- bis dreijährigen, linienförmigen, lederartigen, am Rand zurückgerollten und an der Unterseite filzigen Blätter des bis zu zwei Meter hohen sparrigen Halbstrauchs tragen dazu bei, den Wasserhaushalt auch in Trockenperioden im Gleichgewicht zu halten. Die traubigen Blütenstände mit ihren meist blauen, hie und da aber auch weißen oder rosa Blüten stehen in den Blattachseln. Die Blüten sind zweilippig, wobei die Oberlippe mit den Staubblättern aufrecht steht oder sogar zurückgebogen ist. Der Mittellappen der dreiteiligen Unterlippe ist wie eine kleine Wanne ausgeformt und dient wohl als „Landebahn" für Bienen, die die Rosmarinblüten besonders gern besuchen. Bei uns blüht der Rosmarin im April oder im Mai, in seinen heimatlichen Gefilden dagegen praktisch das ganze Jahr über.

Aus Bayern wird berichtet, es soll dort kaum einen Bauernhof ohne Rosmarin im Blumentopf geben. Seine Zweige sind vielfach an die Stelle der Myrthe getreten. Sie werden bei Hochzeiten und Beisetzungen für Sträuße verwendet. Verwildert kann man dem Rosmarin nur in ausgesprochen warmen Gegenden begegnen, so etwa im Tessin.

Als Gewürz hat Rosmarin auch bei uns viele Freunde gefunden. Manfried Pahlow weist aber darauf hin, schon die Hälfte sei noch zuviel, man müsse deshalb sehr vorsichtig dosieren. Darüber hinaus empfiehlt er auch, den Rosmarin im Kräutersäckchen anzuwenden. Man laufe dann nicht Gefahr, beim Essen auf ein Blättchen zu beißen und so den Genuß des Gerichts zu stören.

Roßkastanie

Gichtbaum, Pferdekastanie, Saukastanie, Kastangel

Aesculus hippocastanum

Familie: Roßkastaniengewächse (Hippocastanaceae)

Handelsware: Roßkastaniensamen (Hippocastani semen, Semen Hippocastani).

Herkunft: Der Baum stammt aus den östlichen Balkanländern, aber auch der Kaukasus, Nordpersien und der Himalaya werden als Heimat genannt. Heute ist die Roßkastanie in ganz Europa verbreitet und wird in Parkanlagen und an Straßen angepflanzt.

Inhaltsstoffe: Aesculin, ein Cumarin-Derivat und das Saponin Aescin. Dazu kommen noch verschiedene Flavone.

Heilwirkung und Anwendung: Die Roßkastanie wirkt ödemausschwemmend, antiexsudativ, venentonisierend. Anwendung in Form pharmazeutischer Fertigpräparate bei Venenleiden, Ödemen, Wadenkrämpfen, bei Juckreiz sowie Schmerzen und Schweregefühl in den Beinen, bei Hämorrhoiden, auch zur Abschwellung bei Quetschungen und Frakturen.

In der Volksheilkunde wurde früher eine Tinktur aus den Blüten und Blättern hergestellt und bei Venenleiden und bei rheumatischen Beschwerden angewendet.

Die Roßkastanienfrüchte sind nicht zur Teezubereitung geeignet.

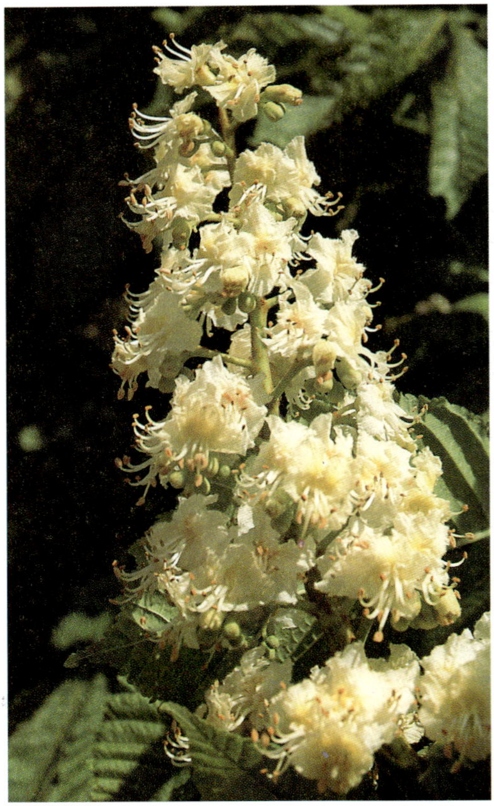

Noch sind sie jungfräulich, die Blüten der Roßkastanie. Doch wenn die Bienen sie besucht haben, „erröten" sie und zeigen so an, daß der Nektar schon vergeben ist.

Vieles spricht dafür, daß die Heimat der Roßkastanie in Nordgriechenland und Bulgarien, also auf dem Balkan, zu suchen ist, so soll man besonders in den Gebirgsschluchten von Thessalien und des Epirus recht häufig kleineren Beständen dieses schmucken Baumes begegnen. Einer Veröffentlichung aus dem vorigen Jahrhundert ist aber auch zu entnehmen, die Roßkastanie sei ebenso in Imeretien, dem Kolchis der Antike, einem Reich im Transkaukasus, das im heutigen Georgien lag, zu Hause. Nachdem zwischen den beiden Regionen nicht nur das Schwarze Meer, sondern auch die Weiten der südrussischen Steppe auf der einen und die Türkei auf der anderen Seite liegen, stellt sich unwillkürlich die Frage nach der wirklichen Herkunft der Roßkastanie. Vielleicht hat irgendwann ein Seefahrer, sei es von Kolchis kommend oder nach Kolchis segelnd, einige der so ansprechenden, schönen Kastaniensamen in seine Heimat mitgenommen und so zur Verbreitung beigetragen.

Nach Mitteleuropa kam die Roßkastanie über Konstantinopel, also die Türkei. Hans Ungnad soll einige Samen 1576 nach Wien gebracht und dem schon an anderer Stelle erwähnten Botaniker Clusius gegeben haben, der sie dann an Ort und Stelle gleich einpflanzte. Allerdings sollen die Türken die ersten Früchte oder Samen selbst auch erst einige Jahre zuvor, nämlich 1557 durch Angerius de Busbeck, den Gesandten Ferdinands I., des Königs von Rom, bekommen haben. Busbeck soll Europa übrigens wohl auch die Gartentulpe und den Flieder zu verdanken haben.

Als erster Botaniker beschrieb und zeichnete Mattiolus 1565 die Roßkastanie. Erst 40 Jahre später gelangte der Baum, wiederum aus Konstantinopel kommend, nach Frankreich, wo er zunächst als reiner Zier- oder gar Luxusbaum betrachtet wurde. Doch schon bald wurde diesem Exoten auch seitens der Medizin Beachtung geschenkt. Die Pariser Akademie empfahl 1720 die Rinde des Baums als Ersatz für die damals nur schwer zu beschaffende Chinarinde. Aber erst Ende des 19. Jahrhunderts beschrieb ein französischer Arzt die erfolgreiche Behandlung von Hämorrhoiden mit einer aus den Samen hergestellten Tinktur. Seitdem sind

Auf diesem Bauernhof im Linzgau scheint die Welt noch in Ordnung zu sein.

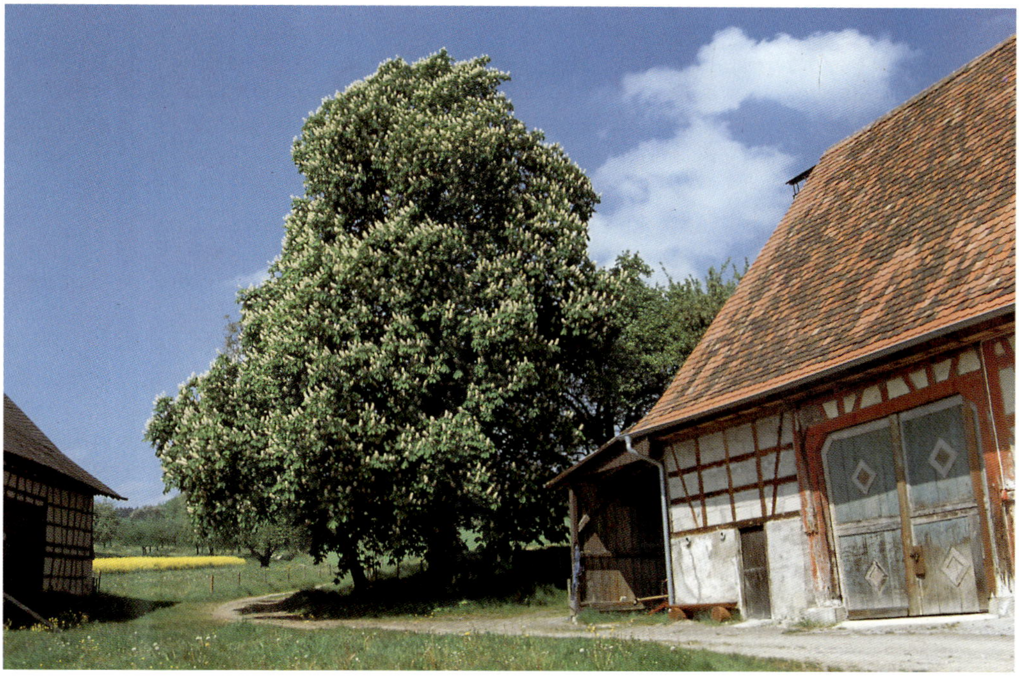

Zubereitungen aus Roßkastaniensamen zur Behandlung venöser Beschwerden und Leiden aus der täglichen Praxis nicht mehr wegzudenken. Unabhängig von diesem inzwischen auch von der kritischen Fachwelt anerkannten Anwendungsgebiet, besteht vielfach auch heute noch die Vorstellung, in der Hosentasche getragene Roßkastanien schützten vor Rheuma, Rückenschmerzen und Gicht. Nun – schaden tut dies sicher nicht, und der Glaube vermag bekanntlich Berge zu versetzen. So mag manch einer auch Erfolge erleben, insbesondere weil rheumatische Beschwerden nicht selten durch psychische Faktoren ausgelöst werden können.

Der bis zu 30 m hohe Baum kann über einen Meter im Durchmesser stark werden. Er wächst sehr schnell und bildet, besonders wenn er frei steht, eine stattliche weit ausladende Krone. Die einer Hand ähnelnden 5- bis 7zähligen Blätter sitzen zentral an einem meist über 20 cm langen Stiel. Die einzelnen, ausgeprägt fiedernervigen Blättchen sind verkehrt eiförmig und am Rand deutlich kerbig gesägt. An den kerzen- oder pyramidenförmigen aufrechten Blütenständen sitzt eine große Zahl weißer, mit einem gelben Saftmal versehener Blüten, die wegen der kraus zurückgebogenen, gewimperten Kronblätter und der weit herausragenden und an den Enden rötlich wirkenden Staubblätter einen fast exotischen Eindruck vermitteln. Das gelbe Saftmal wirkt wie eine „Landepiste" für Insekten, die die Blüten besuchen. Geht die Nektarbildung zurück, so verfärbt sich dieses Zeichen erst orange, dann leuchtend rot. Die rotblinden Insekten sollen dadurch angeregt werden, sich andere Blüten für den Besuch zu suchen.

Im Hinblick auf den hohen Stärke- und Saponingehalt der Roßkastaniensamen versuchte man in den dreißiger Jahren, ein kostengünstiges Verfahren zur Gewinnung dieser Rohstoffe zu entwickeln, was letztlich auch gelang. Nachdem es inzwischen aber in großem Umfang andere Quellen für Stärke gibt, die Gewinnung auch wegen des Entbitterns doch recht aufwendig ist und das Saponin durch die Entwicklung von Detergentien seine Bedeutung verloren hat, werden Roßkastanien praktisch nur noch für die Gewinnung des Aescins oder für Futterzwecke geerntet.

Die Bezeichnung Roßkastanie geht einerseits wohl darauf zurück, daß in der Türkei die Samen als Pferdefutter verwendet wurden, und andererseits auf die Ähnlichkeit der Frucht und der Samen mit der Frucht der Edelkastanie. Analog verhält es sich auch mit dem wissenschaftlichen Namen hippocastanum, der vom griechischen hippos für Pferd abgeleitet ist. Der Gattungsname Aesculus ist von einer aesculus heißenden Eichenart abgeleitet und hängt wohl mit essen und Speise (aesca) zusammen.

Eine Kastanienallee wird man sich als Normalbürger kaum leisten können, hat man aber einen einigermaßen geräumigen Garten, dann kann eine aus einem Samen selbst gezogene Roßkastanie schon nach ein paar Jahren Herz und Auge erfreuen und dazu die Landschaft bereichern und schmücken. Doch sollte man auch eine Roßkastanie vernünftigerweise nicht zu nah auf die Grenze setzen.

Salbei

Echter Salbei, Gartensalbei, Königssalbei, Edelsalbei

Salvia officinalis

Familie: Lippenblütengewächse (Lamiaceae)

Handelsware: Salbeiblätter (Folia Salviae, Salviae folium).

Herkunft: Der Echte Salbei ist im Mittelmeergebiet heimisch. Er wird in verschiedenen mediterranen Ländern, in Mitteleuropa und Nordamerika kultiviert.

Anpflanzung im Kräutergarten: Die Aussaat erfolgt im April in Kästchen. Die Jungpflanzen sollten vor der Auspflanzung in Töpfe pikiert werden. Sie blühen im Hochsommer des nächsten Jahres. Salbei bevorzugt sonnige, trockene Plätze und kalkhaltigen Boden. Die Blätter werden kurz vor der Blüte geerntet. Im Spätsommer ist ein zweiter Schnitt möglich.

Inhaltsstoffe: Ätherisches Öl, Gerbstoffe, Bitterstoffe, Flavonoide, Triterpene.

Heilwirkung und Anwendung: Salbei wirkt antibakteriell, fungistatisch, virustatisch, adstringierend, sekretionsfördernd und schweißhemmend. Salbei-Tee findet Anwendung bei Entzündungen des Zahnfleisches und der Mund- und Rachenschleimhäute. In der Volksheilkunde wird Salbei bei Verdauungsstörungen, Blähungen, Entzündungen der Magen- und Darmschleimhaut, bei Durchfällen, zur Verminderung erhöhter Schweißsekretion und zum Erleichtern des Abstillens verwendet. Er soll auch eine blutzuckersenkende und menstruationsfördernde Wirkung haben.

Salbei als Gewürz: In der Küche ist Salbei als Gewürz für Lammfleisch, Schweinefleisch, Wild- und Fischgerichte, aber auch zu Tomatensoßen, Kräuterbutter und Quarkspeisen geschätzt. Wegen seiner beachtlichen Würzkraft sollte man ihn immer nur sparsam verwenden.

Salbei-Tee: ½ Teelöffel (ca. 1–2 g) Droge mit 1 Tasse (ca. 125 ml) kochend heißem Wasser übergießen. Etwa 10 Minuten ziehen lassen. Abseihen.
Bei Magen-Darm-Beschwerden 1 Tasse warmen Tee eine halbe Stunde vor den Hauptmahlzeiten trinken. Zur Behandlung von Entzündungen im Mund- und Rachenraum mit warmem Teeaufguß mehrmals täglich spülen oder gurgeln.
Tee aus Salbeiblättern soll nicht über längere Zeit angewendet werden.

Wenn im Juni die Ränder der Feldwege, die Raine und Wiesenhänge dunkelblau erstrahlen, dann ist es der Wiesensalbei (Salvia pratensis), der, gewissermaßen über alle Toppen geflaggt, uns den Einzug des Sommers signalisiert.

Wie die meisten Lippenblütler oder gar Salbeiarten, von denen es etwa 500 verschiedene gibt, enthält auch der Wiesensalbei wohltuende und wohlriechende ätherische Öle. Als Heilpflanze hat sich aber, wohl des höheren Ölgehalts wegen, ein südeuropäischer Vertreter durchgesetzt, der Echte oder auch Gartensalbei (Salvia officinalis).

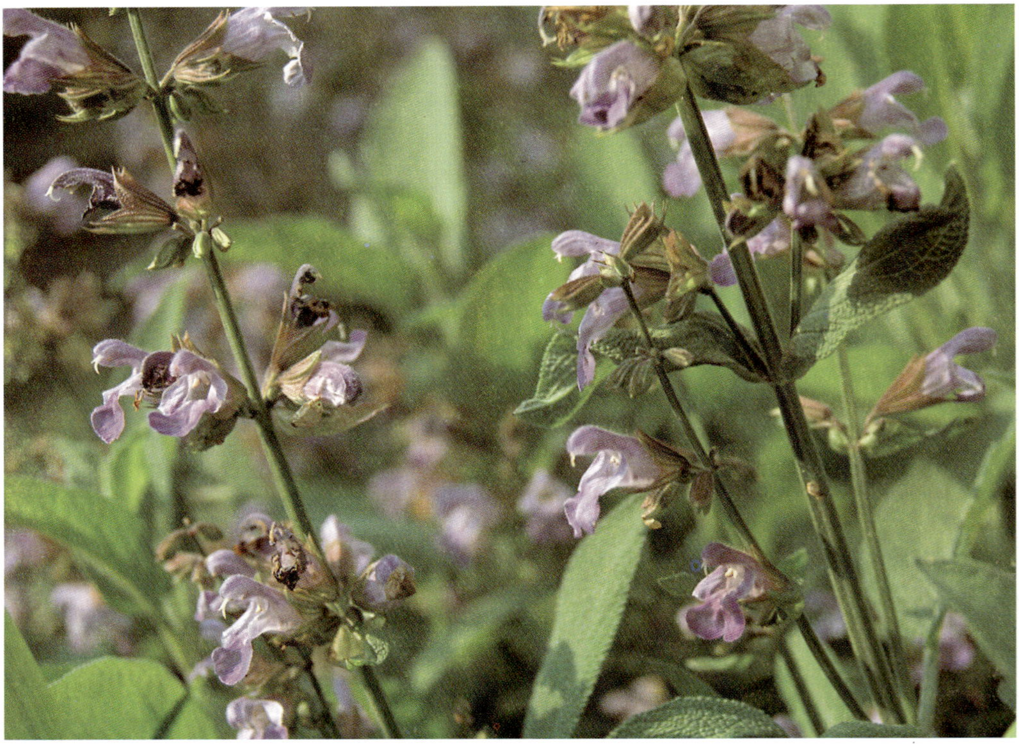

Man möge die Zähne mit frischen Salbeiblättern reiben, sie bleiben dann „steif und sauber", so eine Empfehlung aus früheren Jahrhunderten.

Ob es sich bei der von den Griechen mit elelisphacon und später von den Römern, so auch von Plinius, als Salvia bezeichneten Heilpflanze um Salvia officinalis oder um eine andere Salbei-Art oder gar -Arten gehandelt hat, ist nicht geklärt. Jedenfalls wurden die von den Ärzten und Kundigen der Antike dieser Salvia zugeordneten Wirkungen und Eigenschaften, wie blutstillend, harntreibend, stärkend, von den Klosterärzten des frühen Mittelalters übernommen und dem Gartensalbei zugeordnet. Wahrscheinlich waren es die Benediktiner, die diese Heilpflanze etwa im 6. Jahrhundert nach Mitteleuropa gebracht haben.

Die ersten Kulturen waren dementsprechend auf Klostergärten begrenzt. Doch sehr bald war der Salbei auch in Bauerngärten zu finden. Dazu hat zweifellos auch die Aufnahme der Heilpflanze in das Capitulare Ludwigs des Frommen, also die Kulturanweisungen für die kaiserlichen Güter, beigetragen. In klimatisch begünstigten Gegenden hat sich der Gartensalbei aus der Enge der Gärten gelöst und ist auch in der freien Natur anzutreffen.

Die oberen, unverholzten Teile des 50–100 cm hohen Halbstrauches frieren in unseren Breiten meist ab. Aus den verholzten unteren Teilen treiben im Frühjahr stielrunde, vielfach weißwollige Stengel mit derben, gegenständigen, gestielten schmalelliptischen und fein gekerbten oder ganzrandigen, sehr aromatischen Blättern. Die zweilippigen, blauvioletten, Scheinquirle bildenden Blüten sitzen in den Achseln der Hochblätter.

Dem botanisch Interessierten bieten die Blüten der verschiedenen Salbeiarten, so auch die der „Officinalis", eine Besonderheit: Die zwei Staubblätter tragen am äußeren Ende eine Art Balancierstange, ein längeres Pollenfädchen und ein kürzeres, steriles Fädchen, so Jean-Marie Pelt in „Das Leben der Pflanzen". Hummeln oder Bienen, die Salbeiblüten besuchen, stoßen gegen das kürzere Fädchen, bringen die Balancierstange aus dem Gleichgewicht, und das Pollenfädchen stößt gegen den behaarten Rükken des Insekts. Den so übernommenen Blütenstaub überträgt das Insekt nun wieder auf die herabhängenden Narben anderer Blüten. Dadurch wird nicht nur die Bestäubung, sondern zugleich durch die Übertragung fremden Blütenstaubs auch die Ausbildung gesunder und widerstandsfähiger Samen gesichert. Dieser Mechanismus wird aber nur aktiviert, wenn ausreichend Druck vorhanden ist, und den bieten anscheinend nur Hummeln und Bienen.

Die schon von Hieronymus Bock gebrachte Empfehlung, man möge die Zähne mit frischen Salbeiblättern reiben, sie würden dann „steiff und sauber" bleiben, hat heutzutage ebenso Gültigkeit wie sein Hinweis, mit in Wein gesottenem Salbei zu gurgeln.

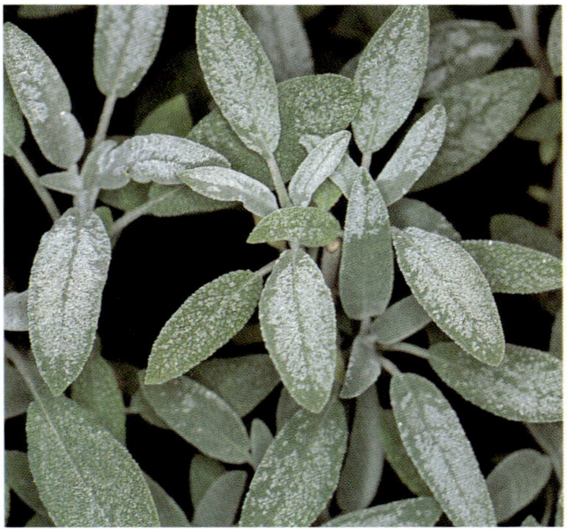

Reif verschönt auch das Salbeiblatt – doch zu starken Frost mag es nicht.

Große Bedeutung hat Salbei aber auch als Antihydrotikum, also als Mittel gegen übermäßige Schweißbildung. Extrakte aus Salbeiblättern werden deshalb vielfach auch in Deodorantien verarbeitet.

Doch es sollte auch nicht vergessen werden, daß Salbeiblätter Suppen und Eintöpfe schmackhaft und bekömmlich machen. Und wer will, kann Salbeisäckchen, ähnlich wie Lavendel, in den Wäscheschrank tun. „Die Schränke werden desinfiziert und die Wäsche geschützt", so die Aufzeichnungen einer Hausfrau des vorigen Jahrhunderts.

Schafgarbe

Gemeine Schafgarbe, Feldgarbe, Achilleskraut, Garbenkraut, Tausendblatt, Schafrippenkraut

Achillea millefolium

Familie: Korbblütengewächse (Asteraceae)

Handelsware: Schafgarbenkraut (Herba Millefolii, Millefolii herba).

Herkunft: Die formenreiche Art ist in Europa, Nord- und Vorderasien und Nordamerika heimisch. Drogenimporte stammen aus Bulgarien, Ungarn, Polen und Italien.

Anpflanzung im Kräutergarten: Die Pflanze stellt keine besonderen Ansprüche an den Boden. In den Garten gepflanzte Exemplare verbreiten sich mit ihren kriechenden Wurzelstöcken sehr schnell. Das blühende Kraut kann von Juni bis September gesammelt werden.

Inhaltsstoffe: Ätherisches Öl mit stark schwankendem Gehalt an Chamazulen, Flavonoide, Gerbstoffe, Kaffeesäure, Salicylsäure, Triterpene und Sterole.

Heilwirkung und Anwendung: Die innerliche und äußerliche Anwendung der Schafgarbe stimmt weitgehend mit der der Kamille überein. Hauptanwendungs-

Schafgarbe, eine Heilpflanze, die sich schon vor Troja als „Wundheilerin" bewährt haben soll.

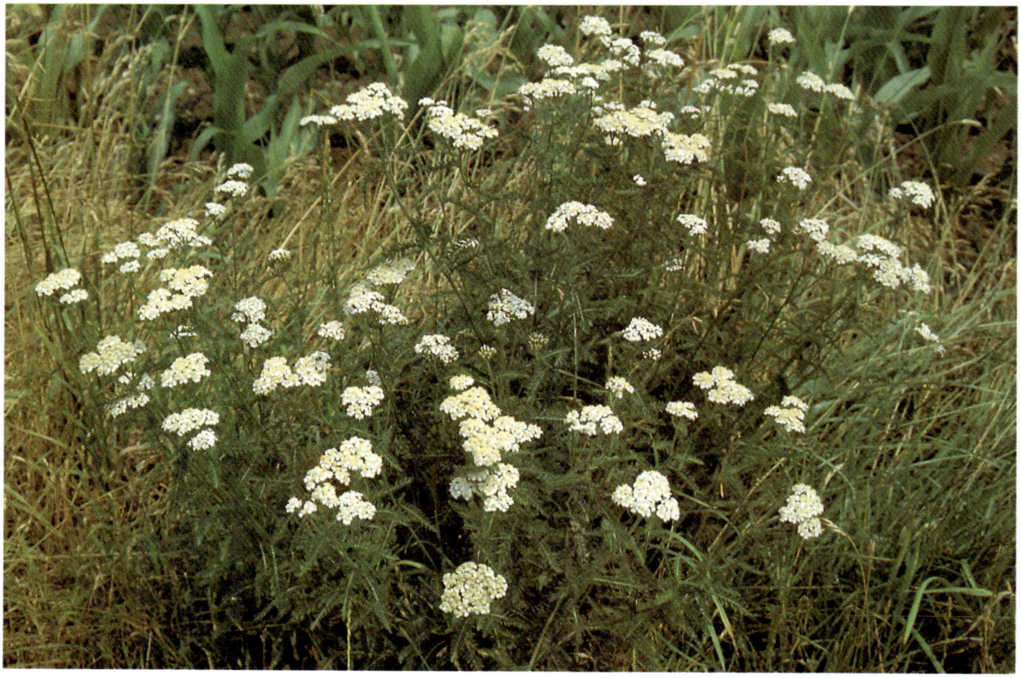

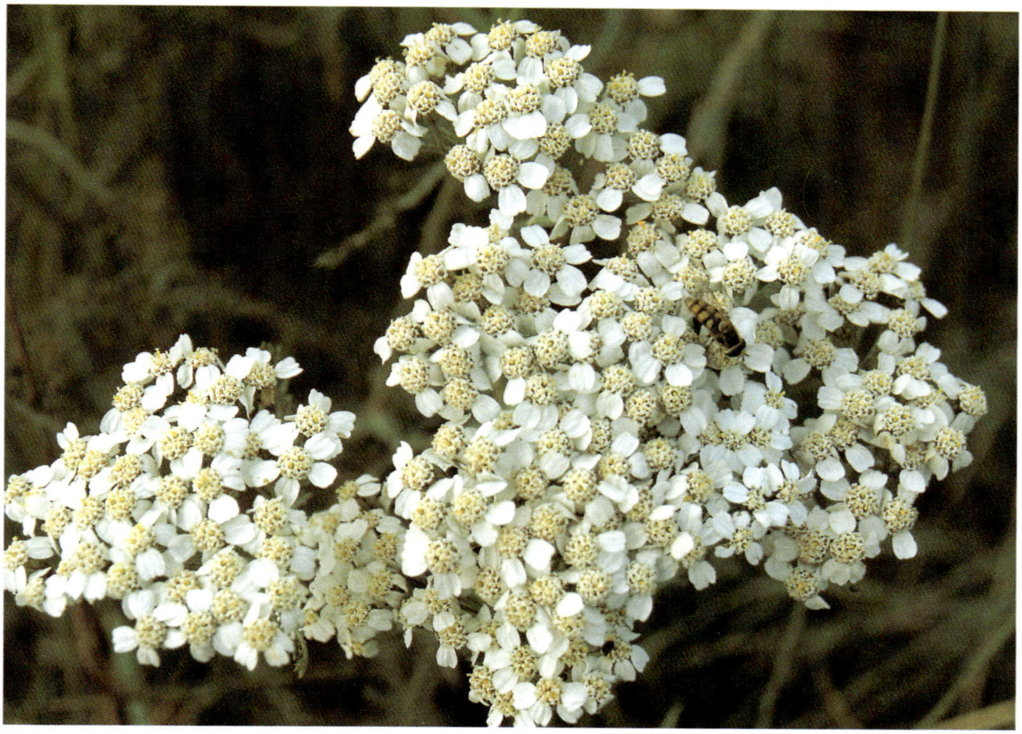

Die zahlreichen Blütenköpfchen der Schafgarbe bieten vielen Insekten Labsal und Erholung.

gebiete sind Magen-Darm-Gallestörungen, Magenkatarrhe sowie Appetitlosigkeit.

Äußerlich werden ihre entzündungswidrigen Eigenschaften bei Haut- und Schleimhauterkrankungen sowie bei schlecht heilenden Wunden in Form von Umschlägen, Spülungen und Bädern genutzt.

Die Schafgarbe gilt in der Volksheilkunde als bewährtes Mittel zur Stillung von Hämorrhoidalblutungen und bei Menstruationsbeschwerden.

Schafgarbenblätter als Wildgemüse: Die jungen Blätter passen zu Wildgemüse und Salaten, Eintöpfen und Käsezubereitungen. Sie würzen angenehm und fördern die Verdauung.

Schafgarben-Tee: 2 Teelöffel voll klein geschnittenes Kraut werden mit 1 Tasse (ca. 150 ml) kochendem Wasser übergossen, ca. 10 Minuten ziehen lassen. Abseihen.

3- bis 4mal täglich 1 Tasse frisch bereiteten Tee zwischen den Mahlzeiten trinken.

Schafgarbe kann bei empfindlichen Menschen Hautausschläge verursachen. Die Behandlung ist in diesen Fällen sofort abzubrechen.

„Sie stillt das Blut, gibt neue Kraft", mit diesen Worten wird in „Göthes Götz" dem verwundeten Ritter mit der eisernen Hand eine Schafgarbe überreicht. Eine Heilpflanze, die in der Antike als besonders heilsam bei Verwundungen durch eiserne Waffen galt und deshalb wohl auch ein Symbol des Krieges war. Der Sage nach soll der heilkundige Zentaur Cheiron den griechischen Helden Achilles gelehrt haben, die Schafgarbe zur Behandlung schlecht heilender Wunden einzusetzen. Während des Trojanischen Krieges bot sich Achilles dann die Gelegenheit, die Heilwirkung der Schafgarbe kennenzulernen. Er behandelte mit Erfolg Telephos, den König der Myser, den er zuvor selbst im Kampf verwundet hatte, mit dieser Heilpflanze. Ob es sich bei dem von Achilles verwendeten Kraut, das Dioskurides als stratiotes (Soldatenkraut) bezeichnet hat, um die „Millefolia" gehandelt hat, ist allerdings nicht restlos geklärt. Der Gattungsname Achillea geht aber auf diese Sage zurück.

Bemerkenswert ist in diesem Zusammenhang die in der jüngsten Literatur erwähnte antiseptische und entzündungshemmende sowie auch antibiotische Wirkung von Schafgarbe-Extrakten. Die Spekulation sei gestattet, daß es möglicherweise gerade diese Eigenschaften waren, auf die der Ruf der Schafgarbe zurückgeht, besonders „nützlich zu allerley eüsserlichen un innerlichen wunden und geschwären" zu sein. Wahrscheinlich waren es tatsächlich die Erfahrungen der Ärzte und Kräuterkundigen der Antike, die in die Sage eingeflossen sind.

In der Volksmedizin findet die Schafgarbe auch in unserer Zeit Anwendung zur Blutstillung allgemein, aber auch bei Menstruationsbeschwerden, was uns folgender Vers kundtut:

„Schafgarb im Leib,
tut wohl jedem Weib."

Früher fand man die Schafgarbe überall auf Wiesen und Weiden der nördlichen Halbkugel, sogar rasenbildend. Heutzutage muß man mancherorts danach schon Ausschau halten. Am ehesten findet man die „Millefolia" noch auf Schuttplätzen, an Bahndämmen oder an abseitigen Feldwegen.

Aus dem kriechenden Wurzelstock entwickeln sich im Frühjahr Blattsprossen und bis zu einem halben Meter hohe, Blüten tragende, aufrecht stehende Stengel. Die Trugdolden bildenden weißen oder rötlichen Blüten öffnen sich etwa ab Juni und erfreuen den ganzen Sommer über vielerlei Insekten. Die einzelnen Blütchen bestehen aus 4–5 randständigen Zungenblüten und mittelständigen röhrigen Scheibenblüten mit Staubblättern und Fruchtknoten, aus denen sich längliche, an den Seiten kurz geflügelte Früchtchen entwickeln. Die wollig, zottig behaarten, im Umriß lanzettförmigen Blätter sind überaus fein fiederteilig, woraus sich der Artname millefolium – Tausendblatt – ergeben hat.

Die allgemein übliche Bezeichnung Schafgarbe soll einerseits aussagen, daß diese Pflanze von Schafen gerne gefressen wird, während Garbe, vom althochdeutschen garawa abgeleitet wird und für vollendet, schön oder auch die Heilende steht. Erwähnenswert sind die englische Bezeichnung Carpentergrass (Zimmermannskraut) und die französische Herbe de St. Joseph für die Schafgarbe. Beide Namen werden mit der wundheilenden und blutstillenden Wirkung dieser Heilpflanze in Verbindung gebracht. Doch die Schafgarbe ist nicht nur eine Heilpflanze. Vielerorts werden junge Blätter kleingehackt als Butterbrotbelag, als Gemüse und in „Gründonnerstagssuppen" genossen. Und aus Mangel an Hopfen wurde die Schafgarbe besonders in nördlichen Ländern dem Bier zugesetzt.

Schlehdorn

Schlehe, Schwarzdorn, Hagedorn

Prunus spinosa

Familie: Rosengewächse (Rosaceae)

Handelsware: Schlehenblüten (Flores Pruni spinosae, Pruni spinosae flos).

Herkunft: Die Droge wird von Wildpflanzen in Europa gesammelt.

Anpflanzung im Garten: Schlehdorn ist ein Pioniergebüsch an Wegrändern, felsigen Hängen und an Waldrändern. Im Garten paßt er in die Wildsträucherhecke.

Inhaltsstoffe: Kohlenhydrate und ein Flavonglykosid.

Heilwirkung und Anwendung: Schlehdornblüten werden in der Volksheilkunde als Abführmittel, bei Husten, Wassersucht, Steinleiden und bei Hautausschlägen der Kinder verwendet. Zudem sind sie als sogenannte „Blutreinigungsmittel" geschätzt.

Schlehdornblüten – nach Kneipp das schuldloseste aber zuverlässigste Abführmittel.

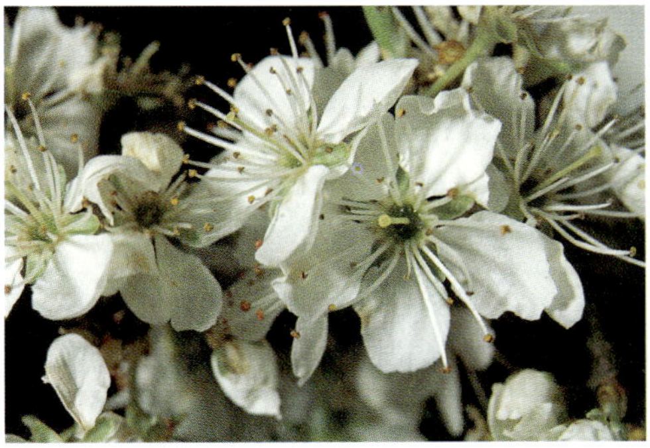

Schlehdornblüten-Tee: 1 Teelöffel getrocknete Blüten werden mit 1 Tasse (etwa 150 ml) kochendem Wasser übergossen. Davon trinkt man täglich 2–3 Tassen.

Schlehdornfrüchte: Enthalten Zucker, Fruchtsäuren, Vitamin C, Gerb- und Farbstoffe. Aus ihnen kann ein Mus bereitet werden, das in der Volksmedizin bei Appetitlosigkeit, Blasenleiden und bei Hals- und Mundschleimhautentzündungen verwendet wird.

Seit 1336 soll in Piemont an der Kapelle der Madonna von Bra ein Schlehdorn jedes Jahr schon um Weihnachten oder im Januar blühen. Nun – man könnte annehmen, daß dieser Busch einfach etwas früher blüht, weil sein Standort in dieser italienischen Landschaft klimatisch begünstigt ist, aber er blüht noch ein zweites Mal im März. Verständlich, daß dies Phänomen als Wunder angesehen wird. Die im Botanischen Garten von Turin gezogenen Stecklinge von diesem Busch, der eine etwas hellere Rinde und weniger Dornen hat als die in seiner Nähe stehenden Artgenossen, blühen ebenfalls im Winter. Auch in Frankreich, bei Saint-Patrice in der Gegend von Tours, soll ein alter Schlehdorn stehen, der bereits im Winter blüht. Nicht berichtet wird, ob dieser Busch auch noch ein zweites Mal blüht, wie der in Bra. Aber sieht man einmal von der Eigenart der frühen Winterblüte ab, so sagt uns die Kunde über den Schlehdorn von Bra, daß diese Rosenblütler, ähnlich wie die Weiß-

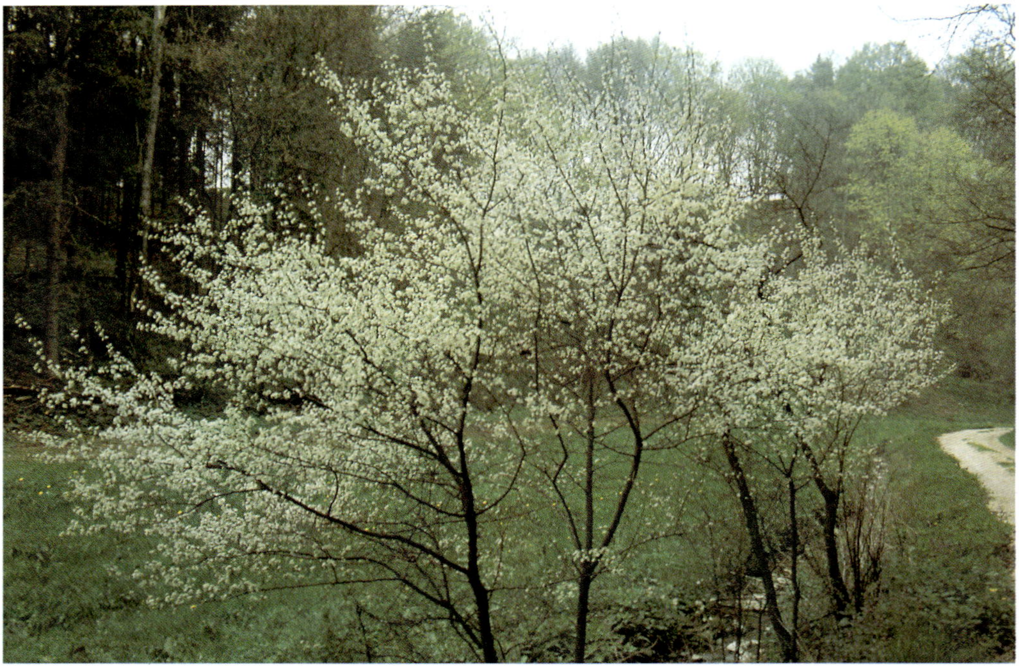

Schlehen-Sträucher – sparrig im Winter, aber filigran zur Blütezeit.

dorne, ein überraschend hohes Alter von 600 und mehr Jahren erreichen können.

Vielleicht hat gerade diese Eigenschaft, so alt zu werden, zu dem Volksglauben beigetragen, die Schlehe könne als sogenanntes Sympathiemittel vor Zauber, Fieber und Verletzungen schützen.

Die Früchte des Schlehdorns wurden als Nahrungsmittel bereits von den Pfahlbauern der Steinzeit genutzt. Darauf deuten jedenfalls Funde an Schweizer Seen und auch am deutschen Bodenseeufer hin. Möglicherweise haben schon die Menschen der damaligen Zeit die Schlehen auch zu Heilzwecken verwendet. Die adstringierende Wirkung wird ihnen kaum entgangen sein. Doch der Schlehdorn bietet mehr als „nur" Früchte für Mus und Wein oder Schnäpse. Das harte Holz wird von Schreinern und Drechslern für vielerlei Arbeiten genutzt. Aus den Ästen stellt man Knotenstöcke her, und in Solbädern verarbeitet man das Geäst für Gradierwerke. Darüber hinaus dienten früher die Blätter als „Surrogat des chinesischen Thees", und aus der Rinde gewann man – mit Lauge versetzt – einen roten Farbstoff. Und für Heilzwecke wurden neben den Blüten, die auch heute verwendet werden, auch Blätter, Rinde sowie Früchte eingesetzt.

Über die medizinische Anwendung der Blüten berichten bereits die Autoren der Antike, ebenso wie später die Araber. Im ausgehenden Mittelalter werden Schlehenfrüchte in Honig als Schlaftrunk, gegen die Rote Ruhr und „zu allerley stopffung" empfohlen. Die Blüten sollten als Wasser gebrannt bei „stechen an der seitten" und „drucken vom hertz vnd magen" helfen. Sebastian Kneipp wird nachgesagt, er habe

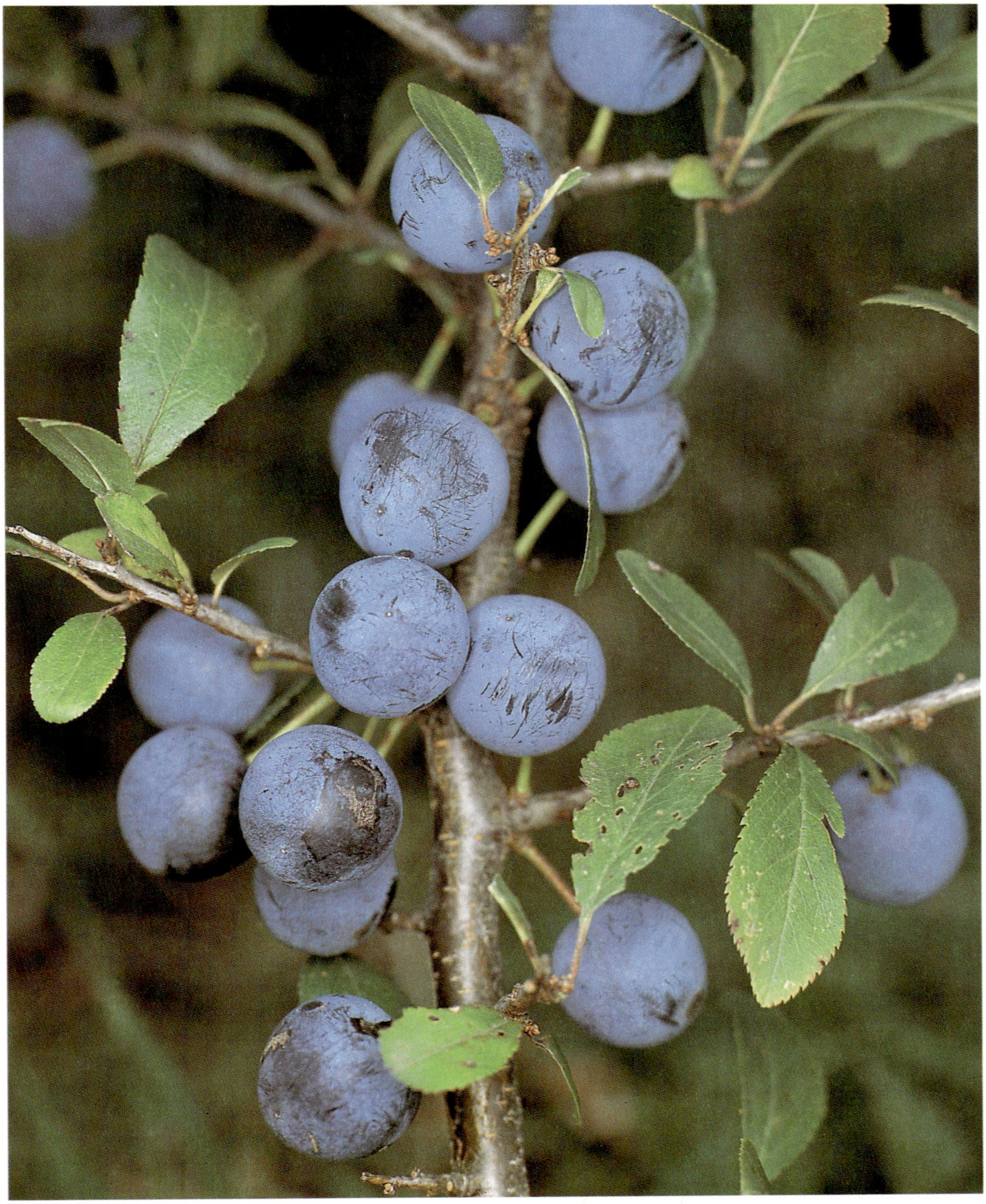

Appetitanregend diese Schlehenfrüchte.

die Schlehenblüten, die früher auch Akazienblüten genannt wurden, als das schuldloseste, aber zuverlässig wirkende Abführmittel bezeichnet, welches darüber hinaus auch ein reinigendes und stärkendes Magenmittel sei. Heute werden die Blüten und in geringerem Umfang auch die Blätter vor allem als Abführtee, besonders bei chronischen Formen der Stuhlverhaltung, verwendet, aber auch zur „Blutreinigung", als krampflösendes Mittel im Unterleibsbereich und gegen Hautausschläge bei Kindern, um einige der Anwendungsbereiche zu nennen.

Früchte, die nach dem ersten Frost gesammelt werden, ergeben nach Pahlow eine die Magensaftsekretion anregende Marmelade. Sie sei deshalb gut geeignet bei morgendlicher Appetitlosigkeit.

Der sparrige Schlehdorn bevorzugt trokkene, sonnige Standorte. Man findet ihn an Waldrändern, in Hecken, an Feldrainen, zwischen Weinbergen, als Windschutz auf den Dünen der Ostsee, ebenso in den Bergen, sogar bis zu 1600 m aufsteigend. Der bis zu vier Meter hohe Strauch, gelegentlich auch zum mehrstämmigen Baum auswachsend, hat eine dunkelbraune bis schwärzliche Rinde, woraus sich auch der Name Schwarzdorn ergeben hat. Die zum Teil dornig endenden Zweige tragen wechselständige oder büschelig zusammengefaßte, länglich elliptische, etwas derb wirkende Blätter. Die unvorstellbare Fülle der mit fünf reinweißen Blütenblättern und etwa 20 rötlich-gelben Staubblättern ausgerüsteten Blüten erfreut den Naturfreund, ebenso die Nektar suchenden Insekten, nicht selten schon Anfang März. Aus den Fruchtknoten entwickeln sich mirabellenartige blaue Steinfrüchte, die den Winter über hängen bleiben. Diese Früchte kaute man übrigens früher zur Speichelförderung beim Spinnen. Und die Dornen gebrauchte man, besonders wohl im norddeutschen Raum, als „Wostepiggen" zum Verschließen von Wurstdärmen. Denkt man noch an die Vögel, denen der Schlehdorn das ganze Jahr über Schutz bietet, dann möchte man sich wünschen, der Mensch brächte diesem dornigen Gesellen mehr Achtung entgegen und setzte nicht gar so leichtfertig die Axt oder gar den Bagger an seine Wurzeln.

Schlüsselblume

Echte Schlüsselblume, Wiesen-Schlüsselblume, Frühlings-Schlüsselblume

Primula veris

Hohe Schlüsselblume, Wald-Schlüsselblume

Primula elatior

Familie: Schlüsselblumengewächse (Primulaceae)

Handelsware: Gebraucht wird von beiden Arten vor allem die Wurzel; die Blüten von Primula veris haben eine untergeordnete Bedeutung. Schlüsselblumenwurzeln (Radix Primulae, Primulae radix).

Herkunft: Drogenimporte kommen aus osteuropäischen Ländern.

Inhaltsstoffe: In den Wurzeln Triterpensaponine, Glykoside und ätherisches Öl.

Heilwirkung und Anwendung: Schlüsselblumenwurzeln wirken sekretomotorisch und sekretolytisch. Sie finden Anwendung bei Katarrhen der oberen Luftwege; in der Volksheilkunde auch bei Bronchitis, Husten, Erkältungskrankheiten und Verschleimungen im bronchopulmonalen Bereich, bei Keuchhusten, Asthma, Gicht und neuralgischen Beschwerden.

Schlüsselblumenwurzel-Tee: ½ Teelöffel voll fein geschnittener Schlüsselblumenwurzeln wird mit ¼ Liter kaltem Wasser angesetzt, zum Sieden erhitzt. 5 Minuten lang ziehen lassen, abseihen. 2–3 Tassen pro Tag, mit Honig gesüßt, trinken.

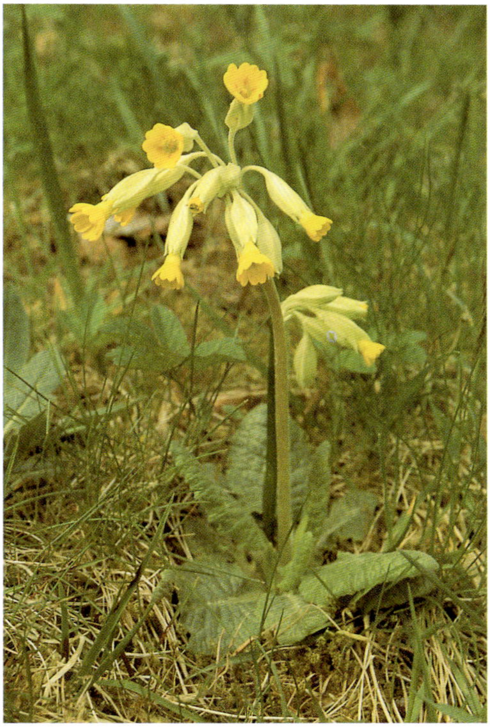

Primula veris mit den orangefarbenen Flecken in der Kronröhre findet man häufig auf kalkhaltigen Böden.

Sie heißt Primula veris, die Frühlings-Schlüsselblume, was soviel wie „die im Frühjahr zuerst Blühende" bedeutet. Schlägt man bei Leonhart Fuchs unter diesem Stichwort nach, so findet man darunter nicht etwa eine Primel, man findet das Maßliebchen, und das wohl mit Recht. Das Maßliebchen oder Gänseblümchen blüht das ganze runde Jahr, selbst unter Schnee. Es ist also der ei-

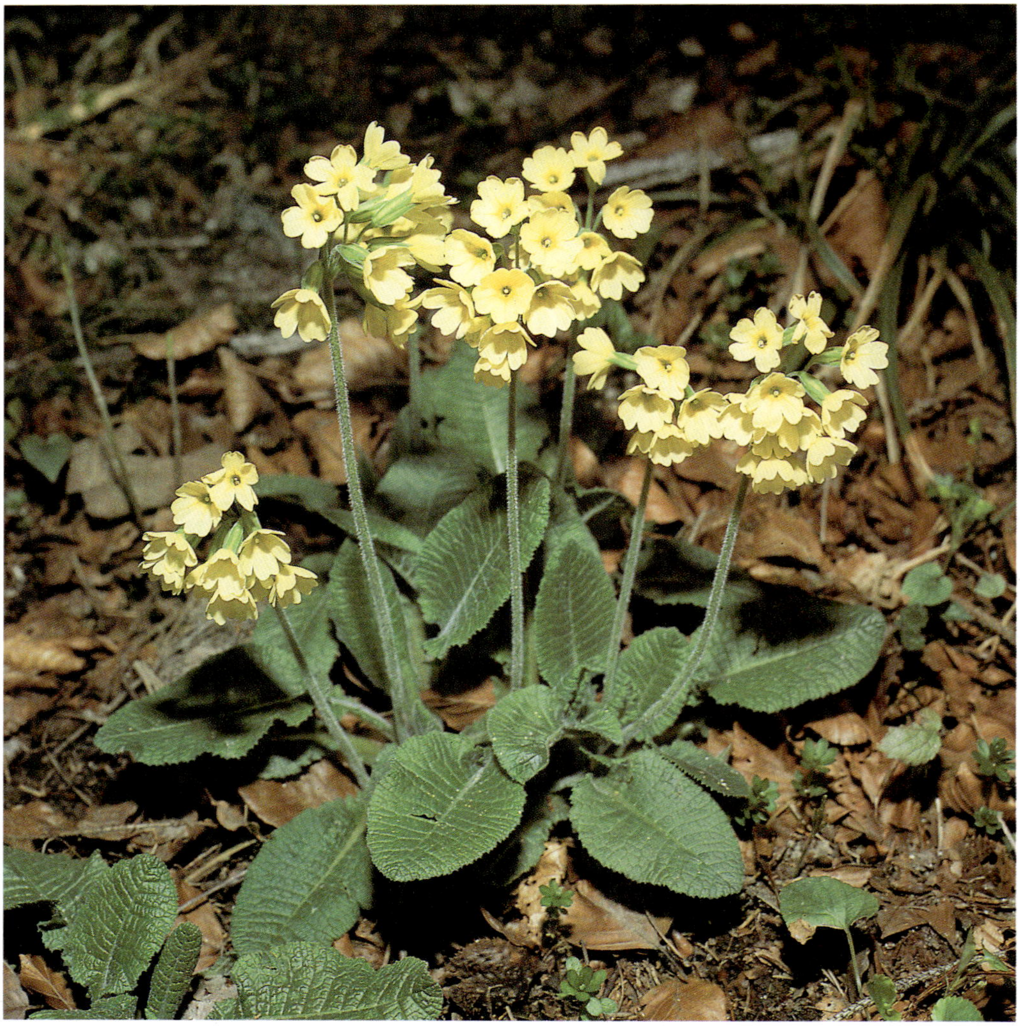

Primula elatior mit dem hellorangen Ring im Schlund bevorzugt feuchte Wiesen und lichte Wälder.

gentliche Primus unter den Blühern. Trotzdem – die Schlüsselblumen, zu denen auch die Wald-Schlüsselblume oder Primula elatior gehört, sind mit die ersten Blumen, die uns im Frühjahr ins Auge fallen und uns erfreuen. Sie waren immer unter den ersten, die wir als Kinder pflückten und als Sträußchen heimbrachten, sofern wir nicht in einer Stadt abseits von Wald und Wiesen leben mußten. Meist waren es nicht die seltener vorkommenden Primulae veris, sondern die etwas früher blühenden Primulae elatiores, die die Wiesen und Böschungen – vor allem im süddeutschen Raum – im wahrsten Sinne des Wortes bevölkern.

Während von der Primula veris oder P. officinalis, wie sie auch bezeichnet wird, sowohl Blüten als auch Wurzeln in der Heilkunde verwendet werden, sind es bei der Primula elatior nur die Wurzeln. Bevorzugte Anwendungsgebiete sind Erkrankungen der Atemwege wie Husten und Bronchitis. Althergebrachte Indikationen sind aber auch Neuralgien, Kopfschmerzen und Herzschwäche, so heißt es unter anderem bei Lonicerus: „Conserva oder Zucker darvon bereit, auch Wasser darvon gebrannt, ist gut zum Schlag und eine gute Hertzstärckung." Fuchs empfiehlt Schlüsselblumen auch als indirektes Schönheitsmittel. Die Abkochung oder der aus den Blüten gedrückte Saft vertreibe blaue und schwarze Male: „Darumb pflegen die weiber sich mit disem safft under dem angesicht zu bestreichen und wäschen, in hoffnung er soll alle flecken, masen und runtzeln vertreiben."

Den beiden ausdauernden Schlüsselblumenarten kann man nahezu in ganz Europa begegnen, ausgenommen ist der Norden und auch der Mittelmeerraum. Das hat offenbar dazu geführt, daß in der Literatur der Antike keine Hinweise auf diese Heilpflanzen zu finden sind. Äußerlich ähneln sich beide Primeln sehr stark. Die runzligen, eiförmig länglichen Blätter bilden Rosetten, aus deren Mitte der Blütenschaft mit einseitswendigen Blütendolden treibt. Die Blüten der „elatior" sind schwefelgelb und haben im Schlund einen meist hellorange eingefärbten Ring. Bei der „veris" sind die Blüten dottergelb mit fünf orangefarbenen Flecken in der Kronröhre sowie einem aufgeblasen wirkenden Kelch. Bemerkenswert ist eine botanische Besonderheit, die Heterostylie der Schlüsselblumen. Die Blüten können entweder lange oder kurze Griffel mit entgegengesetzt entwickelten Staubgefäßen haben. Dadurch wird die notwendige Fremdbestäubung abgesichert. Im Gegensatz dazu neigen andere Primelarten, die diese Besonderheit nicht aufweisen können, stark zur Bastardbildung, was von den Züchtern bekanntlich gern genutzt wird.

In der Mythologie, in Märchen und in Sagen spielt die Schlüsselblume oder der Himmelsschlüssel eine nicht unbedeutende Rolle. Heinrich Marzell berichtet zum Beispiel in seinem Büchlein über Zauberpflanzen und Hexentränke von einem Schäfer aus dem Badischen, der von einer Jungfrau zu einem Platz mit Schlüsselblumen geführt wird. Nachdem er mit einer dieser Blumen die Tür zu einem Raum aufschloß, fand er mehrere Kisten mit Schafszähnen. Er füllte sich die Taschen mit den Zähnen, kümmerte sich aber nicht um die Blume. Die mitgenommenen Zähne verwandelten sich zwar über Nacht in pures Gold, doch das Beste, den Schlüssel, die Blume, hatte er vergessen. So erging es auch den anderen „Glücklichen", denen ein guter Geist zu dem Himmels-Schlüssel verhelfen wollte. Der Schlüssel zum Himmel ward für immer verloren, doch die Heilpflanze ist uns erfreulicherweise erhalten geblieben.

Spitzwegerich

Wegtritt, Spitzfederich, Heilwegerich, Hundszunge, Schafzunge, Wundwegerich, Lungenkraut, Siebenrippe

Plantago lanceolata

Familie: Wegerichgewächse (Plantaginaceae)

Handelsware: Spitzwegerichkraut (Plantaginis lanceolatae herba, Herba Plantaginis lanceolatae).

Herkunft: Wildwachsend weltweit in den gemäßigten Zonen anzutreffen. Anbau in Franken, Thüringen und in der Schweiz. Hauptlieferant der Droge sind osteuropäische Länder und Holland.

Inhaltsstoffe: Iridoidglykoside, Schleimstoffe, Gerbstoffe, Phenolcarbonsäuren, Chlorogensäure, Flavonoide, Kieselsäure, Mineralstoffe. Anscheinend liegt auch ein antimikrobiell wirksames Saponin vor.

Bei den Germanen stand der Spitzwegerich bereits in hohem Ansehen.

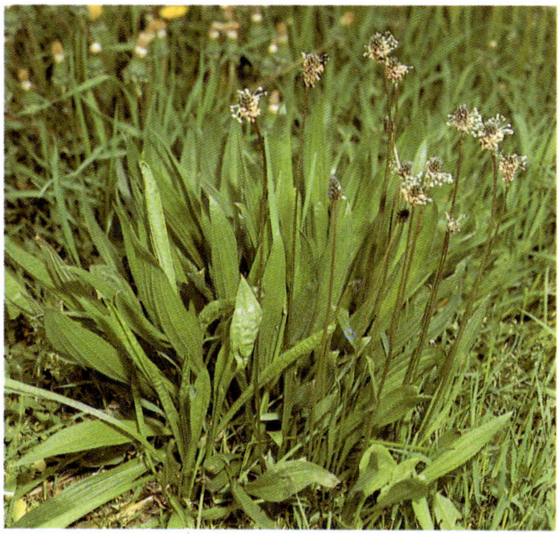

Heilwirkung und Anwendung: Spitzwegerich wirkt reizmildernd, adstringierend, schleimlösend und auswurffördernd. Anwendung bei Katarrhen der oberen Luftwege und bei Entzündungen der Mund- und Rachenschleimhaut. In der Volksheilkunde auch als Wundheilmittel (Umschläge zusammen mit Kamille) und zu Frühjahrskuren. Bei Insektenstichen helfen zerquetschte, auf die Stichstelle gelegte Blätter.

Spitzwegerich-Tee: 2 Teelöffel voll Spitzwegerichkraut werden mit 1 Tasse (etwa 150 ml) heißem Wasser übergossen. Ca. 10 Minuten ziehen lassen. Abseihen. Täglich 2–3 Tassen mit Honig gesüßt langsam trinken.

Die Familie der Wegeriche ist weltweit mit der einen oder anderen Art vertreten. In den südlichen Regionen kommt zum Beispiel das Flohkraut oder der Flohsamen vor, dessen Samen der hohen Quellfähigkeit wegen als mildes Abführmittel verwendet wird. In Mitteleuropa sind es vor allem der Breitwegerich (Plantago major), der Kleine Wegerich (Plantago intermedia), an den Küsten der Strandwegerich (Plantago maritima), in den Alpen der Alpenwegerich (Plantago alpina) oder der Bergwegerich (Plantago atrata) und nahezu überall an Wegrändern, auf Wiesen und Weiden der Spitzwegerich (Plantago lanceolata).

Die lanzettförmigen bis schmal-ellipti-

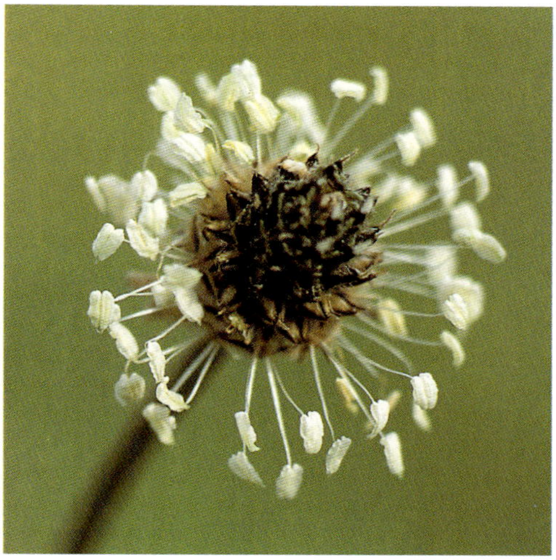

Fast wie ein „Kronleuchter" wirkt die Blüte des Spitzwegerichs.

schen Blätter, deretwegen der Spitzwegerich früher auch Schafzunge (Arnoglossa) hieß, bilden eine grundständige Rosette. Die Blütenähren sind kurz, eiförmig, auf furchigen Stielen, die bis zu 50 cm hoch werden können. Die Staubfäden sind weißlich, später braun. Die Bestäubung erfolgt durch Insekten und den Wind.

Als Heilpflanzen galten früher die meisten Wegericharten, vor allem aber der Breit- und Spitzwegerich. Nach und nach wurden die Arzneibücher jedoch „bereinigt", übrig blieb nur der Spitzwegerich, und der Saft aus dieser Heilpflanze galt mancherorts geradezu als Synonym für Hustensäfte.

Bei den germanischen Völkern soll der Spitzwegerich als Heilpflanze und als „Sympathiemittel" in hohem Ansehen gestanden haben. Dioskurides und Plinius rühmen ihn wegen seiner blutstillenden, blutreinigenden und krampflösenden Eigenschaften, er gilt aber auch als fiebersenkend, wundheilend und schließlich schleim- und damit hustenlösend.

Bei Leonhart Fuchs liest man über den Wegerich unter anderem: „Der safft von den blettern ist gut zu der mundtfeule, so man den mundt zum offtermal im tag darmit wäscht... Er ist auch seer bequem den keichenden gegeben... Dienet auch wol denen so das zanfleysch blutet..." Darüber hinaus werden dem Wegerich von Fuchs noch andere Wirkungen zugeschrieben, so gegen Kropf oder bei Nieren- und Blasenleiden. Es war wohl die heute vielfach angenommene oder gar bestätigte antimikrobielle Wirkung dieser Heilpflanze, die unsere Altvorderen aus Erfahrungen über Generationen hinweg zu diesen Indikationsstellungen veranlaßten. Im übrigen sei in diesem Zusammenhang noch berichtet, daß in mehr ländlichen Räumen des Ostens auch heute noch vielfach Wegerichblätter an Stelle eines Wundpflasters auf kleine Verletzungen der Haut aufgelegt werden, die Blutung höre auf und die Wunde verheile problemlos.

Die wissenschaftliche Bezeichnung Plantago ist von planta, was einerseits Setzling, andererseits Fußsohle bedeutet, abgeleitet und kann somit als mit den Füßen festgetretener Setzling verstanden werden. Wegerich geht auf das althochdeutsche rhi und das gotische reiks zurück, was wiederum dem lateinischen rex für König nahesteht, und bedeutet soviel wie Wegbeherrscher.

Wegerich – nomen est omen.

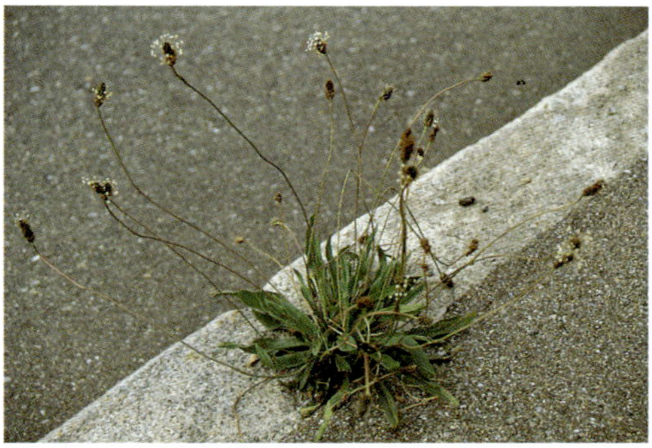

Tausendgüldenkraut

Echtes Tausendgüldenkraut, Magenkraut, Aurinken, Laurinkraut, Muttergotteskraut, Gallkraut

Centaurium umbellatum

Familie: Enziangewächse (Gentianaceae)

Handelsware: Das ganze Kraut. (Herba Centaurii, Centaurii herba).

Herkunft: Tausendgüldenkraut steht unter Naturschutz. Das Sammeln von Wildpflanzen ist verboten. Die Droge wird aus Marokko und verschiedenen Balkanländern importiert.

Inhaltsstoffe: Bitterstoffe, Secoiridoidglykoside, Phenolcarbonsäuren, Sterole, Triterpene.

Heilwirkung und Anwendung: Tausendgüldenkraut steigert die Magensaftsekretion. Anwendung bei Appetitlosigkeit und bei Magenbeschwerden, die durch mangelnde Magensaftsekretion bedingt sind. In der Volksheilkunde auch als Fiebermittel, bei Bleichsucht und Blutarmut, Leberleiden und Fettsucht, bei Hautausschlägen, schlecht heilenden Wunden und bei psychogen bedingter Eßunlust junger Mädchen.

Tausendgüldenkraut-Tee: 1–2 Teelöffel voll kleingeschnittener Droge mit 1 Tasse (ca. 150 ml) kochend heißem Wasser übergießen, etwa 15 Minuten ziehen lassen, abseihen.
Eine Tasse frisch bereiteten Tee ½ Stunde vor jeder Mahlzeit trinken.

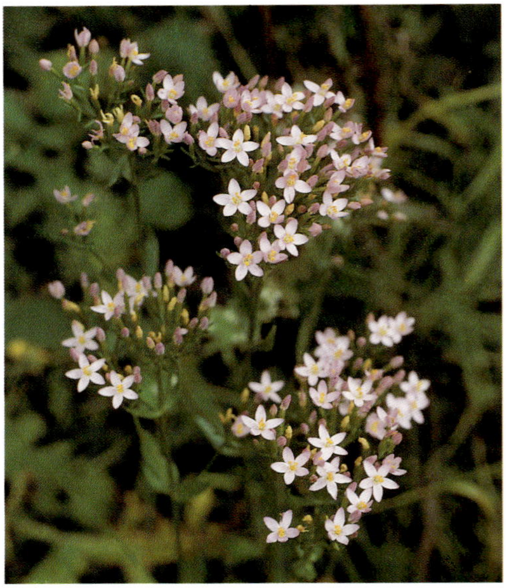

Der heilkundige Zentaur Cheiron behandelte sich mit Erfolg mit Centaurium umbellatum, dem Tausendgüldenkraut.

Als der heilkundige Zentaur Cheiron, dem wir der Sage nach unter anderem ja auch das Wissen um die Heilkraft der Schafgarbe verdanken, die Waffen seines Gastes Herakles begutachtete und sich dabei mit einem der vergifteten Pfeile verletzte, behandelte er sich mit Erfolg mit dem Saft des Tausendgüldenkrautes, dem Centaurion, wie diese Heilpflanze von den Griechen bezeichnet wurde, also dem Kraut des Zentauren. Dieser Bezug zum Halbgott Cheiron, der in der griechischen Mythologie in sehr hohem Ansehen stand, sagt aus, daß das Tausendgüldenkraut in der Medizin der Antike besonders geschätzt worden ist. Das wird auch von den Hippokratikern, von Dioskurides und Plinius bestätigt, auf die sich wiederum die Autoren des 16. Jahrhunderts berufen haben. Während bei Leonhart Fuchs die Wundheilung und die die Verdauungsorgane beeinflussenden Eigenschaften im Vordergrund stehen und er noch mit 12 Zeilen für die Beschreibung der Anwendungsbereiche auskommt, sind es 30 Jahre später bei Hieronymus Bock bereits mehr als das Doppelte an Text und Inhalt. Neben einer Anzahl weiterer Indikationen kommen bei ihm noch „kosmetische" und hygienische Aspekte dazu: „Die bletter gesotten vnnd die haut damit geweschen, benimpt allerhandt Masen und Flecken. Die Weiber siedens inn der Laugen, dann es macht schön Haar." Aufs Haupt gestrichen, töte es die Läuse, heißt es dann noch abschließend.

Sebastian Kneipp hat sich des Tausendgüldenkrautes ebenfalls angenommen, es aber, wohl der Bitterstoffe wegen, vor allem als Magentonikum, als Amarum, empfohlen. Ein Anwendungsbereich, der auch heute im Vordergrund steht.

Das von Juli bis Oktober rosarot bis leicht violett schimmernd blühende Tausendgüldenkraut wächst auf kalkreichen ebenso wie auch auf kalkarmen Böden. Man findet es auf Sand und in moorigem Gelände, auf Trocken- oder Halbtrockenrasen, auf Kahlschlägen, an Feldrändern und in lichtem Gebüsch. Dieses Enziangewächs kommt verstreut nahezu in ganz Europa vor, aber auch im Kaukasus, im Iran sowie in Nordafrika.

Die ein- oder zweijährige Pflanze kann bis zu 50 cm hoch werden. Aus der Grundrosette, die meist übersehen wird, weil sie entweder abgewelkt ist oder von Nachbarn überdeckt wird, wächst ein vier- bis sechskantiger, hohl werdender, aufrechter, oberwärts ästig verzweigter Stengel. Die zu zweit kreuzweise gegenständig sitzenden Stengelblätter sind länglich eiförmig bis zugespitzt und werden von 5 Nerven durchzogen. Die achselständigen Trugdolden mit den fünfzähligen Blüten stehen an langen Stielen. Von den Enzianen und den meisten anderen Verwandten unterscheidet sich das Tausendgüldenkraut besonders durch die Staubgefäße, die nach dem Verblühen spiralig gedreht sind. Auch wenn die Pflanze insgesamt nicht sehr auffällig wirkt, so kann sie doch recht leicht gefunden und erkannt werden, weil es während ihrer Blütezeit kaum noch ähnlich aussehende Konkurrenten gibt.

Der volkstümliche Name des Krautes hat sich aus einer vielleicht sogar bewußten Fehlinterpretation der lateinisierten Bezeichnung Centaureum ergeben. Zunächst mag die Heilpflanze Hundertguldenkraut genannt worden sein, wobei hundert von centum und Gulden oder Gülden von aurum = Gold abgeleitet sind. Doch dürfte auch bei einer Heilpflanze der Erfolg und damit auch ihr Wert höher liegen, wenn das bereits im Namen zum Ausdruck kommt. Jedenfalls wurde aus hundert schließlich tausend, also Tausendgüldenkraut.

Über einen speziellen Verwendungszweck wird aus den nordöstlichen Bereichen des Ostseeraumes berichtet, dort wurde bei „Verstimmungen infolge übermäßigen Alkoholgenusses" Tee von Tausendgüldenkraut getrunken. Der Fama nach soll solch eine Tasse des bitteren Trankes ausgezeichnete Hilfe geleistet haben.

Wacholder

Gemeiner Wacholder, Kranewitt, Reckolder, Weihrauchbaum, Machandel

Juniperus communis

Familie: Zypressengewächse (Cupressaceae)

Handelsware: Wacholderbeeren (Fructus Juniperi, Juniperi fructus).

Herkunft: Juniperus communis hat eine eurasiatisch-nordafrikanisch-nordamerikanische Verbreitung. Drogenimporte kommen vor allem aus Italien und den Balkanländern.

Anpflanzung im Garten: Wacholder paßt als Solitärstrauch gut in den Heidegarten. Es ist dabei zu bedenken, daß er zweihäusig ist. Außerdem ist beim Kauf darauf zu achten, daß er nicht mit den vielen angebotenen Gartenformen verwechselt wird.

Inhaltsstoffe: Ätherisches Öl, Flavonglykoside, Catechingerbstoffe, Invertzukker.

Heilwirkung und Anwendung: Wacholderbeeren wirken diuretisch. Bei lang andauernder Anwendung oder bei Überdosierung können Nierenschäden auftreten. Ihre Anwendung als Diuretikum, z. B. in Form der bekannten Wacholderbeerenkur, kann wegen der starken Nierenreizung deshalb nicht mehr empfohlen werden. Die Beeren finden in niedriger Dosierung Anwendung bei Verdauungsbeschwerden wie Aufstoßen, Sodbrennen, Blähungen und Völlegefühl.
In der Volksheilkunde sind sie als wassertreibendes Mittel und Harnantiseptikum in Blasen- und Nierentees und bei Rheuma und Gicht immer noch hoch geschätzt. Außerdem werden sie gegen Husten, Durchfälle und bei Galle- und Leberleiden gebraucht. Wacholderspiritus wird äußerlich zur Durchblutungsförderung, bei Rheuma und Migräne angewendet.

Wacholderbeeren als Gewürz: In der Küche stehen die verdauungsfördernden Eigenschaften im Vordergrund. Man würzt mit den Beeren schwere Speisen wie Sauerkraut, Rauchfleisch, Fleischgerichte, nimmt sie aber auch gerne zu Fisch und Soßen. Bekannt ist ihre Verwendung zu Schnäpsen und Likören.

„Die Frucht deß Baums ist fast lieblich im Mund zu halten, und treibet den bösen Lufft auß", so Lonicerus im „Kreuterbuch" von 1679.

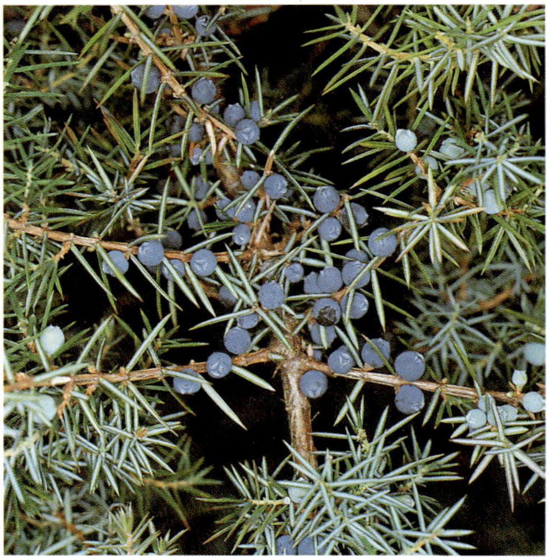

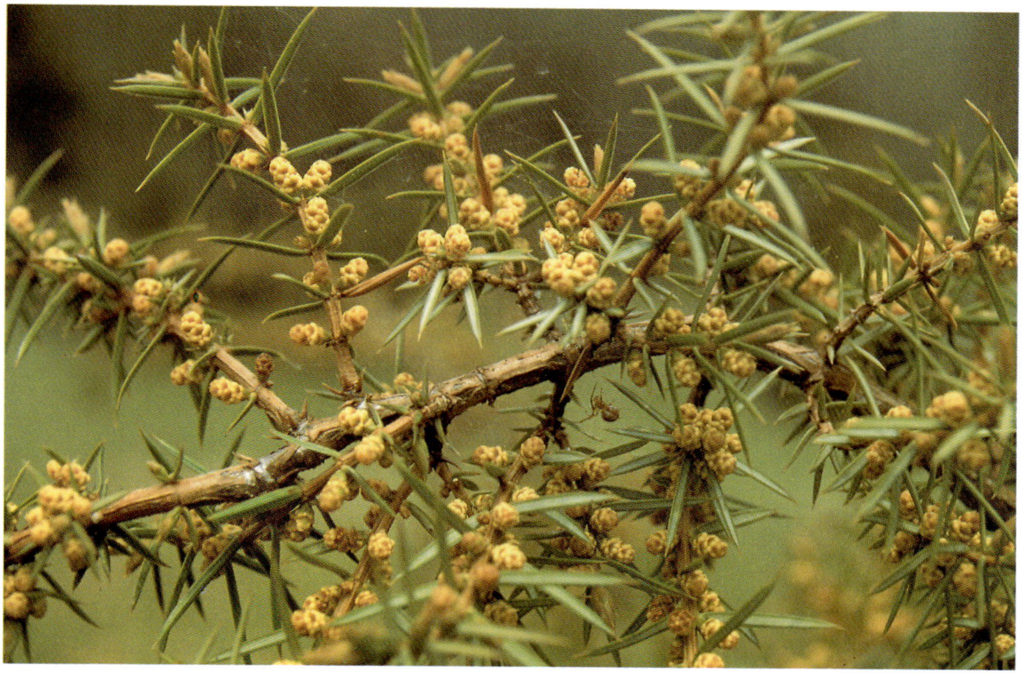

Die Staubblätter der männlichen Wacholderblüten tragen am unteren Rand 3 bis 4 Pollensäcke. Die Bestäubung besorgt der Wind.

Wacholderbeeren-Tee: 1 Teelöffel voll Wacholderbeeren werden zerquetscht, mit 1 Tasse (ca. 150 ml) heißem Wasser übergossen und nach etwa 10 Minuten abgeseiht. 3–4mal täglich 1 Tasse.
Die Dauer der Anwendung sollte ohne Rücksprache mit dem Arzt 4 Wochen nicht überschreiten. Wacholderbeeren und -Zubereitungen sollten während der Schwangerschaft und bei Entzündungen im Nierenbereich nicht angewendet werden.

„Die Frucht deß Baums ist fast lieblich im Munde zu halten, und treibet den bösen Lufft auß", schreibt Adamus Lonicerus in seinem „Kreutterbuch" von 1679 über den Wacholder. Einige Jahre davor meint Leonhart Fuchs, daß die Wacholderbeeren dem Magen gut täten, sie ihn kräftigten und stärkten und sie die Leber und die Nieren reinigten und „öffneten". Als blutreinigend, weil harntreibend, und damit bei vielen Beschwerden und Leiden helfend, gilt die Wacholderbeere auch heute noch in der Medizin vieler Völker. Es ist aber nicht die Beere allein, die so überaus beliebt war und ist. So wurde das Wacholderholz als Räuchermittel zur Abwehr der Pest oder bei anderen epidemisch auftretenden Krankheiten empfohlen und wohl auch verwendet. Das aus dem Holz gewonnene ätherische Öl diente bevorzugt zur Bereitung von Rheumabädern oder zu Einreibungen. Und nicht vergessen werden darf die vielfältige Verwendung der Beeren und des Holzes bei der Zubereitung von Lebens- und Genußmitteln, ob Sauerkraut oder Wacholderschinken und Wacholderforelle, ob Wacholderschnäpse und Liköre, um nur einiges zu nennen.

Der Wacholder wurde aber auch wegen seiner ihm angeblich innewohnenden mystischen Kräfte verehrt. So sollen die Germanen vor ihm ebenso das Haupt entblößt haben wie vor dem Holderbusch. Und wer die Hexen seines Dorfes erkennen wollte, brauchte nur während der Christmette auf einen aus Wacholderholz gefertigten Schemel zu steigen. Aus den Alpenländern wird berichtet, man habe dort Wacholderzweige am Hut getragen, um sich so vor Wolf, also Hautentzündungen im Schrittbereich, zu schützen, und junge Burschen schmückten wiederum ihre Hüte mit Zweigen dieses immergrünen Strauches, um zum Ausdruck zu bringen, daß sie auf Freiersfüßen gingen.

Als wahrer Kosmopolit wächst der Wacholder auf der gesamten nördlichen Halbkugel. Er steht auf feuchten und trockenen Böden, in Mooren ebenso wie auf den Kalken des Jura, in offener Landschaft und in lichten Wäldern. Der schlanke, fast zylindrisch wachsende Strauch, einer etwas klein geratenen Zypresse ähnlich, wird meist drei bis fünf Meter hoch, wobei die Verzweigung bereits an der Basis beginnt. In besonders begünstigten Lagen soll der Wacholder aber auch zu baumartigen Solitären mit einer stattlichen Höhe von mehr als zehn Metern heranwachsen. Die blaugrünen nadelförmigen Blätter mit einem hellen Streifen auf der Oberseite stehen in dreigliedrigen Quirlen oder Wirteln abwechselnd übereinander. Die an sich unscheinbaren zweihäusigen Blüten zeigen sich im Ansatz bereits im Herbst an den mittleren Nadelquirlen. Blütezeit ist April bis Mai. Aus den Fruchtblättern der weiblichen Blüten bilden sich die Beerenzapfen, die den eigentlichen holzigen Samen enthalten. Allgemein gilt, daß die bis erbsengroß werdenden Wacholderbeeren im zweiten Jahr reifen. Allerdings berichtet Ludwig Kroeber, daß Kötter 1931 drei Perioden festgestellt habe: Blütejahr, Befruchtungsjahr mit Ausbildung der Embryoanlagen und Reifejahr.

Der Name Wacholder dürfte sich vom althochdeutschen wehhal für frisch, immergrün sowie von hold für Holz ableiten und bedeutet wohl soviel wie Lebensbaum. Die anscheinend schon bei den Römern übliche Bezeichnung Juniperus konnte bis jetzt nicht eindeutig abgeklärt werden. Einerseits wird ein Zusammenhang mit junior und pareo (ich erscheine) hergestellt, weil grüne und reife Früchte gleichzeitig zu sehen sind, andererseits könnte aber auch das keltische jeneprus (dornig) der stachligen Blätter wegen der Ursprung sein, was allerdings von verschiedenen Autoren angezweifelt wird.

Wacholdersetzlinge werden inzwischen auch für Gartenliebhaber angeboten, man sollte aber bedenken, daß die Schönheit dieses Zypressengewächses Freiraum erfordert. Für kleinere Gärten eignet sich eher der sich mehr auf dem Boden ausbreitende Zwergwacholder (Juniperus sibirica oder nana). Diesem Strauch begegnet man in den höheren Lagen der Gebirge (bis über 3000 m aufsteigend), aber auch im höheren Norden bis hin zum Polarkreis.

Weißdorn

Zweigriffeliger Weißdorn (Crataegus laevigata), Eingriffeliger Weißdorn (Crataegus monogyna), Fünfgriffeliger Weißdorn (Crataegus pentagyna), Ungarischer Weißdorn (Crataegus nigra) und Azaroldorn (Crataegus azarolus) liefern die Droge

Familie: Rosengewächse (Rosaceae)

Handelsware: Weißdornblätter mit Blüten (Crataegi folium cum flore, Folia Crataegi cum floribus).

Herkunft: Die Droge wird aus Bulgarien, Albanien, Rußland, Rumänien und Polen importiert.

Anpflanzung im Garten: Weißdorn paßt gut in eine Wildsträucherhecke. Er ist nicht nur als Lieferant der Droge von erheblichem Nutzen, sondern erfreut uns auch mit seinem üppigen Blütenflor. Seine leuchtend roten Früchte sind im Herbst eine Zierde für den Garten.

Inhaltsstoffe: Flavonoide, oligomere Procyanidine, Amine, Catechine, Phenolcarbonsäuren, Triterpensäuren, Sterole und Aminopurine.

Heilwirkung und Anwendung: In vielen pharmakologischen Untersuchungen sind eine Steigerung der Koronardurchblutung, eine Verbesserung der Myokarddurchblutung, die Toleranzsteigerung des Myokards gegen Sauerstoffmangel und positiv inotrope und positiv chronotrope Wirkungen beschrieben.
Anwendung bei nachlassender Leistungsfähigkeit des Herzens (Altersherz), bei Druck und Beklemmungsgefühl in der Herzgegend, bei leichten Formen von Herzrhythmusstörungen. Weißdorn eignet sich bei hohem Blutdruck zur Unterstützung der Therapie.

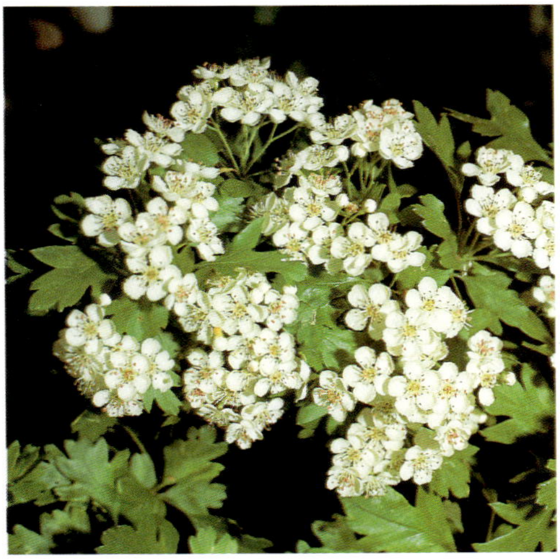

Daß Weißdornblüten bei „Altersherz" eine Hilfe sein können, wurde inzwischen auch von der modernen Wissenschaft bestätigt.

Weißdorn-Tee: Ein Eßlöffel voll Weißdornblätter mit Blüten wird mit ¼ Liter kochendem Wasser übergossen und nach 20 Minuten durch ein Teesieb gegeben. 2- bis 3mal täglich eine Tasse frisch bereiteten Tee trinken.
Weißdorn-Tee sollte kurmäßig 4 bis 6 Wochen getrunken werden. Gegebenenfalls ist auch der Dauergebrauch sinnvoll.

Er steht auf einer Böschung am Rande eines Feldwegs, der mächtige, uralte Weißdorn von Spöck, einem Dorf bei Ostrach im Hohenzollerschen Land. Und der Zufall wollte es, daß gerade an jenem Sonntag im Mai, als er sich über und über mit Blüten übersät dem Auge des Passanten präsentierte, zwei offensichtlich Kräuterkundige dabei waren, Blüten und Blätter für den Hausgebrauch zu sammeln, wie es sich aus dem anschließenden Gespräch ergab. Auf die Frage, was für Landsleute sie seien, offenbarten sie, sie seien Aussiedler aus Rumänien und Rußland, und den Weißdorn mischten sie mit Minze, Lindenblüten und Melisse zu einem Tee, der gut für den Kreislauf und den Blutdruck sei, insbesondere wenn man ihn täglich trinke. Woher sie das wüßten? Das sei doch allgemein schon seit Urzeiten bekannt!

Um so überraschender ist es, daß der

Weißdornblüten sind in der Volksmedizin hoch geschätzt.

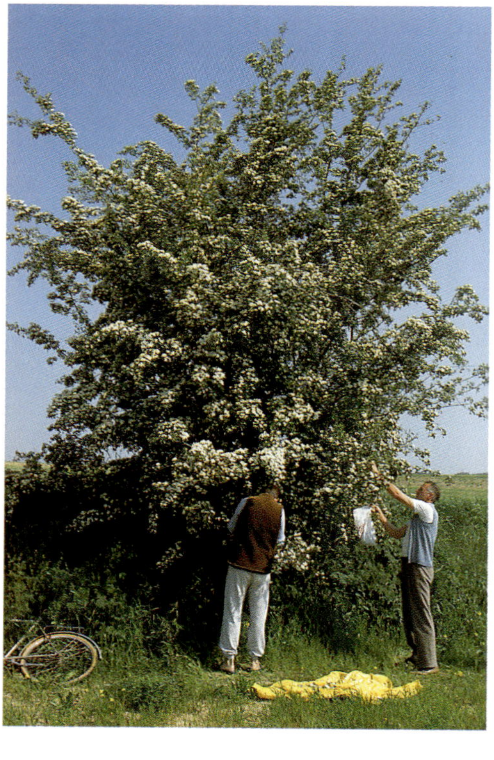

Weißdorn, obwohl weit verbreitet und sein Holz der Härte und Zähigkeit wegen von Schreinern und Drechslern vielfach verwendet wird, als Heilpflanze in Mitteleuropa erst spät zu Ehren gekommen ist. Bei der von den Autoren des 16. Jahrhunderts aufgeführten Oxyacantha handelt es sich wohl eindeutig um die Berberitze, was auch die entsprechende Pflanzenzeichnung bei Leonhart Fuchs bestätigt. Nicht auszuschließen ist, daß der „Syrupus Senelorum" des Leibarztes von Heinrich IV. von Frankreich (1553–1610) eine Zubereitung aus Weißdornfrüchten gewesen ist. Im 19. Jahrhundert fanden dann die Mehlbeeren, wie man die Scheinfrüchte des Weißdornes auch nennt, Eingang in die Homöopathie und bald auch in die allgemeine Heilkunde. Inzwischen konnte die Herzwirksamkeit des Weißdorns bestätigt werden. Interessant ist dabei, daß eine Zufallsbeobachtung in einem zoologischen Institut (1956) wohl den entscheidenden Anstoß gab, die Crataegus-Wirkung verständlicher zu machen.

Der Weißdorn, gemeint sind hier vor allem zwei Arten, der Ein- und Zweigriffelige Weißdorn. Beide kommen in Europa – ausgenommen im äußersten Norden – in Tallagen und Gebirgen vor. Man findet die Büsche, die unter besonders günstigen Umständen auch zu 8 bis 10 m hohen Bäumen heranwachsen können und ein Alter von 500 bis 600 Jahren erreichen, an Wald- und Wegrändern. Nicht selten werden Weißdorne, der Dornen wegen, auch als Hecke angepflanzt, deshalb auch die Bezeichnung Hagedorn. Für die Verbreitung sorgen Vögel, indem sie den unverdauten Samen ausscheiden. Die weißen Blüten bilden reichblütige, aufrechte Doldenrispen und sitzen auf meist kahlen Stielen. Die Blütenkrone ist fünfzählig mit violetten Staubblättern beim Ein- und rötlichen Staubblättern beim Zweigriffeligen Weißdorn. Die Blätter des Cra-

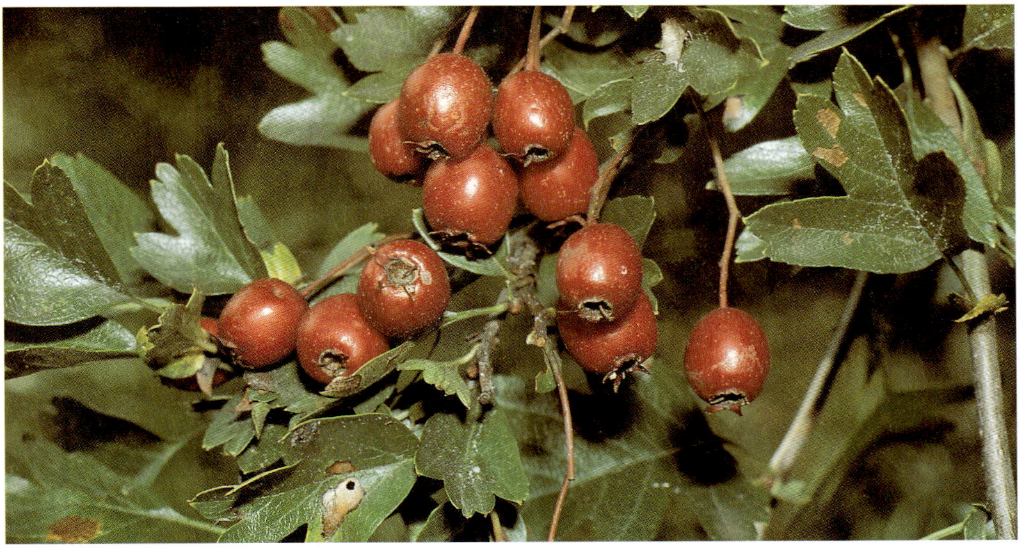

Waren es die Früchte des Weißdorns, die Heinrich IV. von Frankreich von seinem Leibarzt als „Syrupus Senelorum" erhielt? Man vermutet es.

taegus monogyna sind meist siebenlappig mit drei tieferen Einschnitten. Bei Crataegus laevigata (oxyacantha) haben die Blätter dagegen einen gesägten Rand mit drei bis fünf nicht so ausgeprägt tiefen Lappen. Die roten, mehligen, süßlich schmeckenden Scheinfrüchte sind eiförmig-kugelig, bei Monogyna mit einem Kern und bei Laevigata mit zwei bis drei Kernen.

Die Bezeichnung Crataegus soll vom griechischen krataios für fest abgeleitet sein und bezieht sich wohl auf das harte Holz. Oxyacantha hängt mit dem Dorn zusammen, wobei oxys scharf und akantha Dorn bedeuten.

Wer sich nicht vor dem etwas intensiven, leicht aasartigen Geruch der Blüten scheut, sollte sich, wenn auch nicht gleich eine ganze Hecke, so doch einen oder zwei Weißdorne für seine Gartenumfriedung leisten. Nicht nur, um sich an der Schönheit dieses Busches zu erfreuen und auch zu eigenem Gesundheitstee zu kommen, sondern um der Insektenwelt während der Blütezeit und den Vögeln im Herbst Nahrung zu bieten. So bringt der Weißdorn Leben in den Garten.

Wermut

Absinth, Heilbitter, Magenkraut, Wurmkraut

Artemisia absinthium

Familie: Korbblütengewächse (Asteraceae)

Handelsware: Wermutkraut (Herba Absinthii, Absinthii herba).

Herkunft: Wermut ist heimisch in den wärmeren Gebieten Europas und Asiens. Drogenimporte stammen aus Rußland, Bulgarien, Italien, Ungarn und Polen.

Anpflanzung im Kräutergarten: Die anspruchslose Pflanze bevorzugt sonnige Standorte. Vermehrung durch Stockteilung. Zur Blütezeit werden die Rispen abgeschnitten, getrocknet und klein geschnitten.

Inhaltsstoffe: Ätherisches Öl, Sesquiterpenlacton-Bitterstoffe, Flavonoide, Gerbstoffe.

Heilwirkung und Anwendung: Die Bitterstoffe wirken vorwiegend reflektorisch über die Mundschleimhaut anregend auf die Sekretion der Magendrüsen. Das ätherische Öl wirkt leicht hyperämisierend, desinfizierend und hat auch eine choleretische Wirkung. Anwendung bei Magenbeschwerden und Appetitlosigkeit. In der Volksheilkunde auch bei leichten krampfartigen Magen-Darm-Galle-Störungen, Schwächezuständen nach Grippe und Erkältungskrankheiten.

Wermut-Tee: ½ Teelöffel voll Wermutkraut mit 1 Tasse (ca. 150 ml) heißem Wasser übergießen und nach etwa 10 Minuten abseihen.
Mehrmals täglich 1 Tasse frisch bereiteten Tee eine halbe Stunde vor den Mahlzeiten trinken.
In zu hohen Dosen können Zubereitungen aus Wermutkraut Vergiftungen mit Erbrechen, starken Durchfällen, Harnverhaltungen, Benommenheit und Krämpfen hervorrufen.

Als Georg Moritz Ebers 1872 zu seiner zweiten Reise nach Ägypten aufbrach, ahnte er nicht, daß der Erwerb eines Papyrus, der jetzt in der Universitätsbibliothek von Leipzig aufbewahrt wird, ihm eines Tages Unsterblichkeit bescheren würde. Und er ahnte auch nicht, daß der später nach ihm benannte „Papyrus Ebers" aus Theben, der al-

Allein die Dosis ist's – die Nutzen oder Schaden bringt, nicht nur bei der Artemisia absinthium, dem Wermut.

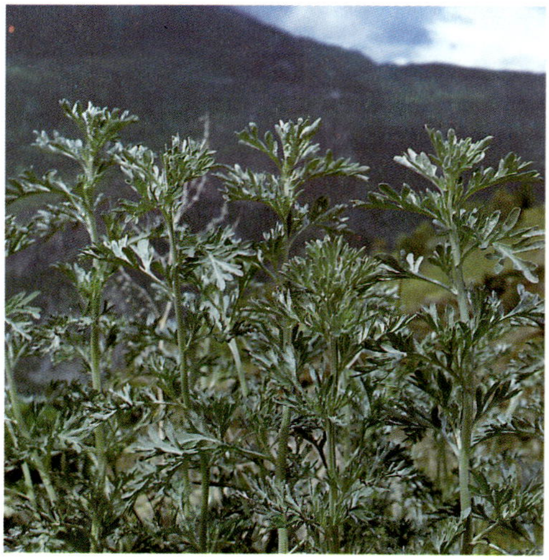

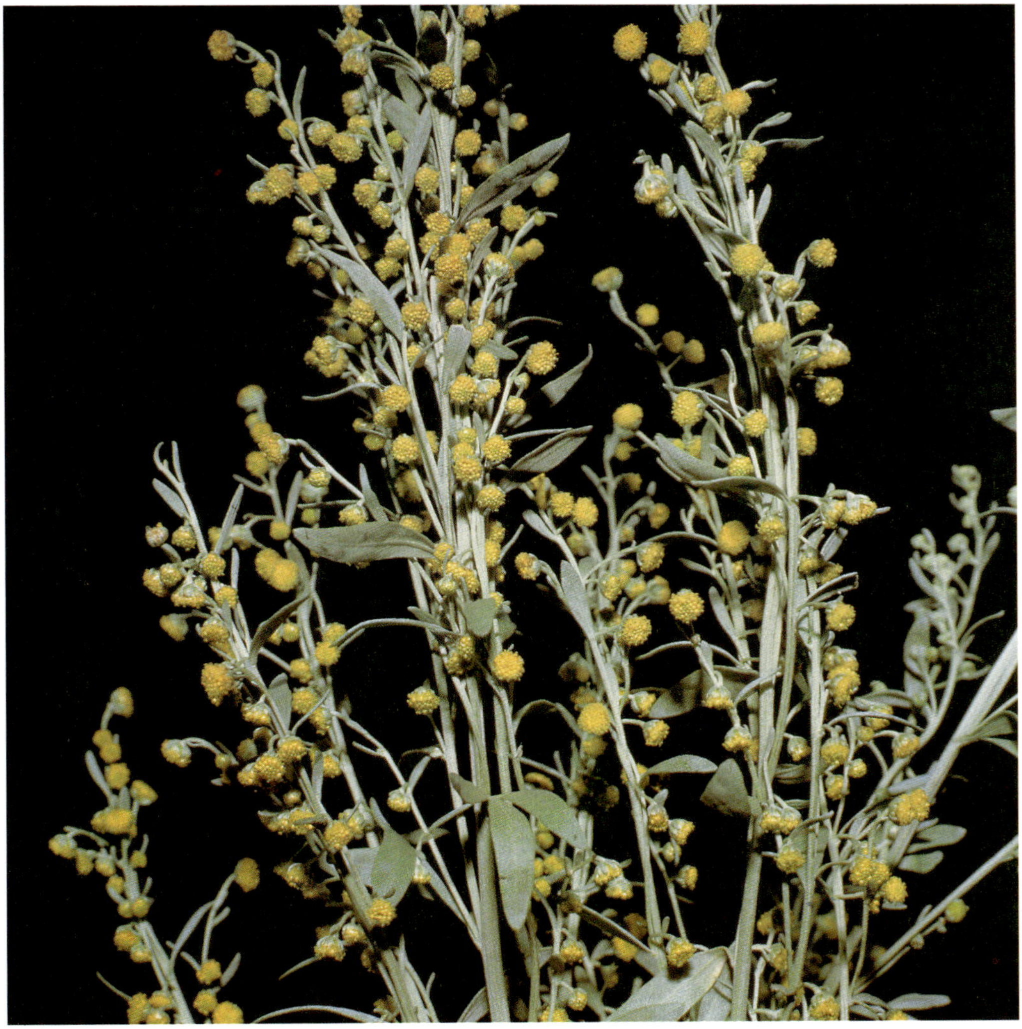

Breitkugelig nicken die gelben Blütenköpfe in den reichästigen Rispen des Wermuts.

ten Hauptstadt Oberägyptens, ein so umfassendes und tiefgehendes Wissen über die ägyptische Medizin, über Krankheitsursachen, Diagnostik und die damals vor dreieinhalbtausend Jahren verwendeten Arzneimittel vermitteln würde wie kein anderer Fund zuvor.

Unter den mehr als 700 aufgeführten Medikamenten wird auch Wermut erwähnt. Ob es sich dabei tatsächlich um die Artemisia absinthium handelt oder eine der vielen Verwandten, etwa den Beifuß, der bei den Griechen des Altertums neben dem Wermut besonders in der Frauenheilkunde Bedeutung hatte, ist verständlicherweise heute nicht mehr eindeutig abzusichern. Vielleicht bringen weitere Funde eines Tages darüber mehr Klarheit. Das griechische „absinthion“ dürfte dagegen wohl tatsächlich der Wermut gewesen sein. Absinthion bedeutet soviel wie Mißvergnügen. Spätere Autoren sollen bei der Namensgebung sogar noch einen Schritt weiter gegangen sein und diese Heilpflanze „apinthion“ genannt haben, also nichttrinkbar, nicht genießbar. Nun, einen Tee aus Wermut zu trinken war und ist zweifellos nicht gerade vergnüglich. Deshalb haben sich wohl schon die Alten darum bemüht, den Wermut mit Wein zu versetzen und ihn so genießbarer zu machen.

Diesseits der Alpen wird der Wermut erstmalig im 9. Jahrhundert vom Reichenauer Abt Walahfrid Strabo, dem Schielenden, in seinem „Hortulus“ erwähnt. Im 12. Jahrhundert wird der Wermut dann von Hildegard von Bingen in der „Physika“ und später von den Autoren des 16. Jahrhunderts eingehend beschrieben. Ob Leonhart Fuchs die Bedeutung dieser Heilpflanze dadurch herausstellen wollte, daß er sie in seinem „Kreutterbuch“ gleich als erste abhandelt, wird wohl immer ein Geheimnis bleiben. Fest stehen dürfte aber, daß der Wermut sich seit alters her als Hilfe bei Magen-, Leber- und Gallenbeschwerden sowie zur Appetitanregung einer überaus hohen Wertschätzung erfreute. Störungen der Verdauung stehen auch heute im Mittelpunkt der Anwendungsgebiete dieser Bitterdroge.

Die Heimat des Wermut vermutet man in den Steppengebieten Osteuropas und Zentralasiens. Die sehr frühzeitige Kultivierung als Heilpflanze dürfte aber dazu beigetragen haben, daß man dem Wermut fast in ganz Europa, in Nordafrika und sogar in Nordasien begegnet. Als Standort zieht er sonnige, trockene, kalkhaltige und nährstoffreiche Böden vor. Man findet ihn auf Ödland und Schuttplätzen, an Mauern und auf Weiden, in der Ebene ebenso wie in den Bergen bis zu 2000 m aufsteigend.

Der bis zu einem Meter hoch werdende Halbstrauch mit seinem mehrjährigen Wurzelwerk trägt an den Ästen, die sich nach unten zu verholzen, dreifach fiederspaltige Blätter, die, wie die ganze Pflanze, dicht mit silbergrauem, seidig-filzigem Haar gerade-zu überzogen sind und so ein unverwechselbares Kennzeichen bilden. Die in die Stengel eingesenkten Öldrüsen geben schon bei leichtem Druck das ätherische Öl und damit auch den typischen aromatischen Duft des Wermut frei. Die breitkugeligen, nickenden Blütenköpfchen mit ihren grauen Hüllblättern sowie den gelben, zwittrigen Scheibenblüten und weiblichen Randblüten stehen in einer Rispe. Blütezeit ist von Juli bis September. Die trockenen, kleinen, eiförmigen Schließfrüchte sind einsamig.

Nach einem Bericht soll der Wermut in der Lage sein, Seife zu ersetzen. So genüge es, schmutzige, gar mit Öl verschmierte Wäsche mit Wermut in Wasser zu reiben, um sie „auffallend“ sauber zu bekommen. Auf welchen Inhaltsstoff das zurückzuführen ist, sei nach Kroeber zur Zeit noch nicht bekannt. Bei Chamisso liest man, daß die Asche des Wermuts zu etwa 80 % ihres Gewichts Pottasche, also Kaliumcarbonat, enthalte. Ob das die Lösung der Frage ist?

Personen und Sachregister

Albertus Magnus, Graf von Bollstädt, geb. 1193 in Lauingen, gest. 1280. Theologe, Wissenschaftler, bedeutend auch als Botaniker, wurde „Doctor Universalis" genannt. Verfasser vieler wissenschaftlicher Schriften.

Bauhin, Caspar, geb. 1560 in Basel, gest. 1624 dortselbst. Anatom, Mediziner und Botaniker, gilt als letzter „Vater der Botanik". Schuf Unterscheidung von Arten und Gattungen sowie die binäre Nomenklatur. Autor zahlreicher botanischer Werke.

Benediktinerorden – der um 480 geborene Heilige Benedikt von Nursia bei Spoleto ließ sich 528 auf dem Berg Casinus nieder, baute dort das Kloster Monte Cassino und begründete mit der von ihm verfaßten Regel den Orden.

Bergzabern, Jacob Theodor von, geb. um 1530 in Bergzabern, gest. um 1590. Arzt und Botaniker, Schüler von Bock. Veröffentlichte unter dem Namen Tabernaemontanus mehrere botanische Schriften. Nach ihm wurde die zu den Apocinaceae (Hundsgiftgewächsen) gehörende Tabernaemontana aurantiaca benannt.

Bock, Hieronymus, geb. 1489 in Heiderbach, gest. 1554 in Hornbach. Theologe, Arzt und als Botaniker einer der „Väter der Botanik". Hauptwerk das 1539 in Straßburg verlegte „New Kreutterbuch".

Busbeck, Angerius Ghislain de, geb. 1522 in Commines/Flandern, gest. 1592. Staatsmann und Gelehrter. Als Gesandter des römischen Königs Ferdinand I. viele Jahre in Konstantinopel tätig. Brachte viele ausländische Tiere und Pflanzen nach Europa, unter anderem sollen es auch der Flieder und die Gartentulpe gewesen sein.

Caesar, Gajus Julius, geb. 100 v. Chr., ermordet 44 v. Chr., einer der größten Staatsmänner und Feldherren Roms.

Camarius, Rudolf Jacob, geb. 1655 in Tübingen, gest. 1721 dortselbst. Arzt und Botaniker, Autor mehrerer botanischer Werke, legte in ihnen u. a. die Basis für die pflanzliche Sexualtheorie.

Capitularia oder Kapitularien wurden die Satzungen der fränkischen Könige genannt. Diese Satzungen enthielten u. a. auch Anweisungen für den Anbau von Kultur- und Heilpflanzen auf den königlichen Gütern.

Chamisso, Adelbert von, eigentlich Louis Charles Adelaide de, geb. 1781 in Bencourt/Frankreich, gest. 1838 in Berlin. Naturforscher, Botaniker, Pflanzengeograph und Dichter. Entdeckte den Generationswechsel. Teilnehmer an Forschungsreisen in Asien und Alaska, Weltumseglung im Auftrage des Zaren. Veröffentlichte zahlreiche Berichte über die Pflanzen- und Tierwelt des Fernen Ostens, von Alaska und von anderen Regionen. Darüber hinaus Autor verschiedener botanischer Werke.

Clusius, eigentlich Lecluse, Charles de, geb. 1525 in Arras, gest. 1609 in Leiden. Arzt und Botaniker. Nach zahlreichen Reisen über längere Zeit Gartendirektor in Wien, 1578 in Frankfurt und ab 1593 als Professor der Botanik in Leiden. Befreite die Wissenschaft von der scholastischen Denkweise.

Collona, Fabius, geb. 1567, gest. 1648. Neapolitanischer Polyhistor (vielseitiger Gelehrter), der sich auch intensiv mit der Botanik, speziell mit Heilpflanzen, beschäftigte.

Dänische Königstropfen, Elixier e Succo Liquiritiae (DAB 6), Hustenmedizin bestehend aus: 40 T gereinigter Süßholzsaft, 120 T Wasser, 6 T Ammoniak fl., 1 T Anisöl, 1 T Fenchelöl und 32 T Alkohol.

Dioskurides, Pedanios, geb. um 50 n. Chr. in Anazarbos/Kilikien, Todesjahr unbekannt. Arzt, Autor einer fünfbändigen Arzneimittellehre, die sich vorwiegend mit der Wirkung und Anwendung von Heilpflanzen befaßt.

Ebers, Georg Moritz, geb. 1837 in Berlin, gest. 1898 in Tutzing. Ägyptologe und Romancier. Auf seiner zweiten Reise durch Ägypten erwarb er den später nach ihm benannten Papyrus Ebers („Papyrus Ebers, das hermetische Buch über die Arzneimittel der alten Ägypter", Leipzig 1875 und Berlin 1890).

Friedrich I. Barbarossa, geb. um 1123, gest. 1190 im Taurus auf dem Zug gegen die Sarazenen (Kreuzzug). Als Friedrich III., Herzog von Schwaben, 1152 zum deutschen König gewählt, 1155 von Papst Hadrian V. in Rom zum römisch-deutschen Kaiser gekrönt.

Fuchs, Leonhart, geb. 1501 in Membdingen/Bayern, gest. 1566 in Tübingen. Studierte in Ingolstadt die Klassiker, später Medizin. In Tübingen Professor der Medizin. Als einer der „Väter der Botanik" veröffentlichte er 1543 in Basel sein „New Kreutterbuch". Bemerkenswert sind die in diesem Werk enthaltenen hervorragenden Pflanzenzeichnungen von Heinrich Küllmaurer und Albrecht Meyer.

Galenos, Claudius, geb. 131 in Pergamon, gest. um 201 in Rom. Neben Hippokrates wohl der bedeutendste Arzt der Antike. Seine Lehren beeinflußten die Medizin bis hin in die Neuzeit. Nach ihm benannt sind die „Galenica", darunter versteht man durch Mischungen, Kochen oder andere pharmazeutische Tätigkeit gefertigte Arzneimittel, z. B. Pulver, Salben, Tinkturen, Säfte u. ä.

Hildegard von Bingen, geb. 1098 in Böckelheim, gest. 1179 in dem von ihr gegründeten Kloster auf dem Rupertsberg bei Bingen. Verfaßte zwei medizinische Schriften, gilt als erste Naturforscherin und Ärztin.

Hippokrates, geb. um 460 v. Chr. in Kos auf der Insel Kos, gest. 359 oder 377 in Larissa. Gilt als Vater der Heilkunde. Unter seinem Namen existieren 72 Schriften, von denen nach Galenos nur 13 von ihm persönlich verfaßt sein sollen. Am bekanntesten und am besten verbürgt sind seine Aphorismen zu Prognose und Therapie.

Hippokratiker wurden die Anhänger der Lehren des Hippokrates genannt.

„Hortulus", eine von Walahfrid Strabo im Kloster Reichenau verfaßte Schrift über den Gartenbau. „In anmutiger Sprache sind die verschiedenen Kräuter und Blumen seines Klostergärtleins behandelt; von jeder Pflanze gibt er eine kurze Beschreibung und befaßt sich dann mit ihren Heilkräften", so Otto Feger in der „Geschichte des Bodenseeraumes".

Karl I. der Große, geb. 742 in Aachen oder Ingelheim, gest. 814. König der Franken und römischer Kaiser. Mit seinen Kapitularien versuchte Karl nicht nur eine größere Einheit in seinem vielsprachigen Reich herzustellen, sie galten ebenso als Richtlinien und Weisungen für Verwaltung, Rechtsprechung, Wirtschaft, Acker- und Gartenbau.

Karmeliter-Orden, ein 1156 auf dem Berg Karmel gegründeter Mönchsorden. Nach der Vertreibung aus dem Heiligen Land (1238) ließen sich die Mönche in Europa nieder. Im 15. Jahrhundert kam es zur Teilung des Ordens in die „Beschuhten" und die „Barfüßer-Karmeliten".

Kneipp, Sebastian, geb. 1821 in Stephansried/Allgäu, gest. 1897 in Wörishofen. Pfarrer und Naturheilkundiger. Seine Lehre umfaßt neben Hydrotherapie, Bewegungstherapie, Ernährung und Ordnungstherapie auch die Phytotherapie, wobei Kneipp bei seinen Empfehlungen hierzu speziell von mildwirkenden „Naturarzneien" ausging.

Kroeber, Ludwig, geb. 1872 in München, gest. um 1955, weiteres nicht bekannt. Apotheker und Apothekendirektor, Autor zahlreicher botanischer Fachbücher, u. a. eines umfassenden dreibändigen Werkes über Heilpflanzen.

Lecluse s. Clusius.

Linné, Karl von, geb. 1707 in Rashult, gest. 1778 in Upsala. Naturforscher, Mediziner und Botaniker. Gilt als Vater der botanischen Klassifizierung, führte die binäre Nomenklatur konsequent durch. Autor zahlreicher Schriften, besonders hervorzuheben „Systema naturae, sive regna tria naturae systematice proposita" (1735).

Lonicerus, Adam, eigentlich Lonitzer, geb. 1528, gest. 1586. Mathematiker, Arzt und Botaniker in Frankfurt. Autor vieler botanischer Werke, so eines Kräuterbuches (1564). Nach ihm benannt die Geißblattgewächse (Loniceraceae).

Ludwig I. der Fromme, geb. in Chasseneuil am Lot, gest. 840 auf einer Rheininsel bei Ingelheim. 781 König von Aquitanien, 813 in Aachen von seinem Vater, Karl dem Großen, zum Kaiser gekrönt und zum Mitregenten erhoben. Das „Capitulare de villis" seines Vaters wurde von ihm weitergeführt und ergänzt (s. Capitularia und Karl I.).

Luther, Martin, geb. 1483 in Eisleben, gest. 1546 daselbst. Reformator in Deutschland.

Marzell, Heinrich, geb. 1885 in München, gest. 1970. Professor der Botanik, Ethnobotaniker und Historiker, verfaßte zahlreiche botanische Bücher, so auch „Geschichte und Volkskunde der deutschen Heilpflanzen".

Mattioli, Pietro Andrea, auch Mattiolus genannt, geb. 1500, gest. 1577. Italienischer Arzt und Botaniker, Leibarzt Kaiser Maximilians II. Autor eines Kräuterbuches und eines Kommentars zu Dioskurides. Nach ihm benannt wurde die Gattung Matthiola (Levkojen).

Megenberg, Konrad von, geb. 1309 in Maegenberg/Schwabach, gest. 1374. Domherr in Regensburg. Verfaßte 30 politische, historische und naturkundliche Schriften. Sein „Buch der Natur", Erstauflage 1350, wurde 1861 neu herausgegeben.

Mithridates, König von Pontus, geb. 124 v. Chr., gest. um 60 v. Chr. Gilt als „Erfinder" des Allheilmittels Theriak.

Pahlow, Manfried, geb. 1926 in Martinshagen/Pommern. Apotheker und Autor zahlreicher botanischer Fachbücher und vielgelesener populärer Bücher über Heilpflanzen, Gewürze u. v. m.

Paracelsus, Philippus Aureolus P. Theophrastus Bombastus von Hohenheim, geb. 1493 in Maria-Einsiedeln/Schwyz, gest. 1541 in Salzburg. Arzt und Naturforscher. Fand auf der Suche nach einer Universalmedizin eine Reihe wichtiger Arzneimittel. Belebte die Naturwissenschaften und führte die Chemie in die Apotheke ein.

Pelt, Jean-Marie, französischer Botaniker und Professor der Pharmakologie. Autor einer vielbeachteten Fernsehserie über die Zivilisation der Pflanzen, ihr Liebesleben und ihre Probleme.

Persephone, Tochter des Zeus und der Demeter, wurde, während sie Blumen sammelte, von Pluto entführt und zur Beherrscherin der Unterwelt erhoben.

Pipin II. der mittlere, gest. 714 in Jupille. Majordomus des gesamten Frankenreiches.

Plinius, Gajus P. Secundus der ältere, geb. 23 n. Chr. in Comum (Como), gest. beim Vesuvausbruch 79. Römischer Gelehrter, kaiserlicher Prokurator und Befehlshaber der römischen Flotte. Verfasser vieler enzyklopädischer Werke, u. a. einer Naturgeschichte mit der Darstellung der Heilmittel der Pflanzen- und Tierwelt.

Rückert, Friedrich, geb. 1788 in Schweinfurt, gest. 1866 in Neuses bei Coburg. Philologe und Dichter.

Sympathiemittel, vergl. sympathetische Mittel = Geheimmittel.

Tabernaemontanus s. Bergzabern.

Theophrastus von Eresos, geb. 390 v. Chr. in Eresos auf Lesbos, gest. 305 oder 284 in Athen. Philosoph und Verfasser zahlreicher auch naturhistorischer Werke.

Theriak, als Erfinder dieses noch im EB 6 geführten „Allheilmittels" gilt Mithridates von Pontus. Andromachus, der Leibarzt Neros (um 50 n. Chr.), soll das Mittel verbessert haben. Bestand ursprünglich aus 70 Stoffen, 1882 waren davon noch 12 übriggeblieben.

Ungnad, Hans, Freiherr zu Sonegg, geb. 1493, gest. 1546 in Böhmen. Reformator, Statthalter in der Steiermark, Teilnehmer an Feldzügen gegen die Türken.

Virgil oder Vergilius, Publius V. Maro, geb. 70 v. Chr. in Andes, gest. 19 v. Chr. in Brundisium (Brindisi). Römischer Dichter, u. a. Autor des römischen Nationalepos „Aeneis".

Villanovanus (Villanovus), Arnoldus, geb. 1248 in Villanova/Katalonien, gest. 1314 auf See. Spanischer Philosoph, Arzt und Alchemist.

Waggerl, Karl-Heinrich, geb. 1897 in Bad Gastein, gest. 1971 in Wagrain bei Salzburg. Schriftsteller.

Walahfrid Strabo, der Schielende, geb. um 809 in einem unbekannten Ort am Bodensee, gest. 849 beim Übergang über die Loire. Kehrte nach längerem Aufenthalt am Kaiserhof auf die Reichenau zurück und ward dort zum Abt gewählt. Autor vieler Schriften, u. a. des „Hortulus".

Weiß, Rudolf Fritz, geb. 1895 in Berlin, war praktizierender Arzt und Professor in Tübingen. Beschäftigte sich umfassend mit der Kneipptherapie. Autor zahlreicher, auch populärer Fachbücher, darunter über Heilpflanzen und ihre heutige Anwendung.

Literaturhinweise

Aichele, D. und R./Schwelger, H.-W. und A. – Was grünt und blüht in der Natur? Kosmos Verlag, Stuttgart 1981.

Bardorff, W. – Blick ins Buch der Natur. C. A. Koch's Verlag Nachf., Darmstadt 1963.

Becker, H./Schmoll, H. – Mistel. Wissenschaftliche Verlagsgesellschaft, Stuttgart 1986.

Bock, Hieronymus – New Kreutterbuch, Straßburg 1577.

Braun/Frohne – Heilpflanzenlexikon für Ärzte und Apotheker, G. Fischer Verlag, Stuttgart 1987.

Brüggemann, W. – Kneipp-Therapie. Springer-Verlag, Berlin–Heidelberg–New York 1980.

Buff, W. – Botanik für PTA. Georg Thieme Verlag, Stuttgart–New York 1984.

Buff, W. – Bäume im Bild, Wissenschaftliche Verlagsgesellschaft mbH, Stuttgart 1986.

Buff, W./v. d. Dunk, K. – Giftpflanzen in Natur und Garten. Verlag Paul Parey, Berlin–Hamburg 1988.

Chamisso, A./Schneebeli-Graf, R. – Illustriertes Heil-Gift- und Naturpflanzenbuch, Dietrich Reimer Verlag, Berlin 1987.

Delaveau, P. e. a. – Secrets et vertus des plantes medicinales. Selection du Reader's Digest S. A., Paris–Stuttgart 1978.

Dörfler, F./Roselt, G. – Unsere Heilpflanzen. Kosmos Verlag, Stuttgart, Urania Verlag, Leipzig 1962.

Duden – Das Herkunftswörterbuch. Bibliographisches Institut & F. A. Brockhaus AG, Mannheim 1989.

EgWA – Heilpflanzenmonographien. Asperg 1989.

Fitter, R. und A./Blamey, M. – Pareys Blumenbuch. Verlag Paul Parey, Hamburg–Berlin 1974.

Frohne, D./Pfänder, H. J. – Giftpflanzen. Wissenschaftliche Verlagsgesellschaft, Stuttgart 1987.

Fuchs, Leonhart – Kreutterbuch, Basel 1543. Reprint-Verlag Konrad Kölbl, Grünwald 1975.

Gäbler, H. – Arzneipflanzen in Medizin und Pharmazie. Verlag Müller und Steinicke 1982.

Genaust, H. – Etymologisches Wörterbuch der botanischen Pflanzennamen. Birkhäuser Verlag, Basel–Boston–Stuttgart 1983.

Goerss, H. – Unsere Baumveteranen. Landbuch-Verlag GmbH, Hannover 1981.

Haemisch, M. – Wo die Nachtigall singt... Lebensräume in Bielefeld. Bielefelder Verlagsanstalt KG, Bielefeld 1988.

Hagers Handbuch der Pharmazeutischen Praxis, 7 Bände, 4. Auflage. Springer Verlag, Berlin–Heidelberg –New York 1967–1979.

Hegi, G. – Illustrierte Flora von Mitteleuropa. Verlag Paul Parey, Berlin–Hamburg 1906–1983.

Hess, H. E./Landolt, E./Hirzel, R. – Flora der Schweiz. Birkhäuser Verlag, Basel–Stuttgart 1977.

Hertwig, H. – Knaurs Heilpflanzenbuch, 3. Auflage. Th. Knaur Nachf. Verlag, München 1954.

Hiller, K./Bickerich, G. – Giftpflanzen. Ferdinand Enke Verlag, Stuttgart 1988.

Hoppe, H. A. – Europäische Drogen. Cram, de Gruyter & Co., Hamburg 1948.

Hoppe, H. A. – Drogenkunde. Cram, de Gruyter & Co., Hamburg 1949.

Hoppe, H. A. – Taschenbuch der Drogenkunde. Walter de Gruyter, Berlin 1981.

Köhlein, F. – Enziane und Glockenblumen. Eugen Ulmer GmbH & Co., Stuttgart 1986.

Kölbl, K. – Kölbl's Kräuterfibel. Reprint-Verlag Konrad Kölbl, Grünwald 1961.

Kroeber, L. – Das Neuzeitliche Kräuterbuch, Band 1–2. Hippokrates-Verlag, Stuttgart 1947–1949.

Laux, H. und H. E. – Kochrezepte für Naturfreunde. Kosmos Verlag, Stuttgart 1981.

Laux, H. und H. E. – Schön und gesund durch heilende Kräuter. Kosmos Verlag, Stuttgart 1984.

Laux, H. E. – Wildbeeren und Wildfrüchte. Kosmos Verlag, Stuttgart 1982.

Laux, H. E. – Geschützte und bedrohte Pflanzen. Wissenschaftliche Verlagsanstalt mbH, Stuttgart 1988.

Lonicerus, Adamus – Kreutterbuch 1679. Reprint-Verlag Konrad Kölbl, München-Grünwald.

Makowski, H./Buderath, B. – Die Natur dem Menschen untertan. Kindler Verlag GmbH, München 1983.

Marzell, H. – Geschichte und Volkskunde der deutschen Heilpflanzen. Hippokrates-Verlag, Stuttgart 1938.

Marzell, H. – Zauberpflanzen Hexentränke. Kosmos Verlag, Stuttgart 1963.

Meyers Konversations-Lexikon. Bibliographisches Institut, Leipzig–Wien 1894.

Pahlow, M. – Das große Heilpflanzenbuch. Gräfe und Unzer Verlag. München 1979.

Pahlow, M. und U. – Richtig würzen Gesünder leben. Hallwag AG, Bern 1976.

Pahlow, M./Caspers, K. H. – Heilpflanzen heute, 2. Auflage. Gräfe und Unzer Verlag, München.

Paul, H. – Waldblumen. Belser Verlag, Stuttgart 1971.

Pelt, J. M. – Das Leben der Pflanzen. Wilhelm Heyne Verlag, München. Originalausgabe: Les Plantes – Amours et Civilisations Vegetales. Librairie Artheme Fayard 1980/81.

Perry, F. – Simon and Schuster's – Complete Guide to Plants and Flowers. Originalausgabe: Il Tuttoverde by Francesco Bianchini/Azzurra Carrara Pantano. Arnoldo Mondadori Editore, Milano 1974.

Polunin, O. – Pflanzen Europas. BLV Verlagsgesellschaft mbH, München 1977.
Poruba, M. – Der Kosmos Waldführer. Kosmos Verlag, Stuttgart 1979.
Reisigl, H./Keller, R. – Alpenpflanzen im Lebensraum. Gustav Fischer Verlag, Stuttgart 1987.
rororo Pflanzenlexikon. Rowohlt Taschenbuch Verlag, Reinbek 1969. Originalausgabe: Das große illustrierte Pflanzenbuch. Bertelsmann Lexikon Verlag Reinhard Mohn, Gütersloh 1966/69.
Roth/Daunderer – Toxikologische Enzyklopädie, Giftliste 3. ecomed.
Rousseau, J. J./Schneebeli-Graf, R. – Zehn botanische Lehrbriefe. Insel Verlag, Frankfurt 1979.
Schisn rastenii (Das Leben der Pflanzen) in 7 Bänden. Verlag Prosveschenie, Moskau 1974/82.
Schmeil/Fitschen – Flora von Deutschland und seinen angrenzenden Gebieten. Quelle & Meyer Verlag, Heidelberg–Wiesbaden 1988.
Schönfelder, I. und P. – Der Kosmos Heilpflanzenführer. Kosmos Naturführer, Stuttgart 1980.
Schönfelder, I. und P. – Die Kosmos Mittelmeerflora. Kosmos Verlag, Stuttgart 1984.
Schönfelder/Fischer – Welche Heilpflanze ist das? Kosmos Naturführer, Stuttgart 1976.
Schunk, R. – Die Heilpflanze. Verlag Horst Kaulfuß GmbH, Abtswind 1977.
Standardzulassungen für Fertigarzneimittel. Deutscher Apotheker Verlag, Stuttgart, und Govi-Verlag GmbH, Frankfurt.
Sterne, C./Enderes, A. v., bearbeitet von Hopp, W. – Unsere Pflanzenwelt. Safari Verlag, Berlin 1955.
Turova, A. D./Saposchnikova, E. N. – Lekartsvennye rastenija SSSR i ich primenije (Heilpflanzen der UdSSR und ihre Anwendung). Verlag Medizina, Moskau 1982.
Venning, F. D. – Wildflowers of North America. Western Publishing Company, Inc. Golden Press, New York 1984.
Verlag Das Beste – Geheimnisse und Heilkräfte der Pflanzen. Zürich–Stuttgart–Wien 1987.
Waggerl, K. H. – Heiteres Herbarium. Otto Müller Verlag, Salzburg 1950.
Weiß, R. F. – Moderne Pflanzenheilkunde, 5. Auflage. Kneipp-Verlag GmbH, Bad Wörishofen 1966.
Weiß, R. F. – Lehrbuch der Phytotherapie. Hippokrates Verlag, Stuttgart 1985.
Wichtl, M. – Teedrogen. Wissenschaftliche Verlagsanstalt mbH, Stuttgart 1984 und 1989.

Wichtiger Hinweis

Dieses Buch enthält eine Auswahl bekannter Heilpflanzen.
Selbstgesammelte Arten sind sorgfältig zu bestimmen. Legen Sie bei geringstem Zweifel diese Pflanzen dem Fachmann zur Prüfung vor.
Alle Angaben in diesem Buch zur Anwendung der Heilpflanzen sind sorgfältig geprüft und geben den Wissensstand zur Zeit der Veröffentlichung wieder. Da sich das Wissen laufend weiterentwickelt, muß jeder Anwender prüfen, ob die Angaben nicht durch neuere Erkenntnisse überholt sind.
Heilpflanzentees sollten immer nur eine bestimmte Zeit und nicht länger als notwendig sowie individuell dosiert angewendet werden. Die Dosierungsangaben beziehen sich auf handelsüblich verarbeitete Formen (geschnitten, gerebelt usw.).
Selbstbehandeln, auch mit Heilpflanzen, sollte man sich nur bei leichten Unpäßlichkeiten und Gesundheitsstörungen. Der fachliche Rat des Hausarztes kann durch das Buch nicht ersetzt werden.

Die Autoren

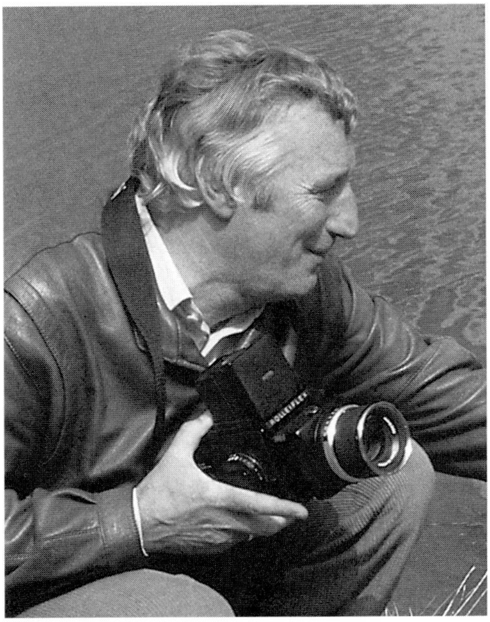

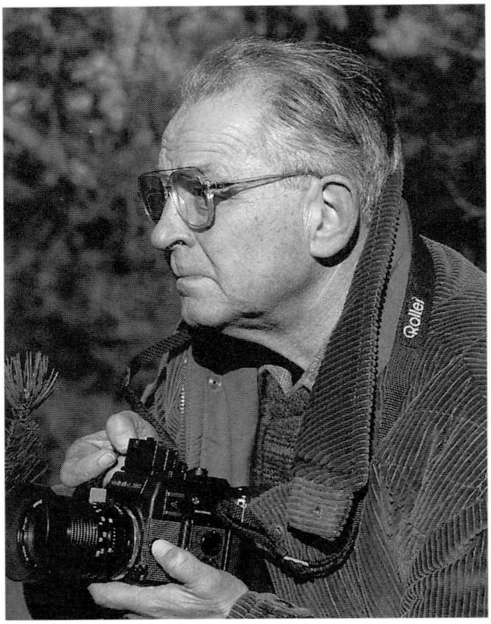

Hans E. Laux, 1934 in Tübingen geboren, ist Naturfotograf und Autor mehrerer Pflanzenbücher. Seine Schwerpunkte: Heilpflanzen, Alpenpflanzen, Orchideen und Pilze. Er stellt seine Objekte nur in ihrer natürlichen Umgebung dar, hat das Buch fotografisch mitgestaltet und die Texte zum fachlichen Teil verfaßt.

Alfred Tode, 1924 im Baltikum geboren, schon seit seiner Jugend erfahren im notwendigen Erkennen, Suchen und Sammeln von Wildfrüchten, Pilzen und Heilkräutern. Er trug zur Illustration bei, recherchierte und verfaßte den historischen und botanischen Hintergrund der besprochenen Heilpflanzen.